# 儿童运动发育迟缓康复训练图谱

## （第4版）

主　　编　刘振寰　戴淑凤

副 主 编　赵　勇　张春涛　梁　松

编　　委　（按姓名汉语拼音排序）

蔡淑英　戴淑凤　高平民　高卫华　黄　茂
李　诺　李玉秀　梁　松　刘　芸　刘合增
刘振寰　钱旭光　尚　青　邵银进　宋　晶
宋　雄　孙克兴　严晓岚　闫一兵　杨　峰
杨　正　曾卓毅　张春涛　张梦桃　张玉琼
赵　勇　钟淑桦

北京大学医学出版社

Peking University Medical Press

ERTONG YUNDONG FAYU CHIHUAN KANGFU XUNLIAN TUPU

图书在版编目（CIP）数据

儿童运动发育迟缓康复训练图谱 / 刘振寰，戴淑凤主编． —4版．
—北京：北京大学医学出版社，2020.11（2025.4 重印）
ISBN 978-7-5659-2154-4

Ⅰ．①儿…　Ⅱ．①刘…②戴…　Ⅲ．①小儿疾病-神经系统疾
病-康复训练-图谱　Ⅳ．①R748.09-64

中国版本图书馆CIP数据核字（2020）第007193号

**儿童运动发育迟缓康复训练图谱（第4版）**

主　　编：刘振寰　戴淑凤
出版发行：北京大学医学出版社
地　　址：（100191）北京市海淀区学院路38号　北京大学医学部院内
电　　话：发行部 010-82802230；图书邮购 010-82802495
网　　址：http://www.pumpress.com.cn
E-mail：booksale@bjmu.edu.cn
印　　刷：北京信彩瑞禾印刷厂
经　　销：新华书店
责任编辑：靳新强　　责任校对：靳新强　　责任印制：李　啸
开　　本：850 mm×1168 mm　1/16　　印张：27　　字数：770千字
版　　次：2020年11月第4版　2025年4月第4次印刷
书　　号：ISBN 978-7-5659-2154-4
定　　价：150.00元

# 序

　　各种原因引起的中枢及外周神经损伤均有可能导致小儿运动发育迟缓及运动障碍。据围生期数据调查，我国约有1000万各种原因所导致的运动发育迟缓儿童，许多儿童因治疗不及时或不全面而致残，给家庭、社会、国家造成严重负担。我国的小儿神经康复工作起步相对较晚，但进入21世纪以来发展较迅速，目前对于脑性瘫痪、中枢神经系统感染、脑血管病变所致的颅内出血、外伤引起的骨折及神经丛损伤等疾病遗留运动障碍的治疗有了明显的进步。与国外社区治疗模式不同，我国目前多采用医院与家庭康复治疗相结合的模式进行康复治疗。国内目前已有一些有关小儿发育及运动康复的参考书籍出版，但许多从事小儿神经康复工作的治疗师及患儿家长都希望能有一本全面专业、通俗易懂，图文并茂的书籍，形象具体地指导康复治疗，让家长看了就懂，懂了会用，用了有效，切实帮助运动障碍儿童重返社会、重返学校、重返家庭，降低致残率及残疾程度，从而为国家、社会、家庭减轻负担。北京大学出版社组织专家编写的本书将填补这一空白。

　　本书编委均有较长的临床实践经验。刘振寰教授系中西医结合小儿神经康复专家，从事儿科临床工作30多年，致力于运动、智力障碍儿童的神经康复工作及科研。曾先后赴美、法、德等国家进行小儿康复进修及学术交流，在儿童脑瘫康复事业方面做出了卓越贡献。戴淑凤教授长期以来一直潜心研究神经心理学，儿童行为习惯的养成教育、发展和教育心理学，在儿童身心健康发展方面有较深的造诣。在出版本书之前，编委们已编写了《小儿脑瘫家庭康复手册》《儿童脑发育与保健》《让脑瘫儿童拥有幸福人生》《中国儿童早期教养工程丛书》等著作，对于运动障碍儿童的康复治疗有较丰富的经验积累和较好的治疗效果。

　　全书集合了目前国际最先进的小儿神经发育治疗学（NDT）方法、英国著名的Bobath方法、日本的上田正方法等，同时借鉴祖国医学传统的运动康复按摩手法及经络推拿，图文并茂、解说详细、通俗易懂。相信这本书将成为从事小儿神经康复的医务工作者的工具书，也会成为广大运动发育迟缓患儿家长必读的训练手册。

北京大学第一医院儿科教授

中华医学会小儿神经学组组长

中国残疾人康复协会理事长　林庆

2006年11月

# 第4版前言

各种原因引起的中枢及外周神经损伤均有可能导致小儿运动发育迟缓及运动障碍，如围生期脑损伤所致的脑瘫、中枢神经系统感染、各种原因引起的窒息、脑血管病变所致的颅内出血、外伤引起的骨折及神经丛损伤、遗传代谢性疾病导致的脑发育不良所引起的运动发育落后等。对上述疾病遗留的运动障碍目前国内外大多以康复训练为主，但该类疾病治疗疗程长、费用高，需结合医院、社区、家庭等多方面进行长期康复。国内在小儿神经系统疾病的康复治疗方面起步相对较晚，康复治疗师水平参差不齐，许多康复教材缺乏图文并茂的实际操作指导，无法做到简单实用，且不能对患儿家长进行有效指导。因此，急需一本既全面专业、又通俗易懂，且图文并茂的书籍加以指导，使这类患儿能够得到系统、正规、有效的医院、社区及家庭康复训练，让他们能够重返家庭、重返社会、重返学校，降低致残率及残疾程度，为国家、社会、家庭减轻负担。

为了满足我国众多的小儿神经科医生、儿童康复治疗师、儿科医生、儿童保健医生、小儿骨伤科与外科医生以及广大妇幼保健工作者、社区康复工作者、中国残疾人联合会各地区的服务工作者的需求，我们组织专家及有经验的康复治疗师编写了这本运动发育迟缓康复训练图谱，该书对近1000万肢体运动障碍和发育迟缓患儿及脑瘫高危患儿家长也是急需的一部康复指导教程。

我们20多年来建立了以中西医结合康复治疗技术为特色的儿童康复体系，目前专业团队涉及儿童神经、儿童心理、儿童康复、针灸推拿、中医儿科、康复护理、音乐治疗、幼儿特殊教育等多个学科，成员达110人，已诊治各种儿童神经及心理行为疾病患儿超过24万人次，其中住院患儿4万余人次。积累了丰富的儿童康复训练、推拿、药浴、食疗、音乐治疗经验。家庭康复也是我们的特色，我们的宗旨是教会一位母亲，康复一个患儿，幸福一个家庭。全书集合了目前国际最先进的儿童康复评估方法以及治疗中应用最广泛的小儿神经发育治疗学（NDT）疗法、英国著名的Bobath疗法、欧美流行的Peabody训练方法及日本的上田正疗法等，同时借鉴祖国传统医学的运动康复按摩手法及经络推拿，图文并茂、解说详细、通俗易懂，使之成为一本既具有国际先进性，又具有较高学术价值、实用价值，适合专业人士及普通大众参考、学习。尤其对广大康复治疗师和患儿家长有重要指导作用的参考书。全书是由全国从事小儿神经康复工作多年的专家、医师、康复治疗师协作完成，动作设计合理准确、图像处理简明清晰、解说详尽易懂。

全书共分7章，第1章是儿童运动发育迟缓的概述，简单实用地介绍了运动发育迟缓的概念，介绍了在ICF架构下的运动发育系统评价及本书的适用范围。第2章是小儿正常神经精神发育规律，把小儿各种能力发展的规律及指标用简练的文字叙述和一目了然的表格展示给读者，康复治疗师及家长通过对照表格与儿童的情况，就能判断出发育是否异常。同时也对书中一些专业性的语言做了解释。第3章是儿童运动发育迟缓的运动疗法，是本书的重点内容，通过翔实的文字叙述及清晰的图片，指导家长及治疗师如何对患儿进行竖头、翻身、独坐、四爬、站、行及姿势转换与运动控制等的康复训练。第4章是儿童运动发育迟缓的作业治疗，生动地介绍了上肢精细动作的训练方法。第5章为儿童运动发育迟缓的家庭护理方法，从实际问题出发解决家长面临的姿势保持以及小儿进食、如厕、睡眠、教育等困难。第6章为儿童运动发育迟缓的推拿按摩治疗，详细介绍了此类疾病的中医按摩手法，简单实用。第7章简略介绍了运动发育迟缓常伴有的语言障碍及训练方法，供家长及康复治疗师参考。全书以运动发育迟缓和儿童脑性瘫痪的神经康复治疗为着眼点，同样也适用于儿童运动神经元病、肌病、遗传代谢疾病等导致的运动障碍。

本书自 2007 年出版发行以来，受到了广大读者的好评。许多康复医师、儿童康复治疗师、家长给我们作者提出了很好的宝贵意见。在第 4 版修订之际，我们对本书进行了认真的修改，增加了目前国际上最先进的儿童康复评估方法，增补了作业治疗及语言治疗的康复技术，丰富了脑瘫儿童康复训练的实例分析，具有更高的实用性和实际操作性。

1998 年我们出版了国内首部脑瘫家庭康复著作《小儿脑瘫家庭康复手册》，此后 20 年来，陆续出版相关家庭康复著作共五部，包括《小儿脑瘫家庭按摩 VCD》《小儿脑瘫家庭康复训练 VCD》《让脑瘫儿童拥有幸福人生》《儿童运动发育迟缓康复训练图谱》《儿童脑发育早期干预训练图谱》，成功推广了家庭康复按摩，家庭康复护理，家庭康复食疗，家庭康复音乐，家庭康复药浴等家庭康复适宜技术。深受家长的欢迎。

20 载辛勤耕耘，我们科坚持走中西医结合康复路线，积极推广家庭康复理念，收到了良好的临床康复效果和较大的社会效益，在国内外相关领域产生了较大的影响。在本书再版之际，我们非常感谢国际著名脑瘫康复治疗学专家 Ame Marie Duconwn 教授 10 余年来对我们广州中医药大学附属南海妇产儿童医院（南海妇幼保健院）儿童康复科的指导与帮助！

由于编者水平所限，书中错误和疏漏之处难免，敬请同行、读者批评指正。

刘振寰

2020 年 9 月 1 日

# 目　录

# 1 儿童运动发育迟缓概述

## 1.1 儿童运动发育迟缓的概念

儿童运动发育迟缓（motor mental retardation 或 delayed motor and mental development），又称精神运动发育迟缓。常用来描述运动或智力技能的落后，达不到正常发育里程碑所要求的内容。儿童多由脑损伤引起。

儿童运动发育迟缓常于婴儿期出现，表现为运动发育落后于正常婴儿，如出生 3 个月头竖不起来，6 个月仍不能翻身，不会用手抓东西。此时期出现的运动发育迟缓，其远期预后可能是正常的，但更多的是脑瘫、智力低下等疾病的早期表现；如果婴儿期出现了明显的运动异常，如四肢僵硬、某个肢体不会动，或到了幼儿期运动发育迟缓仍无明显改善，可能存在终身运动异常。

## 1.2 儿童运动发育迟缓的常见原因

（1）由围生期脑损伤引起，包括肌肉张力过高或过低，可能出现原始反射动作；肌肉无力，常伴有不正常动作模式；可伴有感觉功能障碍、动作协调困难等；最常见的疾病为脑瘫、智力低下。

（2）由先天缺陷所引致，包括肢体畸形、残缺或瘫痪。

（3）由遗传疾病所引致，可能出现肌肉萎缩及较严重的功能障碍，如脊髓肌萎缩症。

（4）周围神经损伤或肌肉系统病变引起。

（5）染色体病：如脆性 X 染色体综合征。

（6）遗传性代谢缺陷病。

## 1.3 儿童运动发育迟缓的主要临床表现及伴随障碍

### 1.3.1 主要临床表现

尽管原因不同，儿童运动发育迟缓最主要的特征是运动方面的明显损害，表现为明显的运动迟缓：如行走、爬行、独坐方面落后；采用标准化运动技能测验评定发现其技能低于其年龄期望值 2 个标准差以上。

婴儿运动发育迟缓常不易被发现，而错过关键的治疗时间。对于出生 6 个月以内的小儿出现以下任何表现应引起父母及保健医师的注意，应积极请有经验的儿科医师诊断，并尽早接受儿童康复医师的训练指导。

（1）身体发软及自发运动减少，这是肌张力低下的症状，在 1 个月时即可见到。如果持续 4 个月以上，则应注意重症脑损伤、智力低下或肌肉系统疾病的发生。

（2）身体发硬，这是肌张力亢进的症状，在出生 1 个月时即可见到。如果持续 4 个月以上，应注意脑瘫的发生。

（3）反应迟钝及叫名无反应，这是智力低下的早期表现。

（4）头围异常：头围是脑的形态发育的客观指标，脑损伤儿往往有头围异常。

（5）体重增加不良、吸吮无力。

（6）固定姿势，往往是由于脑损伤使肌张力异常所致，如角弓反张、蛙位、倒 U 字形姿势等。

（7）不笑：如果 2 个月不能微笑、4 个月不能大声笑，应当注意智力低下的发生。

（8）手握拳：如果 4 个月手指还不能张开，或拇指内收，尤其是一侧上肢存在此现象，有重要的诊断意义，要注意偏瘫的发生。

（9）身体扭转：3～4 个月的婴儿如有身体扭转，往往提示锥体外系损伤。

（10）头不稳定：如 4 个月俯卧不能抬头或坐位时头不能竖直，往往是脑损伤的重要标志。

（11）斜视：3～4 个月的婴儿有斜视及眼球运动不良时，可提示有脑损伤的存在。

（12）不能伸手抓物：如 4～5 个月不能伸手抓物，要注意智力低下或脑瘫的发生。

（13）注视手：6 个月以后仍然存在，要注意智力低下的发生。

除了运动障碍外，由于病因不同，运动发育迟缓的儿童还可伴有智力、语言、社交等方面的异常。

### 1.3.2 不同部位病变导致儿童运动发育迟缓临床特点

为最常见的引致儿童运动发育迟缓的病变部位及特点见表 1-1。

表1-1 引致儿童运动发育迟缓的病变部位及特点

| | 中枢性 | 周围性 | 肌源性 |
| --- | --- | --- | --- |
| 病变部位 | 上运动神经元 | 下运动神经元 | 肌肉 |
| 肌张力 | 增高 | 降低 | 降低 |
| 病变特点 | 上肢重于下肢，远端为著 | 非锥体束分布，随意、不随意运动均受影响 | 近端重于远端 |
| 肌萎缩 | 有 | 有 | 有 |
| 假性肌肥大 | 无 | 无 | 有 |
| 腱反射 | 增强 | 减弱 | 减弱 |
| 病理反射 | 阳性 | 阴性 | 阴性 |
| 肌电图异常 | 有或无 | 有 | 有 |
| 临床特点 | 痉挛或手足徐动 | 软瘫 | 软瘫 |

## 1.4 儿童运动发育迟缓的评定

运动发育迟缓早期诊断的主要要点有以下几个方面：

（1）观察婴幼儿发育是否达到运动发育的里程碑；

（2）医生的临床判断：临床判断很多时候依赖于医生的临床经验，因此单纯的临床判断会使很多病患漏诊；

（3）父母对于儿童发育情况的回顾；

（4）家长对儿童最近行为的陈述；

（5）儿童发育筛查：主要包括大运动、精细运动、语言发育、个人社交四个方面。

婴幼儿期的发育是一个系统的动态的延续过程，要用发展的方式来进行运动功能的评定，目前常用的婴幼儿运动功能评定方法如下。

### 1.4.1　新生儿行为神经测定的方法

目前国际上最有代表性的方法有法国的 Amicl-Tison 新生儿神经评估及美国的 Brazelton 新生儿行为评分法（neonatal behavioral assessment scale，NBAS），后者精确全面，包括 27 项行为能力和 20 项神经反射，均按 9 等制评分，中间的等次为正常反应，两端的都偏离正常。分别在以下六个大类中：

（1）习惯化。

（2）定向反应。

（3）运动控制的成熟性。

（4）易变特点。

（5）自我安静下来的能力。

（6）社会行为。

北京协和医院鲍秀兰教授率先引进上述方法，并根据以上两法，在北京协和医院儿科和全国新生儿行为神经研究协作组做了大量研究工作，结合自己的经验制订了"中国 20 项新生儿行为神经评分法"又称为中国 20 项新生儿行为神经测定（neonatal behavioral neurological assessment，NBNA），见表 1-2。

NBNA 检查要求：要求在光线半暗、安静的环境中进行，应先将欲测试的新生儿放在上述环境中 30min 后测试，在两次喂奶中间，睡眠状态开始。室温要求 24 ～ 28℃。全部检查在 10min 内完成。检查工具：手电筒 1 个（1 号电池两节）、长方形红色塑料盒 1 个，红球（直径 6 ～ 8cm）1 个，秒表 1 个，检查人员经过 2 周训练，每人至少检测过 20 个新生儿并经过鉴定合格方可达准确可靠的检测结果。

检查方法及评分标准。

中国 20 项新生儿行为神经测定（NBNA）评分检查方法及评分标准，分 5 个部分：

**第一部分**　新生儿的行为能力共 6 项（1 ～ 6 项）检查对外界环境和外界刺激的适应能力。

（1）对光的习惯形成：在睡眠状态下，重复用手电筒照射新生儿的眼睛，最多 12 次，观察和记录新生儿反应开始、减弱甚至消失的照射次数。评分：0 分为 ≥ 11 次，1 分为 10 次，2 分 ≤ 6 次。

（2）对格格声的习惯形成：睡眠状态，距其 25 ～ 28cm 处。短暂而响亮地摇格格声盒。最多重复 12 次，观察评分同（1）。

（3）非生物性听定向反应（对格格声反应）：安静觉醒状态下重复用柔和的格格声在新生儿视野外（约 10cm 处）连续轻轻地给予刺激，观察其头和眼睛转向声源的能力。评分：0 分为头和眼球不转向声源；1 分为头和眼球转向格格声，但转动 < 60° 角；2 分为转向格格声 ≥ 60° 角。

（4）生物性视、听定向反应（对说话人的脸反应）：在安静觉醒状态下，检查者和新生儿面对面，相距 20cm，用柔和而高调的声音说话，从新生儿的中线位慢慢移向左右两侧，移动时连续发声，观察新生儿头和眼球追随检查者的脸和声音移动方向的能力。评分方法同（3）。

（5）非生物视定向能力（对红球的反应）：检查者手持红球面对新生儿，相距 20cm。观察评分同（3）。

（6）安慰：是指哭闹新生儿对外界安慰的反应。评分：0 分为哭闹经安慰不能停止；1 分为哭闹停止非常困难；2 分为较容易停止哭闹。

**第二部分** 被动肌张力共4项（7～11项）必须在觉醒状态下检查，受检新生儿应处在正中位，以免引出不对称的错误检查结果。

（7）围巾征：检查者一手托住新生儿的颈部和头部，使保持正中半卧位姿势，将新生儿手拉向对侧肩部，观察肘关节和中线的关系。评分：0分为上肢环绕颈部；1分为新生儿肘部略过中线；2分为肘部未达或接近中线。

（8）前臂回缩：只有新生儿上肢呈屈曲姿势时才进行，检查者用手拉直新生儿的双上肢然后松开使其弹回到原来的屈曲位。观察弹回的速度。评分：0分为无弹回；1分为弹回的速度慢（3秒以上）或弱；2分为双上肢弹回活跃，并能重复进行。

（9）下肢弹回：只有当髋关节呈屈曲位时才能检查，新生儿仰卧，检查者用双手牵拉新生儿双小腿使之尽量伸展，然后松开，观察弹回的速度。评分同（8）。

（10）腘窝角：新生儿平卧，骨盆不能抬起，屈曲呈胸膝位，固定膝关节在腹部两侧，然后举起小腿测量腘窝的角度。评分：0分为 > 110°；1分为110°～90°；2分为 ≤ 90°。

**第三部分** 主动肌张力共4项（11～14项）

（11）颈屈、伸肌的主动收缩（头竖立反应）：检查者抓住新生儿的肩部，检查从仰卧到坐位姿势观察颈部屈伸肌收缩将头抬起，记录新生儿躯干维持在一个轴线上几秒钟。然后往前垂下或后仰。评分：0分为无反应或异常；1分为有头竖立动作即可；2分为头和躯干保持平衡1～2s以上。

（12）手握持：仰卧位，检查者的示指从尺侧插入其手掌，观察其抓握的情况。评分：0分为无抓握；1分为抓握力弱；2分为非常容易抓握并能重复。

（13）牵拉反应：新生儿手应是握拳状态。检查者的示指从尺侧伸进手内时，正常时会得到有力的抓握反射，这时检查者抬自己的双示指约30cm（时刻准备用大拇指在必要时去抓握住新生儿手）。一般新生儿屈曲自己的双上肢使其身体完全离开桌面。评分：0分为无反应；1分为提起部分身体；2分为提起全部身体。

（14）支持反应：检查者用手抓握住新生儿的前胸，拇指和其他手指分别在两腋下，支持新生儿呈直立姿势，观察新生儿下肢和躯干是否主动收缩以支撑身体的重量，并维持几秒钟。评分：0分为无反应；1分为不完全或短暂直立时头不能竖立；2分为能有力地支撑全部身体，头竖立。此项评分主要观察头和躯干是否直立，下肢可屈曲，也可伸直。

**第四部分** 原始反射共三项（15～17项）

（15）自动踏步：上面的支持反应得到时，新生儿躯干在直立位置或稍微往前倾，当足接触到硬的平面即可引出迈步动作。放置反应：取其直立位，使新生儿的足背碰到桌子边缘，该足有迈上桌子的动作。自动踏步和放置反应意义相同，没有自动踏步，有放置反应同样得分。0分为无踏步也无放置；1分为踏一步或有放置反应；2分为踏2步或在同足有2次放置反应。或两足各有一次放置反应。

（16）拥抱反射：新生儿呈仰卧位，检查者将小儿双手上提，使小儿颈部离开桌面2～3cm，但小儿头仍后垂在桌面上，突然放下小儿双手，恢复其仰卧位。由于颈部位置的突然变动引出拥抱反射。表现为双上肢向两侧伸展，双手伸开，然后屈曲上肢似拥抱状回收上肢至胸前。可伴有哭叫，评定结果主要根据上肢的反应。评分：0分为无反应；1分为拥抱反射不完全，上臂仅伸展，无屈曲回收；2分为拥抱反射完全，上臂伸展后屈曲回收到胸前。

（17）吸吮反射：将乳头或手指放在新生儿两唇间或口内，则引起吸吮动作。注意吸吮力、吸吮节律与吞咽是否同步。评分为：0分为无吸吮动作；1分为吸吮力弱；2分为吸吮力好和与吞咽同步。

**第五部分** 一般反应共3项（18～20项）。包括：

（18）觉醒度：在检查过程中能否觉醒和觉醒程度。评分：0分为昏迷；1分为嗜睡；2分为觉醒好。

（19）哭声：在检查过程中哭声情况。评分：0分为不会哭；1分为哭声微弱，过多或高调；2分为哭声正常。

（20）活动度：在检查过程中观察新生儿活动情况。评分：0分为活动缺少或过度；1分为活动减少或增多；2分为活动正常。

适用于足月新生儿。早产儿孕周纠正至40周时评估。20项NBNA总分40分。于生后2～3天，12～14天，26～28天分3次测定，以第一周内新生儿获37分以上为正常，37分以下，尤其在第2周内≤37分者需长期随访。

表1-2　20项NBNA评分表

姓名：　　　性别：　　　　　日龄：　　　　孕周：　　　　　出生体重：　　g　　　头围：　　cm
正常健康儿　疾病诊断：　　　　　　　　　　　　　　　　　首次检查日期：
详细住址、电话：　　　　　　　　　　　　　　　　　　　检查者：

| 项目 | 检查时状态 | 评分标准 | | | 得分日龄（天） | | |
|---|---|---|---|---|---|---|---|
| | | 0 | 1 | 2 | 2～3 | 12～14 | 26～28 |
| **行为** | | | | 体重头围 | | | |
| 1．对光习惯形成 | 睡眠 | ≥11次 | 7～10次 | ≤6次 | | | |
| 2．对声音习惯形成 | 睡眠 | ≥11次 | 7～10次 | ≤6次 | | | |
| 3．对格格声反应 | 安静觉醒 | 头眼不转动 | 转动≥60° | 转动≥60° | | | |
| 4．对说话人脸的反应 | 同上 | 同上 | 同上 | 同上 | | | |
| 5．对红球反应 | 同上 | 同上 | 同上 | 同上 | | | |
| 6．安慰 | 哭 | 不能 | 困难 | 容易或自动 | | | |
| **被动肌张力** | | | | | | | |
| 7．围巾征 | 安静觉醒 | 环绕颈部 | 肘略过中线 | 肘未到中线 | | | |
| 8．前臂弹回 | 同上 | 无 | 慢弱>3s | 活跃≤3s | | | |
| 9．腘窝角 | 同上 | >110° | 90°～110° | ≤90° | | | |
| 10．下肢弹回 | 同上 | 无 | 慢弱 | | | | |
| **主动肌张力** | | | | | | | |
| 11．头竖立 | 安静觉醒 | 不能 | 困难，有 | 1～2s以上 | | | |
| 12．手握持 | 同上 | 无 | 弱 | 好，可重复 | | | |
| 13．牵拉反应 | 同上 | 无 | 提起部分身体 | 提起全部身体 | | | |
| 14．直持反应（直立位） | 同上 | 无 | 不完全，短暂 | 支持全部身体 | | | |
| **原始反射** | | | | | | | |
| 15．踏步或放置 | 同上 | 无 | 引出困难 | 好，可重复 | | | |
| 16．拥抱反射 | 同上 | 无 | 弱 | 好，安全 | | | |
| 17．吸吮反射 | 同上 | 无 | 弱 | 好，与吞咽同步 | | | |
| **一般情况** | | | | | | | |
| 18．觉醒度 | 觉醒 | 昏迷 | 嗜睡 | 正常 | | | |
| 19．哭 | 哭 | 无 | 微弱或过多 | 正常 | | | |
| 20．活动度 | 活动觉醒 | 缺或过多 | 减少或增多 | 正常 | | | |

### 1.4.2　婴儿神经运动检查

　　婴儿神经运动评定是我国著名儿科专家、北京协和医院鲍秀兰教授根据多年的临床经验，结合国内外先进的婴儿神经行为发育评定的方法制定，并广泛应用于临床。通过对婴儿听、视觉反应，原始反射、神经生理反射、姿势反射及肌张力等全面测评，了解婴儿神经行为发育情况。在临床中广泛地应用于正常婴儿神经行为发育水平评价，也是早期诊断脑损伤儿、脑性瘫痪患儿的评价方法（表1-3）。

表1-3　1岁以内神经运动检查报告

姓名：　　　　性别：　　　　出生日期：＿＿＿年＿＿月＿＿日　　　　编号：

科别：　　　　床号：　　　　年龄：＿＿＿岁＿＿月＿＿天

| 检查项目 | 正常 | 异常情况 |
|---|---|---|
| 1. 头围 |  | 大于同龄正常儿 2SD　小于正常同龄儿 2SD |
| 2. 清醒和睡眠的一般形式 | 正常 | 激惹，哭闹多；嗜睡、不哭 |
| 3. 检查期间觉醒程度的估计 | 令人满意 | 持续激惹，嗜睡 |
| 4. 哭 | 正常 | 高调、虚弱、单调、其他 |
| 5. 吸吮行为 | 正常 | 部分奶瓶喂养、非奶瓶喂养、气哽 |
| 6. 前一个月内的惊厥情况 | 无 | 泛化、局灶、发热、婴儿痉挛 |
| 7. 显著的斜视 | 无 | 有 |
| 8. 持续的眼球震颤 | 无 | 有 |
| 9. 对光的追踪 | 有 | 无 |
| 10. 对声音眨眼反射 | 有 | 无 |
| 11. 非对称性紧张性颈反射 | 无 / 有（1~3 个月） | 有（4 个月以后） |
| 12. 非对称性紧张性颈反射（引出） | 无 | 有 |
| 13. 持续颈伸肌张力增高 | 无 | 有 |
| 14. 角弓反张 | 无 | 有 |
| 15. 持续手握拳 | 无 /<br>有（1~2 个月） | 有（3 个月以后）<br>拇指交叉到手掌 |
| 16. 肢体姿势不对称 | 无 | 有 |
| 17. 面肌麻痹 | 无 | 有 |
| 18. 自然活动 | 中等 | 低、高、不对称、重复 |
| 19. 异常运动 | 无 | 持续震颤、阵挛性运动、其他 |
| 20. 足跟耳征角 | （右）正常<br>（左）正常 | （右）过大、过小<br>（左）过大、过小 |
| 21. 内收肌角 | 正常 | 过大、过小<br>右侧过小、左侧过小 |
| 22. 腘窝角 | （右）正常<br>（左）正常 | （右）过大、过小<br>（左）过大、过小 |
| 23. 足背屈角 | 右角度（慢）<br>（快）<br>左角度（慢）<br>（快） | 右'慢'＞60°~70°<br>　不同'快、慢'＞10°<br>左'慢'＞60°~70°<br>　不同'快、慢'＜10° |
| 24. 围巾征 | （右）正常<br>（左）正常 | （右）过大、过小<br>（左）过大、过小<br>不对称右 / 左 |

姓名： 性别： 出生日期：＿＿年＿＿月＿＿日 编号：

科别： 床号： 年龄：＿＿岁＿＿月＿＿天

| 检查项目 | 正常 | 异常情况 |
|---|---|---|
| 25. 脚的摆动 | | 右侧活动度大、左侧活动度大 |
| 26. 方窗 | | 右侧角度较小、左侧角度较小 |
| 27. 手的摆动 | | 右侧活动度大、左侧活动度大 |
| 28. 头向侧面转动 | | 右侧更受限、左侧更受限 |
| 29. 头部腹侧屈曲 | 相同 | 强直增加 |
| 30. 躯干腹侧屈曲 | 正常（轻微） | 过度、不可能 |
| 31. 躯干背侧伸展 | 正常（不可能的） | 过度 |
| 32. 躯干侧面弯曲 | 正常 | 过度、右侧受限、左侧受限 |
| 33. 颈部屈肌主动收缩 | 正常 | 困难、无（被动的）、不可能 |
| 34. 颈部伸肌主动收缩 | 正常 | 困难、无（被动的） |
| 35. 头部的控制 | 有，无（3 个月前） | 无（4 个月以后） |
| 36. 拉起到坐位姿势 | 有，无（7 个月前） | 无（8 个月以后） |
| 37. 瞬间独坐姿势 | 有，向前倒（7 个月前） | 向前倒（8 个月以后） |
| | 向后倒（7 个月前） | 向后倒（8 个月以后） |
| | 独坐 ≥ 30s | 独坐 ≤ 30s |
| | 有（1～12 个月） | 无（9～12 个月） |
| | 无（1～3 个月） | |
| 38. 手主动抓物 | 有，无（5 个月以前） | 无（6 个月以后） |
| 39. 翻身 | 有，无（5 个月以前） | 无（6 个月以后） |
| 40. 主动爬 | 有 | 无（10 个月以后） |
| | 无（9 个月以前） | |
| 41. 下肢和躯干直立（支撑反应） | 有（1～4、8～12 个月） | 有（5～7 个月） |
| | 无（3～9 个月） | 无（1～2、10～12 个月） |
| | | 剪刀样 躯体拱形 |
| 42. 自动地踏步 | 有（1～5 个月） | 有（6～12 个月） |
| | 无（4～12 个月） | 无（1～3 个月） |
| 43. 手掌的握持反射 | 有（1～4 个月） | 有（5～12 个月） 无（1～2 个月） |
| | 无（3～12 个月） | 不对称左 / 右 |
| 44. 牵拉反应 | 有（1～4 个月） | 有（5～12 个月） 无（1～2 个月） |
| | 无（3～12 个月） | 不对称左 / 右 |
| 45. 拥抱反射 | 有（1～5 个月） | 有（6～12 个月） 无（1～3 个月） |
| | 无（4～12 个月） | 不对称左 / 右 阵挛运动 + 低阈 |
| 46. 紧张性迷路反射（俯卧位） | 有（1～3 个月） | 有（4～12 个月） |
| | 无（2～12 个月） | 无（1 个月） |
| 47. 踝阵挛 | 无 | 右侧存在 左侧存在 |
| 48. 膝反射 | （右）正常 | （右）无（活跃）（左）无（活跃） |
| | （左）正常 | 不对称左 / 右 |
| 49. 侧面支撑反应 | 有 无（1～8 个月） | 无（9～12 个月） 不对称左 / 右 |
| 50. 降落伞反应 | 有 无（1～9 个月） | 无（10～12 个月） 不对称左 / 右 |
| 51. 立位悬垂反应 | 正常 | 异常 |
| 52. 俯卧位悬垂反应 | 正常 | 异常 |

医生签名： 检查日期：

### 1.4.3 HAMMERSMITH婴幼儿神经学检查记录表

　　HAMMERSMITH 婴幼儿神经学检查记录表（HINE）（表1-4）是用于早期诊断脑瘫的神经学检查工具之一，适用于 2 至 24 个月大的婴儿。HINE 分为 5 个维度，包括脑神经功能、姿势、运动、肌张力、反射和反应的项目，共计 26 个条目。其中 20 个条目采用 0 ～ 2 分 3 级评分，6 个条目采用 0 ～ 3 分 4 级评分，总分为 0 ～ 78 分。该量表操作简单方便，量表中列出了每个条目的评分标准和图示。因此，即使没有相关经验的临床医生，也可以获得良好的信度与效度。

表1-4　HAMMERSMITH婴幼儿神经学检查记录表

第一部分　脑神经检查

| | 栏1（2分） | 栏2（1.5分） | 栏3（1分） | 栏4（0分） | 不对称 | 说明 |
|---|---|---|---|---|---|---|
| 面部表情（安静和哭时，或逗引后） | 笑，对逗引有反应，如：闭上眼睛 / 做鬼脸 | | 眼睛闭得不紧，面部表情少 | 没有（自发的）面部表情，对逗引没反应 | | |
| 眼球运动 | 正常共轭眼球运动 | | 间歇性眼球偏斜或异常运动 | 持续性眼球偏斜或异常运动 | | |
| 听觉反应对拨浪鼓或铃的反应 | 两侧对刺激都有反应 | | 对刺激的反应不太显著或不对称 | 对刺激没反应 | | |
| 视觉反应对红球或移动物体的追视能力 | 追视物体呈完整弧线 | | 追视物体呈不完整弧线或两侧不对称 | 不追视物体 | | |
| 吸吮/吞咽观察孩子吃母乳或吮吸奶瓶 | 吸吮吞咽好 | | 吸吮吞咽不好 | 没有吸吮反射，不吞咽 | | |

姿势

| | 栏1（2分） | 栏2（1.5分） | 栏3（1分） | 栏4（0分） | 不对称 | 说明 |
|---|---|---|---|---|---|---|
| 头控制坐位 | 嘴中线位竖头 | | 头稍微偏向一侧 / 后 / 前 | 明显地偏向一侧 / 后 / 前 | | |
| 躯干控制坐位 | 竖直 | | 轻微圆背或侧弯 | 圆背明显，向后打挺，侧弯明显 | | |
| 臂姿势放松时 | 双臂在中线位摆正伸直或有轻微弯曲 | | 轻微内旋或外旋 | 明显的内旋或外旋或肌张力障碍或偏瘫的姿势 | | |
| 手姿势 | 双手张开 | | 间歇性地拇指内收或握拳 | 持续地拇指内收及握拳 | | |

|  | 栏 1（2分） | 栏 2（1.5分） | 栏 3（1分） | 栏 4（0分） | 不对称 | 说明 |
|---|---|---|---|---|---|---|
| 腿姿势<br>坐位 | 当腿伸直或有轻微弯曲时，能够背部挺直地坐 |  | 背部挺直时，双膝需要弯曲15°~20° | 双膝只有明显弯曲才可以挺直地坐（不能久坐） |  |  |
| 仰卧位和<br>站立位 | 双腿在中线处伸直或轻微弯曲 | 轻微外旋 | 髋部明显内旋或外旋 | 明显的髋关节及膝关节持续性地伸展或者弯曲挛缩 |  |  |
| 足姿势<br>仰卧位和<br>站立位 | 踝关节中线位，脚趾自然伸展 |  | 间歇性地踮脚尖或脚趾上翘或弯曲向下 | 踝关节明显地内旋或外旋，持续地踮脚尖或脚趾上翘或弯曲向下 |  |  |

运动

|  | 栏 1（2分） | 栏 2（1.5分） | 栏 3（1分） | 栏 4（0分） | 不对称 | 说明 |
|---|---|---|---|---|---|---|
| 数量<br>观察仰卧位时的活动 | 正常 |  | 过多或反应迟钝 | 极少或没有 |  |  |
| 质量 | 放松，交替或平滑 |  | 急动，不平滑，轻微颤动 | ·痉挛的，同步的<br>·伸肌抽搐<br>·手足徐动症的<br>·共济失调的<br>·颤抖的<br>·肌阵挛<br>·张力障碍的 |  |  |

肌张力

|  | 栏 1（2分） | 栏 2（1.5分） | 栏 3（1分） | 栏 4（0分） | 不对称 | 说明 |
|---|---|---|---|---|---|---|
| 围巾征<br>握着孩子的手将胳膊跨过胸部向对侧拉伸，直到感觉到抵抗力，记录肘部的位置 | 范围<br>R L R L |  | R L | 或<br>R L R L |  |  |
| 被动地肩部向上拉伸<br>在孩子头的一侧向上提拉上臂，记录肩部和肘部的抵抗力 | 有抵抗力但是能克服<br>R L |  | 没有抵抗力<br>R L | 有抵抗力不能克服<br>R L |  |  |
| 前臂旋前/旋后<br>当前臂旋前或旋后时，上臂稳定，记录抵抗力 | 能够完全旋前或旋后，没有抵抗力 |  | 可以完全旋前或旋后，有抵抗力，可以克服 | 有明显的抵抗力，不可能旋前旋后 |  |  |

| | 栏1（2分） | 栏2（1.5分） | 栏3（1分） | 栏4（0分） | 不对称 | 说明 |
|---|---|---|---|---|---|---|
| 髋部内收肌角<br>将孩子双腿伸展，尽可能地分开双腿，记录分腿的角度 | 范围：150°～80°<br>R L R L | 150°～160°<br>R L | >170°<br>R L | <80°<br>R L | | |
| 腘窝角<br>将孩子双腿上抬，大腿靠近腹部，之后尽可能伸展膝关节直到感觉到抵抗力，记录腘窝角的大小 | 范围：150°～110°<br>R L R L | 150°～160°<br>R L | ~90° or >170°<br>R L R L | <80°<br>R L | | |
| 足背曲角<br>膝部完全伸展，记录脚与腿之间的角度 | 范围：30°～85°<br>R L R L | 20°～30°<br>R L | <20° or 90°<br>R L R L | >90°<br>R L | | |
| 拉坐<br>拉腕部将孩子拉至坐 | | | | | | |
| 俯卧悬空<br>托腹部至悬空位，记录背部、肢体及头的姿势 | | | | | | |

反射和反应

| | 栏1（2分） | 栏2（1.5分） | 栏3（1分） | 栏4（0分） | 不对称 | 说明 |
|---|---|---|---|---|---|---|
| 腱反射 | 容易引出<br>肱二头肌，膝，踝反射 | 轻度活跃<br>肱二头肌，膝，踝反射 | 活跃<br>肱二头肌，膝，踝反射 | 亢进、阵挛或缺乏<br>肱二头肌，膝，踝反射 | | |
| 上肢保护性反应<br>握着孩子一侧腕部将孩子拉起，观察对侧手臂的反应 | 手臂及手伸展<br>R L | | 手臂半屈曲<br>R L | 手臂完全屈曲<br>R L | | |
| 垂直悬空位踢腿<br>抱孩子腋下成悬空位，确保孩子的双腿不能接触到任何平面 | 对称性踢腿 | | 一侧踢腿更多一些，或者是双侧踢腿都很少 | 给予刺激时也不踢腿或者是双腿交叉 | | |
| 侧方倾斜<br>抱孩子成垂直悬空位，快速向一侧倾斜成水平位，观察孩子躯干、四肢和头的位置 | R L | R L | R L | R L | | |

| | 栏1（2分） | 栏2（1.5分） | 栏3（1分） | 栏4（0分） | 不对称 | 说明 |
|---|---|---|---|---|---|---|
| 前方降落伞反应<br>抱孩子成悬空位，之后快速向前倾斜，观察双臂的反应 | 对称，双手积极支撑（6个月之后） | | 部分/不对称 | 没有反应（6个月之后） | | |

第二部分　运动里程碑

| 头控制 | 不能竖头<br><3个月为正常 | 竖头不稳<br>4个月为正常 | 头一直竖立<br>5个月为正常 | | 观察： |
|---|---|---|---|---|---|
| 坐 | 不能坐 | 扶髋坐<br>4个月为正常 | 支撑坐<br>6个月为正常 | 坐得稳定<br>7~8个月为正常 | 坐位转圈<br>9个月为正常 | 观察：<br>报道（年龄）： |
| 自主抓握 | 不抓握 | 整个手抓握 | 示指和拇指抓握，但不成熟 | 钳式抓握 | | 观察：<br>报道（年龄）： |
| 仰卧位踢腿 | 没有踢腿 | 水平踢腿，双腿没有抬高 | 向上垂直抬高踢腿<br>3个月为正常 | 手触腿<br>4~5个月为正常 | 手触脚<br>5~6个月为正常 | 观察：<br>报道（年龄）： |
| 翻身 | 不能翻身 | 翻到侧卧位<br>4个月为正常 | 俯卧位翻到仰卧位 | 仰卧位到俯卧位 | | 观察：<br>报道（年龄）： |
| 爬 | 不能抬头 | 肘部支撑<br>3个月为正常 | 双手臂伸直支撑<br>4个月为正常 | 腹爬<br>8个月为正常 | 手膝爬<br>10个月为正常 | 观察：<br>报道（年龄）： |
| 站立 | 不能支撑体重 | 支撑体重<br>4个月为正常 | 扶物站<br>7个月为正常 | 独站<br>12个月为正常 | | 观察：<br>报道（年龄）： |
| 走 | | 弹跳<br>6个月为正常 | 扶物走<br>12个月为正常 | 独走<br>15个月为正常 | | 观察：<br>报道（年龄）： |

第三部分　行为

| | 1 | 2 | 3 | 4 | 5 | 6 | 说明 |
|---|---|---|---|---|---|---|---|
| 知觉状态 | 不能唤醒的 | 困倦的 | 困倦，但是容易唤醒 | 觉醒但是没有兴趣玩 | 失去兴趣 | 保持兴趣 | |
| 情绪状态 | 易激惹，不能被安慰 | 易激惹，母亲可以安抚 | 当靠近他时激惹 | 既没有高兴也没有不高兴 | 高兴，微笑 | | |
| 社会适应 | 回避、退缩 | 迟疑 | 接受、接近 | 友好的 | | | |

行为评分：

### 1.4.4　格塞尔发育诊断量表（Gesell Development Diagnosis Scale，GDDS）

该量表系美国耶鲁大学医学院儿科医师 Gesell 及其同事所编制。主要用于婴幼儿心理发展的诊断，我国的修订本用于 0 ～ 6 岁儿童。本量表能较客观地反映正常小儿的神经运动和精神心理发育规律，也可以作为神经运动损伤和智力障碍的筛查诊断工具，另外也是高危儿早期干预效果的评价工具。

GDDS（1974 年版）包括五个行为领域：

（1）适应行为包括对物体和背景的精细感知觉及手眼协调能力，如观察对摇晃的环、图画和简单图形板的反应。

（2）大运动行为：主要涉及对身体的粗大运动控制，如头和颈的平衡，坐、爬、走、跑、跳等运动的协调能力。

（3）精细运动行为：包括手指的抓握和操纵物体的能力。

（4）语言行为：观察语言表达及理解简单问题的能力。

（5）个人 - 社会行为：包括婴儿对居住的社会文化环境的个人反应，如观察喂食、游戏行为等。

该量表根据检查者观察和父母报告对各项目评分。根据五个行为领域所得分数与实际年龄的关系，计算出各领域的发展商数（development quotient，DQ）来表示被测儿童的发育水平。

### 1.4.5　粗大运动功能测试量表（Gross Motor Function Measure，GMFM）

GMFM 是由 Russell 等人编制出版，主要用于测量脑瘫患儿的粗大运动功能状况随时间或由于干预而出现的运动功能改变，是目前脑瘫患儿粗大运动评估中使用最广泛的量表。GMFM 所测试的是被测儿童完成某个项目的程度多少，用不同的分数对患儿某一项运动功能进行量化，而不是评定完成动作的质量。其主要作用为：①跟踪观察脑瘫儿童粗大运动功能的发育状况，分析和预测不同类型、不同程度脑瘫患儿粗大运动发育轨迹和结局；②判断各种干预和治疗方法对脑瘫儿童粗大运动的影响，以及各种方法之间的疗效对比。

GMFM 量表目前通用的有 88 项和 66 项 2 个版本，发表于 1988 年的 GMFM 量表共计 88 个评估项目，每项采用 4 级评分法，GMFM88 项分为 5 个功能区：A 区躺和翻身，B 区坐，C 区爬和跪，D 区站，E 区走、跑和跳，评估结果包括各个能区的原始分、百分比以及总百分比，GMFM88 项属于顺序量表，5 个能区可以独自或组合进行评估。2000 年 Russell 等对 GMFM 量表进行了信度和效度分析，删除了 GMFM88 项中的 22 个项目，最后确立了 GMFM66 项。由于 GMFM66 项版本不能对 5 个能区进行分区或组合评估，所以目前 GMFM88 版本依然得到广泛使用。

GMFM88 量表包括 5 个能区分值，分别为：A 区躺和翻身（17 项），总分 51 分；B 区坐（20 项），总分 60 分；C 区爬和跪（14 项），总分 42 分；D 区站（13 项），总分 39 分；E 区走、跑和跳（24 项），总分 72 分。每项采用 4 级评分法，分别赋值 0、1、2、3 分。各分值标准为：0 分：完全不能进行要求的动作（动作没有出现的迹象）；1 分：可完成动作的一部分（动作开始出现，完成要求动作的 10% 以下）；2 分：部分完成动作（可以完成要求动作的 10% ～ 90%）；3 分：可全部完成动作。

评估结果计算方法包括 5 个能区的原始分、各能区百分比、总百分比以及目标区分值。5 个功能区的原始分即为实际测得分数；各功能区百分比为各功能区原始分与各自总分相除，乘以 100%；总百分比为 5 个功能区原始分与各自总分相除，乘以 100% 之和，再除以 5；目标区分值为选定目标能区原始分与各自总分相除，乘以 100% 之和再除以所选定能区数。

各区内容见表 1-5。

表1-5　GMFM88量表

## GMFM88

| 项目 | | 得分 | | | |
|---|---|---|---|---|---|
| **仰　卧** | | | | | |
| 1 | 头在中线位，双手对称于身体两侧，转动头部 | 0 | 1 | 2 | 3 |
| 2 | 把手放在中线位，双手合拢 | 0 | 1 | 2 | 3 |
| 3 | 抬头 45° | 0 | 1 | 2 | 3 |
| 4 | 屈曲右侧髋、膝关节 | 0 | 1 | 2 | 3 |
| 5 | 屈曲左侧髋、膝关节 | 0 | 1 | 2 | 3 |
| 6 | 伸出右手，越过中线 | 0 | 1 | 2 | 3 |
| 7 | 伸出左手，越过中线 | 0 | 1 | 2 | 3 |
| 8 | 从右侧翻身到俯卧位 | 0 | 1 | 2 | 3 |
| 9 | 从左侧翻身到俯卧位 | 0 | 1 | 2 | 3 |
| **俯　卧** | | | | | |
| 10 | 抬头向上 | 0 | 1 | 2 | 3 |
| 11 | 直臂支撑，抬头，抬起胸部 | 0 | 1 | 2 | 3 |
| 12 | 右前臂支撑，左前臂伸直向前 | 0 | 1 | 2 | 3 |
| 13 | 左前臂支撑，右前臂伸直向前 | 0 | 1 | 2 | 3 |
| 14 | 从右侧翻身到仰卧位 | 0 | 1 | 2 | 3 |
| 15 | 从左侧翻身到仰卧位 | 0 | 1 | 2 | 3 |
| 16 | 用上肢向右水平转动 90° | 0 | 1 | 2 | 3 |
| 17 | 用上肢向左水平转动 90° | 0 | 1 | 2 | 3 |
| **坐　位** | | | | | |
| 18 | 抓住双手，从仰卧位到坐位，头与身体呈直线 | 0 | 1 | 2 | 3 |
| 19 | 向右侧翻身到坐位 | 0 | 1 | 2 | 3 |
| 20 | 向左侧翻身到坐位 | 0 | 1 | 2 | 3 |
| 21 | 检查者支撑背部，保持头直立 3s | 0 | 1 | 2 | 3 |
| 22 | 检查者支撑背部，保持头直立在中线位 10s | 0 | 1 | 2 | 3 |
| 23 | 双臂撑地坐，保持 5s | 0 | 1 | 2 | 3 |
| 24 | 双臂游离坐，保持 3s | 0 | 1 | 2 | 3 |
| 25 | 前倾，拾起玩具后恢复坐位，不用手支撑 | 0 | 1 | 2 | 3 |
| 26 | 触到在右后方45°的玩具后恢复坐位 | 0 | 1 | 2 | 3 |
| 27 | 触到在左后方45°的玩具后恢复坐位 | 0 | 1 | 2 | 3 |
| 28 | 右侧坐，双臂游离，保持 5s | 0 | 1 | 2 | 3 |
| 29 | 左侧坐，双臂游离，保持 5s | 0 | 1 | 2 | 3 |
| 30 | 从坐位慢慢回到俯卧位 | 0 | 1 | 2 | 3 |

续表 1-5

## GMFM88

| 项目 | | 得分 | | |
|---|---|---|---|---|
| 31 | 从坐向右侧转到四点跪位 | 0 | 1 | 2 | 3 |
| 32 | 从坐向左侧转到四点跪位 | 0 | 1 | 2 | 3 |
| 33 | 不用双臂协助，向左、右水平转动90° | 0 | 1 | 2 | 3 |
| 34 | 坐在小凳上，不需任何帮助，保持10s | 0 | 1 | 2 | 3 |
| 35 | 从站位到坐在小凳上 | 0 | 1 | 2 | 3 |
| 36 | 从地上坐到小凳上 | 0 | 1 | 2 | 3 |
| 37 | 从地上坐到高凳上 | 0 | 1 | 2 | 3 |
| | 爬 和 跪 | | | | |
| 38 | 俯卧位，向前爬行2m | 0 | 1 | 2 | 3 |
| 39 | 手膝负重，保持四点跪位10s | 0 | 1 | 2 | 3 |
| 40 | 从四点跪位到坐位，不用手协助 | 0 | 1 | 2 | 3 |
| 41 | 从俯卧位到四点跪位，手膝负重 | 0 | 1 | 2 | 3 |
| 42 | 四点跪位，右臂前伸，手比肩高 | 0 | 1 | 2 | 3 |
| 43 | 四点跪位，左臂前伸，手比肩高 | 0 | 1 | 2 | 3 |
| 44 | 爬行或拖行2m | 0 | 1 | 2 | 3 |
| 45 | 交替爬行2m | 0 | 1 | 2 | 3 |
| 46 | 用手和膝、脚爬行上4级台阶 | 0 | 1 | 2 | 3 |
| 47 | 用手和膝、脚后退爬行下4级台阶 | 0 | 1 | 2 | 3 |
| 48 | 用手臂协助从坐位到直跪，双手放开，保持10s | 0 | 1 | 2 | 3 |
| 49 | 用手协助从直跪到右膝半跪，双手放开，保持10s | 0 | 1 | 2 | 3 |
| 50 | 用手协助从直跪到左膝半跪，双手放开，保持10s | 0 | 1 | 2 | 3 |
| 51 | 双膝行走10步，双手游离 | 0 | 1 | 2 | 3 |
| | 站 立 | | | | |
| 52 | 从地上扶着高凳站起 | 0 | 1 | 2 | 3 |
| 53 | 站立，双手游离3s | 0 | 1 | 2 | 3 |
| 54 | 一手扶着高凳，抬起右脚3s | 0 | 1 | 2 | 3 |
| 55 | 一手扶着高凳，抬起左脚3s | 0 | 1 | 2 | 3 |
| 56 | 站立，双手游离20s | 0 | 1 | 2 | 3 |
| 57 | 站立，双手游离，抬起右脚10s | 0 | 1 | 2 | 3 |
| 58 | 站立，双手游离，抬起左脚10s | 0 | 1 | 2 | 3 |
| 59 | 从坐在小凳上到站起，不用手协助 | 0 | 1 | 2 | 3 |
| 60 | 从直跪通过右膝半跪到站立，不用手协助 | 0 | 1 | 2 | 3 |
| 61 | 从直跪通过左膝半跪到站立，不用手协助 | 0 | 1 | 2 | 3 |

| GMFM88 | | | | |
|---|---|---|---|---|
| 项目 | | | 得分 | |
| 62　从站立位慢慢坐回到地上，不用手协助 | 0 | 1 | 2 | 3 |
| 63　从站立位蹲下，不用手协助 | 0 | 1 | 2 | 3 |
| 64　从地下拾起物品后恢复站立 | 0 | 1 | 2 | 3 |
| 走、跑、跳 | | | | |
| 65　双手扶着高凳，向右侧行走 5 步 | 0 | 1 | 2 | 3 |
| 66　双手扶着高凳，向左侧行走 5 步 | 0 | 1 | 2 | 3 |
| 67　双手扶持，前行 10 步 | 0 | 1 | 2 | 3 |
| 68　单手扶行，前行 10 步 | 0 | 1 | 2 | 3 |
| 69　不用扶持，前行 10 步 | 0 | 1 | 2 | 3 |
| 70　前行 10 步，停下，转身 180°，走回 | 0 | 1 | 2 | 3 |
| 71　退行 10 步 | 0 | 1 | 2 | 3 |
| 72　双手携带物品，前行 10 步 | 0 | 1 | 2 | 3 |
| 73　在 20cm 宽的平衡线中连续行走 10 步 | 0 | 1 | 2 | 3 |
| 74　在 2cm 宽直线连续行走 10 步 | 0 | 1 | 2 | 3 |
| 75　右脚先行，跨过平膝高的障碍 | 0 | 1 | 2 | 3 |
| 76　左脚先行，跨过平膝高的障碍 | 0 | 1 | 2 | 3 |
| 77　前行跑 5m，停下，跑回 | 0 | 1 | 2 | 3 |
| 78　右脚踢球 | 0 | 1 | 2 | 3 |
| 79　左脚踢球 | 0 | 1 | 2 | 3 |
| 80　双脚同时向前跳 5cm 高 | 0 | 1 | 2 | 3 |
| 81　双脚同时向前跳 30cm 高 | 0 | 1 | 2 | 3 |
| 82　在直径 60cm 的圆圈内，右脚跳 10 次 | 0 | 1 | 2 | 3 |
| 83　在直径 60cm 的圆圈内，左脚跳 10 次 | 0 | 1 | 2 | 3 |
| 84　单手扶持，上 4 级台阶，一步一级 | 0 | 1 | 2 | 3 |
| 85　单手扶持，下 4 级台阶，一步一级 | 0 | 1 | 2 | 3 |
| 86　不用扶持，上 4 级台阶，一步一级 | 0 | 1 | 2 | 3 |
| 87　不用扶持，下 4 级台阶，一步一级 | 0 | 1 | 2 | 3 |
| 88　双脚同时从 15cm 高的台阶跳下 | 0 | 1 | 2 | 3 |

## 1.4.6　粗大运动功能分级系统（Gross Motor Function Classification System，GMFCS）

　　GMFCS 是 Palisano 等于 1997 年在长期临床实践的基础上，根据脑瘫患儿运动功能随年龄变化的规律所设计的一套分级系统，能较为客观地反映脑瘫患儿粗大运动功能发育情况，该系统将脑瘫患儿分为 4 个年龄组，每个年龄组又根据患儿运动功能的表现分为 5 个级别，Ⅰ级为最高，而 Ⅴ级为最低。GMFCS 是在康复理念下诞生的分级方法，注重功能、技能和自发运动，主要通过评价患儿在日常环境（家庭、学校和社区）中的能力来确定其不同的级别。

# 2 岁生日前

## 功能描述

Ⅰ级：可以坐位转换，还能坐在地板上用双手玩东西。能用手和膝盖爬行，能拉着物体站起来并且扶着家具走几步。18 个月～2 岁的孩子可以不用任何辅助设施独立行走。

Ⅱ级：孩子可以坐在地板上，但是需要用手支撑来维持身体的平衡，能贴着地面匍匐爬行或者用双手和膝盖爬行，有可能拉着物体站起来并且扶着家具走几步。

Ⅲ级：需要在下背部有支撑的情况下维持坐姿。还能够翻身及用腹部贴着地面爬行。

Ⅳ级：可以控制头部，但坐在地板上的时候躯干需要支撑，可以从俯卧成仰卧，也可能从仰卧翻成俯卧。

Ⅴ级：生理上的损伤限制了其对自主运动的控制能力，在俯卧位和坐位时不能维持头部和躯干的抗重力姿势。只能在大人的帮助下翻身。

## 评估流程

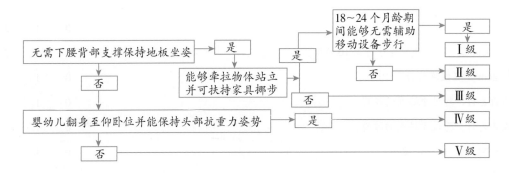

# 2 岁生日至 4 岁生日

## 功能描述

Ⅰ级：可以坐在地板上双手玩东西。他们可以在没有大人帮助下完成地板上坐位和站立位的姿势转换，把行走作为首选移动方式，并不需要任何助步器械的帮助。

Ⅱ级：可以坐在地板上，但当双手拿物体的时候可能控制不了平衡，可以在没有大人帮助的情况下自如地坐位转换。可以拉着物体站在稳定的地方。可以用手和膝交替爬行，可以扶着家具慢慢移动，首选的移动方式是使用助步器行走。

Ⅲ级：可以用"W"状的姿势独自维持坐姿（坐在屈曲内旋的臀部和膝之间），并可能需要在大人帮助下维持其他坐姿。腹爬或者手膝并用爬行是首选的自身移动的方式（但是常不会双腿协调交替运动），能拉着物体爬起来站在稳定的地方并做短距离的移动，如果有助步器或者大人帮助掌握方向和转弯，可能可以在房间里短距离行走。

Ⅳ级：能坐在椅子上，但需要依靠特制的椅子来控制躯干，从而解放双手。可以在大人的帮助下或者在有稳定的平面供他们用手推或拉的时候坐进椅子或离开椅子，顶多能在大人的监督下用助步器走一段很短的距离，但很难转身也很难在不平的平面上维持身体平衡。在公众场所不能独自行走。能在动力轮椅的帮助下自己活动。

Ⅴ级：生理上的损伤限制了其对随意运动的控制以及维持身体和头部抗重力姿势的能力，各方面的运动功能都受到限制，特殊器械和辅助技术并不能完全补偿其在坐和站能力上的功能限制，没有办法独立行动，需要转运。部分孩子能使用进一步改造后的电动轮椅进行活动。

**评估流程**

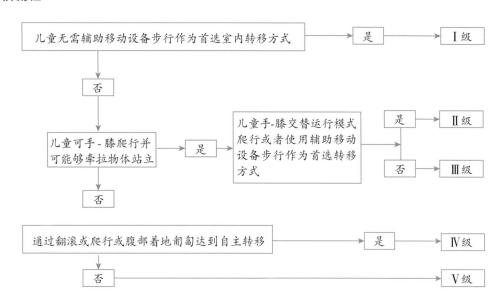

儿童无需辅助移动设备步行作为首选室内转移方式 → 是 → Ⅰ级

否 ↓

儿童可手-膝爬行并可能够牵拉物体站立 → 是 → 儿童手-膝交替运行模式爬行或者使用辅助移动设备步行作为首选转移方式 → 是 → Ⅱ级 / 否 → Ⅲ级

否 ↓

通过翻滚或爬行或腹部着地匍匐达到自主转移 → 是 → Ⅳ级

否 → Ⅴ级

# 4 岁生日至 6 岁生日

**功能描述**

Ⅰ级：可以在没有双手帮助的情况下坐上、离开或者坐在椅子上。可以在没有任何物体支撑的情况下从地板上或者从椅子上站起来，可以在室内室外走动，还能爬楼梯，正在发展跑和跳的能力。

Ⅱ级：可以在双手玩东西的时候在椅子上坐稳，可以从地板上或者椅子上站起来，但是经常需要一个稳定的平面供他们的双手拉着或者推着。可以在室内没有任何助行器的帮助下行走，在室外的水平地面上也可以走上一小段距离，可以扶着扶手爬楼梯，但是不能跑和跳。

Ⅲ级：可以坐在一般的椅子上，但是需要骨盆或躯干部位的支撑才能解放双手，在坐上和离开椅子的时候需要一个稳定的平面供他们双手拉着或者推着。他们能够在助行器的帮助下在水平地面上行走，在成人的帮助下可以上楼梯。但当长距离旅行时或者在室外不平的地面无法独自行走。

Ⅳ级：可以坐在椅子上，但是需要特别的椅子来控制躯干平衡从而尽量地解放双手，坐上或者离开椅子的时候，必须有大人的帮助，或在双手拉着或推着一个稳定平面的情况下才能完成，顶多能够在助行器的帮助和成人的监视下走上一小段距离，但是很难转身，也很难在不平的地面上维持平衡，不能在公共场合自己行走，应用电动轮椅可以自己活动。

Ⅴ级：生理上的损伤限制了其对自主运动的控制，也限制了其维持头部和躯干抗重力姿势的能力，各方面的运动功能都受到了限制，即便使用了特殊器械和辅助技术，也不能完全补偿其在坐和站的功能上受到的限制，完全不能独立活动，部分孩子通过使用进一步改造过的电动轮椅可能进行自主活动。

**评估流程**

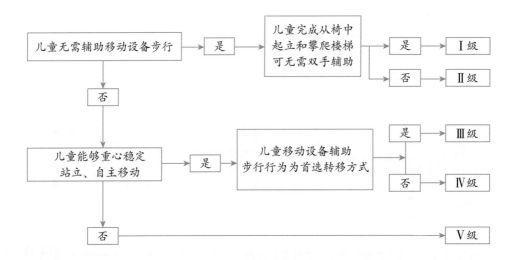

# 6岁生日至12岁生日

**功能描述**

Ⅰ级：可以没有任何限制地在室内和室外行走并且可以爬楼梯。能表现出跑和跳等粗大运动能力，但是速度、平衡和协调能力都有所下降。

Ⅱ级：可以在室内和户外行走，能够抓着扶手爬楼梯，但是在不平的地面或者斜坡上行走就会受到限制，在人群中或者狭窄的地方行走也受到限制，最多能勉强达到跑和跳的水平。

Ⅲ级：可以使用助行器在室内和室外的水平地面上行走，可能可以扶着扶手爬楼梯，根据上肢功能的不同，在较长距离的旅行或者户外不平的地面上时，有的孩子可以自己推着轮椅走，有的则需要被运送。

Ⅳ级：可能继续维持在6岁以前获得的运动能力，也有的孩子在家、学校和公共场合可能更加依赖轮椅，使用电动轮椅就可以自己活动。

Ⅴ级：生理上的损伤限制了其对自主运动的控制，也限制了其维持头部和躯干抗重力姿势的能力，各方面的运动功能都受到了限制，即使使用了特殊器械和辅助技术，也不能完全补偿其在坐和站的功能上受到的限制，完全不能独立活动，部分孩子通过使用进一步改造过的电动轮椅可能进行自主活动。

**评估流程**

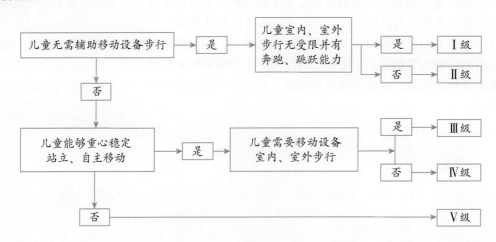

GMFCS 五个级别的最高能力描述（表 1-6）。

表1-6　GMFCS五个级别的最高能力描述

| 级别 | 最高能力描述 |
| --- | --- |
| I | 能够不受限制地行走；在完成更高级的运动技巧上受限 |
| II | 能够不需要使用辅助器械行走；但是在室外和社区内的行走受限 |
| III | 使用辅助器械行走；在室外和社区内的行走受限 |
| IV | 自身移动受限；孩子需要被移动或者在室外和社区内使用电动移动器械行走 |
| V | 即使在使用辅助技术的情况下，自身移动仍然严重受限 |

## 1.4.7　Peabody运动发育量表（Peabody Developmental Motor Scale，PDMS）

Peabody 运动发育量表是目前在国外康复和儿童早期干预领域中被广泛应用的一个全面的运动功能评估量表，适用于评估 6 ~ 72 个月的所有儿童（包括各种原因导致的运动发育障碍儿童）的运动发育水平。现在国内引进使用的是第 2 版，出版于 2000 年，称为 PDMS-2。

PDMS-2 是一个同时具有定量和定性功能的评估量表，包括了两个相对独立的部分，粗大运动评估量表和精细运动评估量表，可以分别对儿童的粗大运动和精细运动发育水平进行评估。粗大运动评估量表包括 151 项，分别测试反射、平衡、获得与释放、固定和移动等 5 个技能区的能力；精细运动评估量表包括 98 项测试项目，分别测试抓握、手的使用、手眼协调和操作的灵巧性等 4 个运动技能区的能力。

在具体的量表项目安排上，PDMS-2 共包括 6 个分测试，评定儿童出生以后早期阶段的粗大运动和精细运动相关技能，分别是：反射分测试共 8 个项目，测试婴儿对环境刺激进行自动反应的能力，适用于 12 个月以下（不含 12 个月）的婴儿；固定分测试共 30 项，测试儿童持续控制自己的身体维持自己的重心和平衡的能力；移动分测试共 8 项，测试儿童从一个地方移动到另外一个地方的能力。测试内容包括爬、走、跑、蹲和向前跳的能力；物体控制分测试共 24 项，测试儿童控制球的能力，测试中作为例子的活动包括：抓、扔和踢球，该分测试适用于 12 个月以上的儿童；抓握分测试共 26 项，测试儿童应用手的能力，测试从单手抓握物体开始，逐渐发展到需要应用双手手指的动作；视觉 - 运动统合分测试共 72 项，测试儿童应用视觉感知技能完成一些复杂的手眼协调任务的能力，如伸手抓住一些物体、搭积木、模仿画图等。

每个项目都采用 3 级评分，即 0、1、2 分，测试结束后，PDMS-2 量表可以给出 5 种分数：各个分测试的原始分、相当年龄、百分率、标准分（量表分），以及综合计算得出的发育商：粗大运动发育商（gross motor quotient，GMQ）、精细运动发育商（fine motor quotient，FMQ）以及总体运动发育商（total motor quotient，TMQ）。

## 1.4.8　脑瘫儿童手功能分级系统（MACS）

脑瘫儿童手功能的分级系统（Manual Ability Classification System，MACS）是瑞典学者 Eliasson 等人于 2006 年编制并发表的。脑瘫患儿中有很大一部分存在着手功能障碍，手功能受损会在不同程度上影响其他功能的发育，如感觉（特别是触觉）、精细运动能力、粗大运动能力、认知能力和日常生活能力等，所以加强对脑瘫儿童手功能障碍的管理具有重要的意义。Eliasson 等人于 2006 年发表的针对脑瘫患儿手功能的分级系统 MACS，通过分级评定在日常活动中的双手参与能力。

在 MACS 诞生以前的手功能残障的分类方法更为注重的是手部姿势和抓握能力，如 House 上肢实用功能分级法（House Classification of Upper Extremity Functional Use），九个级别的分类方法能判断上肢功能的水平和功能基线；Beckung 和 Hagberg 制定的 Bimanual Fine Motor Function 精细运动分级方法，适用于各个年龄段的脑瘫儿童，主要特点是可以同时判断单手和双手的功能；Mital and Sakellarides 分级系统是用于评价拇指的内收和屈曲肌群的痉挛和挛缩状态，上述这些分类方法都忽视了评价手功能在日常环境中的表现，而且没有相关的信度和效度报道。MACS 参照粗大运动功能分级系统（Gross Motor Function Classification System，GMFCS）的分级方法，同样有 5 个级别，Ⅰ级为最高而Ⅴ级为最低，年龄使用范围为 4 ~ 18 岁。

MACS 是针对脑瘫儿童在日常生活中操作物品的能力进行分级的系统，旨在描述哪一个级别能够最佳反映患儿在家庭学校和社区中的日常表现，评定日常活动中的双手参与能力，并非单独评定每一个手。

### 1. 具体评级标准

（1）Ⅰ级：能轻易成功地操作物品，最多只在手部操作的速度和准确性（操作轻易性）上表现出能力受限，然而这些受限不会影响日常活动的独立性。

（2）Ⅱ级：能操作大多数物品，但在完成质量和（或）速度方面受到一定影响，在避免某些活动或完成某些活动时可能有定难度；可以会采用另外的操作方式，但是手部能力通常不会限制日常生活的独立性。

（3）Ⅲ级：操作物品困难，需要帮助准备和（或）调整活动，操作速度慢，在质量或数量上有限程度地成功完成；如果对活动进行准备或调整，仍能进行独立操作。

（4）Ⅳ级：在调整的情况下，可以操作有限的简单物品，通过努力可以完成部分活动，但是完成的成功度有限，部分活动需要持续的支持和帮助和（或）调整设备。

（5）Ⅴ级：不能操作物品，进行简单活动的能力严重受限，完全需要辅助。

各级别间的区别：

（1）Ⅰ级和Ⅱ级之间的区别：Ⅰ级，儿童在操作非常小、非常重或易碎物品时可能受限，这些操作需要仔细的精细运动控制或双手间的有效协调，在新的不熟悉的情况下也可能出现操作受限。Ⅱ级：孩子能完成的操作几乎与Ⅰ级儿童一样，但是在操作时质量下降或速度较慢。双手之间的功能差异会影响操作的有效性。Ⅱ级：儿童通常会尽量简单地操作物品，比如采用平面支持手部的操作方法，取代通过双手进行物品操作。

（2）Ⅱ级和Ⅲ级之间的区别：Ⅱ级，儿童虽然在操作速度和质量上有所下降，但能操作大多数物品。Ⅲ级：儿童由于伸手或操作物品能力受限，所以通常需要帮助他们做好活动准备和（或）调整环境。他们不能进行某些活动，其独立性程度与周围环境的支持程度相关。

（3）Ⅲ级和Ⅳ级之间的区别：当预先做好环境安排，得到监护和充足的时间，Ⅲ级：儿童能完成一些选择性的活动。Ⅳ级，儿童在活动中需要持续帮助，最多能够有意义地参与某些活动的部分内容。

（4）Ⅳ级和Ⅴ级之间的区别：Ⅳ级，儿童能完成某些活动的一部分，但是需要持续的帮助。Ⅴ级：儿童最多在特殊的情况下能参与某些简单动作，例如只能按简单按钮。

### 1.4.9 中国儿童发展中心婴幼儿发育量表（Children's Developmental Center of China，CDCC）

是以 BSDI 为蓝本，由中国科学院心理研究所与中国儿童发展中心（CDCC）合作编制的婴幼儿发育诊断量表，于 1987 年建立了全国常模（城市版）。适用于 2 ~ 36 个月的儿童。内容包括智力量表和运动量表，结果的表示也为智力发育指数（MDI）和运动发育指数（PDI）。

## 1.4.10　贝利婴幼儿发展量表（Bayley Scale of Infant Development，BSID）

BSID 是由美国心理学家 Nancy Bayley 编制，是一套全面评定婴幼儿心理运动行为发展的标准化技术与测量工具。根据婴幼儿认知心理与行为发育成熟理论和长期的临床实践，综合了 Gesell 等量表的优点。Bayley 于 1933 年开始 BSID 研制，1969 年才正式成熟出版，经过三十余年的努力，并通过对上千名婴幼儿的检测，形成具有完整的信度和效度的检验资料。继 BSID 后，BSID Ⅱ 于1993 年经 Bayley 修订发布，此后量表包括智力量表、运动量表和行为量表 3 个部分。BSID 在理论、方法、技术水平上具有独特优势，近些年来，世界上许多国家都陆续引进、修订了 BSID，广泛用于临床诊断、优生、优育、优教科研和跨文化研究。根据心理测量年鉴和科研论文的国际联机检索表明，BSID 已成为现代国际通用的、权威性的婴幼儿发展量表。

BSID 用于评定 0～30 个月儿童的发育情况。基本内容与量表结构包括：智力量表、运动量表、行为记录表，三个部分互相补充，各个部分对于临床评价都有独特的价值。

智力量表用于评价婴幼儿感知觉的敏锐性、辨别力及对外界的反应能力，视觉 - 运动协调与操作能力，学习、记忆、解决问题的能力，发声、语言交往能力，以及早期形成的概括、分类能力。评测内容包括：适应性行为、语言和探索活动，共有 163 条，智力评定结果用智力发展指数（MDI：Mental Development Index）表示，正常平均值 =100，标准差 =16。

运动量表用于评价身体控制与协调平衡能力、大肌肉运动和手指精细操作技巧的能力。内容共计 81 条，包括：粗大运动（抬头、坐、爬、站、走、跳等），精细运动（对指、抓握等），平衡协调能力。用精神运动发育指数（PDI：Psychomotor Development Index）表示，正常平均值 =100，标准差 =16。

在上述两项测验完成后，由测试者根据婴幼儿的行为表现，用行为记录量表进行记录、评价。其临床意义是结合智力和精神运动能力的测验，对婴幼儿表现出的全部行为做出总体评价，获得临床的总体印象。

相较 Gesell 量表，BSID 更为完善、细致、客观、灵敏，可操作性强，结果数量化，利于分析及科研应用。湖南医科大学易受蓉教授于 1993 年对 BSID Ⅱ 进行了修订和标准化，量表为中国城市修订版，在临床上得到广泛应用。

## 1.4.11　全身运动质量评估（GMs）

全身运动质量评估（General Movements，GMs）是由欧洲发育神经学之父 Heinz Prechtl 创立的（1990 年），这是一种针对早产儿、足月儿、5 个月龄以内小婴儿的评估方法，通过自发性运动的质量评价，以预测后期神经发育结局是否存在脑瘫等严重的发育障碍。适用于所有的出生后 5 个月龄（早产儿采用矫正月龄）以内的小婴儿，尤其适用于早产儿等高危儿的神经发育的监测和随访。复旦大学附属儿科医院杨红医生自 2003 年开始引进全身运动质量评估，研究表明在高危新生儿出生后 4～5 个月龄内应用 GMs 评估可以就后期神经发育结局做出准确有效的预测，尤其对于脑瘫的预测价值较高。GMs 评估在不同评估者间的稳定性高。GMs 评估作为一种非侵入性、非干扰性的新型神经运动评估手段，操作简便，经济上投入少，适于在我国进行应用和推广。至今，通过对至少 10000 多个病例的评估和随访，全身运动评估已经成为一种小婴儿家长易于接受的工具，尤其在预测脑瘫等严重神经学结局方面，全身运动质量评估有着重要价值。

GMs 评估的实施和评价标准：

**1. GMs评估的实施**

（1）服务对象：以高危儿为主。按照全身运动发育轨迹，每名儿童需要接受初筛和复筛两次评估，按照预产期计算周龄。如果评估结果不正常，需增加评估次数，密切随访观察。第一次评估（初筛）的时间推荐为足月后 0 ~ 4 周（1 个月龄以内），第二次评估（复筛）的时间推荐为足月后 10 ~ 14 周（3 个月龄左右）。

（2）临床所需的设备配置：GMs 评估时需要配备 1 间约 $10m^2$ 的 GMs 拍片室和 1 间约 10 ~ $20m^2$ 的 GMs 临床诊室。

① GMs 拍片室：配备数码摄像机、拍摄床（尺寸和颜色等按规格定制）、拍摄服（尺寸和颜色等按规格定制）、温度计、换衣床、取暖器等。房间内光线柔和稳定，灯光位于拍摄床顶上，采用深色不反光窗帘，室温维持在 25℃ 以上，摄像机固定于墙上（高度距离地面约 1.5m）。

② GMs 临床诊室：配备专用电脑、移动硬盘 2 个（用于存储和备份数据）、检查床等。

（3）GMs 录像记录规范

①婴儿着衣：家长协助为婴儿更换尺寸合适的 GMs 拍摄服，充分暴露腕、踝、臂和腿；②婴儿体位：婴儿处于仰卧位，足部靠近摄像机纵向摆位于拍摄床内拍摄定位线的中央；③记录时间：当婴儿处于清醒、不哭闹、有动作的行为状态时记录 5 ~ 10min；④注意事项：记录员确保按要求摄录到婴儿整个身体的运动，应摄录到婴儿的脸部（以确认婴儿的僵直运动是否源于哭闹）；摄录时避免使婴儿受到环境刺激和家人逗引；记录员应仔细观察婴儿的行为状态，如婴儿出现烦躁、哭闹、持续打嗝需停止拍摄。

（4）GMs 录像评估规范：①关闭听觉信号后在电脑上播放标准化 GMs 录像。②由通过培训考核取得资格证书的评估者采用视觉 Gestalt 知觉对 GMs 进行评估。首先区分出正常 GMs 和异常 GMs。如属异常，则进一步区分属于何种亚类。③在 45min 左右的评估工作后评估者应当休息，避免疲劳对于视觉 Gestalt 知觉产生干扰。④在评估到较多异常 GMs 记录或评估中出现困难时，需使用 GMs 参考盘重新校准 Gestalt 知觉。⑤采用双人核盘制度，由资深评估员审核，对于疑难案例应由培训指导单位复核后才发放报告。

**2. GMs 评估在我国临床应用中的分类标准**

（1）正常：评估结果为"扭动运动正常"（N）和"不安运动存在"（F+）。
（2）可疑：评估结果为"单调性"（PR）或"偶发性不安运动"（F±）。
（3）异常：评估结果为"痉挛 - 同步性"（CS）或"混乱性"（Ch）或"不安运动缺乏"（F−）或"异常性"不安运动（AF）。

**3. 各类评估结果定义**

（1）"扭动运动正常"（N）：整个身体参与的运动，持续数秒到数分钟，臂、腿、颈和躯干以变化运动顺序的方式参与这种 GMs。在运动强度、力量和速度方面具有高低起伏的变化，运动的开始和结束都具有渐进性。沿四肢轴线的旋转和运动方向的轻微改变使整个运动流畅优美并产生一种复杂多变的印象。

（2）"不安运动存在"（F+）：正常的不安运动是一种小幅度中速运动，遍布颈、躯干和四肢，发生在各个方向，运动加速度可变，在清醒婴儿中该运动持续存在（烦躁哭闹时除外），可以和其他运动同时存在。不安运动出现的频度随年龄而发生改变。

（3）"单调性"（PR）：指各连续性运动成分的顺序单调，不同身体部位的运动失去了正常 GMs 的复杂性。常见于颅脑超声异常的小婴儿中，继续随访到不安运动阶段，部分小婴儿的 GMs 可以转归为正常。

（4）"偶发性不安运动"（F±）：不安运动出现的频度过低，为偶发性。

（5）"痉挛 - 同步性"（CS）：指运动僵硬，失去正常的流畅性，所有肢体和躯干肌肉几乎同时收缩和放松。如果该异常表现在数周内持续存在，对于该婴儿"发展为痉挛型脑瘫的预后结局"具有高预测价值。

（6）"混乱性"（Ch）：指所有肢体运动幅度大，顺序混乱，失去流畅性，动作突然不连贯。"混乱性"GMs 相当少见，常在数周后发展为"痉挛 - 同步性"GMs。

（7）"不安运动缺乏"（F-）：如果在足月后 9 周到 5 个月龄内一直未观察到不安运动，称之为"不安运动缺乏"，但是通常仍可观察到其他运动。"不安运动缺乏"对于后期中枢神经系统损害，尤其是脑瘫具有高预测价值。

（8）"异常性"不安运动（AF）："异常性"不安运动看起来与正常不安运动相似，但在动作幅度、速度以及不平稳性方面中度或明显夸大。该异常模式少见。

### 1.4.12 婴儿运动能力测试（TIMP）

婴儿运动能力测试（the Test of Infant Motor Performance，TIMP）第一版由 Girolami 于 1983 年创建，包括 43 项检测项目。随着研究的深入，并采纳临床应用后的反馈意见，研发者们又修订出包括 53 项的第二版、59 项的第三版、42 项的第四版（首先制订了年龄相关的评分标准）和第五版（具备新的年龄相关评分标准、各项检测项目评分配有相应图解）。简式 TIMP（TIMPSI）适合用于筛查或者用于评估身体虚弱而不能完成全部 TIMP 检测的婴儿。TIMP（第五版）包括 42 项评估项目，其中前 13 项为观察项目，后面 29 项为引出项目。

TIMP 是对婴儿姿势和运动进行评估的一种方法。其评估对象可从胎龄 32 周的早产儿到纠正胎龄 4 个月的婴儿。

评估者应熟悉 TIMP 的操作指导（Suzann，2005）。准备好一个能发格格声的玩具，一个鲜艳的红球，一块质地柔软的棉布，早产儿矫正胎龄表。评估环境安静，亮度及温度合适，没有多余的刺激，评估所需平面处于水平位置。评估时，婴儿应处于瞌睡期、安静觉醒期或者活动觉醒期，而处于深睡期、浅睡期或哭泣期的婴儿不适合接受该评估（Brazelton，1984）。整个评估过程大约需要 21 ~ 45min（平均 33min）。原始分的范围为 0 ~ 142 分。原始分由 42 个项目（13 个观察项目 +29 个引出项目）评分相加所得。

### 1.4.13 我国"0 ~ 3 岁小儿精神发育检查表"

我国"0 ~ 3 岁小儿精神发育检查表"主要来自于 Gesell 发育量表、BSDI、丹佛发育筛查测验，见表 1-7。

表1-7 我国"0～3岁小儿精神发育检查表"

| 月龄 | 1 | 2 | 3 | 4 | 5 |
|---|---|---|---|---|---|
| 大动作 | 拉腕坐起，头竖直片刻 | 俯卧位头颈抬离床面 | 俯卧位头颈抬离45°，抱直头稳 | 俯卧位头颈抬离90°扶腋下可站片刻 | 独坐头身前倾 |
| 精细动作 | 触摸手掌紧握拳 | 拨浪鼓留握片刻 | 两手相握 | 摇动并注视拨浪鼓 | 抓住近处玩具 |
| 适应性 | 眼跟红球过中线，听音有反应 | 立刻注意大玩具 | 眼跟红球180° | 偶然注意小丸找到声源 | 拿一方木注视另一块 |
| 语言 | 自发细小喉音 | 发 [a][o][e] 等音 | 笑出声 | 会尖叫 | 咿呀发音 |
| 社交行为 | 视线跟踪走动的人 | 逗引时有反应 | 灵敏模样见人会笑 | 认母亲 | 见食物兴奋 |

| 月龄 | 1 | 2 | 3 | 4 | 5 |
|---|---|---|---|---|---|
| 测查日期 | | | | | |
| 智龄 | | | | | |
| 实际年龄 | | | | | |
| 发育商 | | | | | |

### 1.4.14 阿尔伯塔婴儿动作量表（Alberta Infant Motor Scale，AIMS）

Alberta 婴儿运动量表（Alberta Infant Motor Scale，AIMS）是由加拿大 Alberta 大学 Martha C.Piper 博士和 Johanna Darrah 治疗师根据婴儿运动发育顺序及运动模式变化特点于 1994 年创制。主要是对婴儿运动表现进行的一种观察性测量，并融入了治疗师在对婴儿运动发育迟缓的评估和处理中最常应用的运动发育理论性概念。AIMS 结合了神经成熟理论体系与动态运动发育相关方面观察，从俯卧、仰卧、坐位、站立四种体位下抗重力肌肉控制的整合与逐渐发育方面，评估婴儿从足月出生到能够独立步行期间的运动里程碑的顺序发育。其在加拿大及多个不同的国家和地区进行了信度、效度及结构等方面的研究，中国大陆有研究显示其用于国内婴儿有较高的信度和效度。中国台湾对 AIMS 在台湾早产儿应用中的信度及效度研究表明，该量表有较好的信度及效度，但在预测方面具有一定的局限性。巴西也有研究表明 AIMS 在巴西公共医疗系统中用于高危婴儿运动发育的评估有较高的效度和信度。

AIMS 可应用于 0～18 个月的婴儿进行运动评估，其测试目的主要包括：①识别运动发育迟缓或不正常的婴儿；②随时间推移评估运动的发育或成熟。AIMS 可以识别出所有类型的运动发育迟缓婴儿，包括表现为运动发育不成熟及有异常运动模式的严重运动发育迟缓的婴儿，但其长期预测价值尚未明确。

AIMS 可以用于以下几类情况：① 18 个月龄内运动发育正常的婴儿的运动发育监测；②具有运动发育异常危险的高危儿的连续评估和监测运动发育评估；③用于被诊断有特殊疾患且运动发育迟缓是临床表现之一的婴儿的运动发育评估及监测，如唐氏综合征、生长迟缓、惊厥、支气管 - 肺发育不良以及发育迟缓；④没有明确病因出现临床疾病，在常规的检查中发现可疑运动发育异常的婴儿。但是，AIMS 不适合用于有严重运动疾患且表现出异常运动模式的婴儿运动发育随时间变化的监测性评估，也不适合于运动发育处于婴儿水平的年长儿童及有异常运动模式婴儿的运动监测评估。

AIMS 评估中包括了俯卧、仰卧、坐位、站立四种体位，共计 58 个项目（俯卧位 21 个、仰卧位 9 个、坐位 12 个、站立位 16 个），每个项目均包括负重部位、姿势．抗重力运动等三个观察方面。对每个项目依据"观察到"或"未观察到"对其评分，并计算出 AIMS 的原始分，然后通过与常模比较得出婴儿在同龄儿中所处的百分位，由此判断婴儿运动发育水平。

以下为 AIMS 各评估项目内容，见表 1-8。

表1-8　AIMS各评估项目描述

| 项目 | 观察内容 | 描述 |
|---|---|---|
| | | 俯卧位分量表 |
| 俯卧位（1） | 负重部位 | 面颊、双手、前臂和上胸部 |
| | 姿势 | 头部转向一侧、生理性屈曲、胳膊贴近身体、肘关节屈曲 |
| | 抗重力运动 | 头部转向一侧以免鼻子贴近支持面 |

| 项目 | 观察内容 | 描述 |
|------|----------|------|
| 俯卧位（2） | 负重部位 | 双手、双侧前臂和胸部 |
| | 姿势 | 肘关节位于肩关节后方并贴近身体、髋关节和膝关节屈曲 |
| | 抗重力运动 | 头可不对称地抬离支持面45°、头可以不保持于中线位置 |
| 支撑俯卧 | 负重部位 | 双手、双侧前臂和胸部 |
| | 姿势 | 肩关节轻度外展、肘关节位于肩关节后方、髋关节和膝关节屈曲 |
| | 抗重力运动 | 头部可抬至45°、可转头 |
| 前臂支撑（1） | 负重部位 | 重心均匀分布在双侧前臂和躯干 |
| | 姿势 | 肩关节外展、肘关节位于肩关节下方、髋关节外展外旋、膝关节屈曲 |
| | 抗重力运动 | 头部抬离支持面大于45°、胸部抬起 |
| 俯卧位下重心转移 | 负重部位 | 双侧前臂、腹部和双侧大腿 |
| | 姿势 | 抬头至90°、前臂支撑或上肢不成熟地伸展支撑、髋关节外展 |
| | 抗重力运动 | 未受控制地体重转移至一侧上肢、可以有或没有躯干的转移 |
| 前臂支撑（2） | 负重部位 | 双侧前臂、双手和腹部 |
| | 姿势 | 肘关节位于肩关节前方、髋关节外展外旋 |
| | 抗重力运动 | 抬头并维持头部于中线位、下颌主动收起、颈部伸长、胸部抬起 |
| 伸臂支撑 | 负重部位 | 双手、下腹部和双侧大腿 |
| | 姿势 | 上肢伸展、肘关节位于肩关节前方、腿部接近中立位 |
| | 抗重力运动 | 下颌收起、胸部抬高、膝关节屈曲和伸展、双脚可以并拢嬉玩、重心可以侧方移动 |
| 不伴躯干旋转地从俯卧位翻转至仰卧位 | 负重部位 | 身体的一侧 |
| | 姿势 | 肩带和骨盆带平行、躯干伸展 |
| | 抗重力运动 | 运动由头部转动为起始、从俯卧位至仰卧位无躯干旋转 |
| 泳状运动 | 负重部位 | 腹部 |
| | 姿势 | 双侧对称、肩胛骨内收、双臂外展外旋、下肢外展外旋、腰椎伸展 |
| | 抗重力运动 | 头部抬高，并且双上肢或双腿或四肢抬离支撑面、主动伸展模式 |
| 前臂支撑下够物 | 负重部位 | 一侧前臂、手和腹部 |
| | 姿势 | 一侧前臂支撑、下肢接近中立位 |
| | 抗重力运动 | 重心主动转移到一侧、未负重的上肢进行有控制地够物 |
| 轴向旋转运动 | 负重部位 | 躯干、双上肢和双手 |
| | 姿势 | 抬头90°、下肢外展外旋 |
| | 抗重力运动 | 以腹为中心做旋转运动、双上肢和双下肢同时运动、躯干侧屈 |
| 伴有躯干旋转地从俯卧位翻转至仰卧位 | 负重部位 | 身体的一侧 |
| | 姿势 | 肩带和骨盆带不平行、躯干旋转 |
| | 抗重力运动 | 动作以肩带、骨盆带或头的运动为起始、躯干旋转 |
| 四点跪（1） | 负重部位 | 双手、双膝 |
| | 姿势 | 双髋关节屈曲、外展外旋、腰椎前凸 |
| | 抗重力运动 | 保持此姿势、可能前后摆动或斜向摆动、可能推动身体向前面跌倒 |

| 项目 | 观察内容 | 描述 |
|---|---|---|
| 一侧支撑卧位 | 负重部位 | 一侧的肘部、前臂、下肢和躯干 |
| | 姿势 | 头部侧方直立、躯干侧方屈曲、位于上方的下肢屈曲内收或屈曲外展 |
| | 抗重力运动 | 双下肢分离、肩部稳定、可用非负重上肢够物、以躯干为轴身体旋转 |
| 交替腹爬 | 负重部位 | 互为对称的上肢和下肢 |
| | 姿势 | 一侧髋部屈曲，另一侧伸展、上肢屈曲、抬头90°、躯干旋转 |
| | 抗重力运动 | 上肢和下肢交替运动伴有躯干旋转 |
| 四点跪转换到坐或半坐位 | 负重部位 | 双手、身体一侧的下肢、足和身体对侧的足 |
| | 姿势 | 负重侧下肢屈曲、外旋、双上肢外展 |
| | 抗重力运动 | 重心转移到负重侧躯干，并有躯干伸展、随着玩耍可变进或变出此体位、可以转换成坐位 |
| 交替手膝爬(1) | 负重部位 | 互为对侧的手和膝部 |
| | 姿势 | 双上肢外展、双下肢外展外旋、腰椎前凸 |
| | 抗重力运动 | 随着躯干的侧屈，重心从一侧转移到另一侧、对侧上下肢同时运动 |
| 上肢伸展支撑下够物 | 负重部位 | 双侧膝和一侧手部 |
| | 姿势 | 在四点跪位下将一只手抬离支撑面、负重的上肢伸直 |
| | 抗重力运动 | 非支撑的上肢够物，头、双肩和躯干旋转，负重的上肢可以有一定弯曲 |
| 四点跪(2) | 负重部位 | 双手和双膝 |
| | 姿势 | 双下肢弯曲，髋关节位于骨盆的下方、腰椎平坦 |
| | 抗重力运动 | 腹肌收缩、可以前后或斜向摆动、可以推动身体向前移动 |
| 变化的四点跪 | 负重部位 | 双手、一侧膝部和对侧足 |
| | 姿势 | 伸出侧下肢在髋关节处屈曲以使脚可以踩在支持面上 |
| | 抗重力运动 | 在此姿势下玩耍、可以向前移动 |
| 交替手膝爬(2) | 负重部位 | 互为对侧的手和膝 |
| | 姿势 | 肘关节位于肩关节下方，膝关节位于髋关节下方、腰椎平坦 |
| | 抗重力运动 | 上肢和下肢交替运动，伴有躯干旋转 |

### 仰卧位分量表

| 项目 | 观察内容 | 描述 |
|---|---|---|
| 仰卧位（1） | 负重部位 | 脸部、头的一侧和躯干 |
| | 姿势 | 头转向一侧、生理性屈曲 |
| | 抗重力运动 | 头部旋转、口触到手、上肢和下肢随意运动（伸展运动） |
| 仰卧位（2） | 负重部位 | 头的一侧、躯干和臀部 |
| | 姿势 | 生理性屈曲逐渐消失、头转向一侧、髋部外展外旋、双手张开或握上 |
| | 抗重力运动 | 头向中线转动、上肢和下肢任意运动、可以存在非对称颈紧张反射 |
| 仰卧位（3） | 负重部位 | 体重均匀分布于头、躯干和臀部 |
| | 姿势 | 头位于中线、上肢伸直外展或置于身体侧方、双下肢屈曲或伸展 |
| | 抗重力运动 | 双腿同时蹬动或交替蹬动、双上肢活动但双手不能到达中线 |

| 项目 | 观察内容 | 描述 |
|------|----------|------|
| 仰卧位（4） | 负重部位 | 体重均匀分布在头、躯干和臀部 |
| | 姿势 | 头位于中线位、下颌主动收起、上肢放松于胸前、双下肢屈曲或伸展 |
| | 抗重力运动 | 颈部主动屈曲——收下颌、双手到中线位、双下肢同时蹬动或交替蹬动 |
| 手触膝 | 负重部位 | 体重均匀分布在头、躯干和骨盆 |
| | 姿势 | 髋关节外展外旋、膝关节屈曲 |
| | 抗重力运动 | 头部轻松从一侧转至另一侧、收下颌、将一只手或双手触到膝、腹肌收缩、可因双腿抬起而使身体滚落至侧方 |
| 主动伸展 | 负重部位 | 身体一侧 |
| | 姿势 | 颈部和脊柱过伸 |
| | 抗重力运动 | 肩部伸展、通过一侧下肢或双下肢将躯干推向伸展位、可以变为侧卧 |
| 手触脚 | 负重部位 | 头和躯干 |
| | 姿势 | 手触到一侧或双侧脚、髋部屈曲超过90°、膝关节半屈或伸展 |
| | 抗重力运动 | 收下颌、下肢抬高使脚可以触到手、下肢可以维持在中间角度、存在骨盆运动、可以侧方摆动、可能会翻到侧方 |
| 不伴躯干旋转地从仰卧位翻转至俯卧位 | 负重部位 | 身体一侧 |
| | 姿势 | 头部抬起、负重侧躯干伸展、肩带骨盆带平行 |
| | 抗重力运动 | 头侧方立直、头肩或髋部启动旋转、躯干整体滚动 |
| 伴躯干旋转地从仰卧位翻转至俯卧位 | 负重部位 | 身体一侧 |
| | 姿势 | 头部抬起、负重侧躯干伸展、肩带骨盆带不平行 |
| | 抗重力运动 | 头侧方抬起、双下肢分离、头肩或髋部启动旋转、躯干旋转 |

**坐位分量表**

| 项目 | 观察内容 | 描述 |
|------|----------|------|
| 扶持坐 | 负重部位 | 臀部和双下肢 |
| | 姿势 | 髋关节屈曲、躯干屈曲 |
| | 抗重力运动 | 短暂抬头至中线位并保持、上颈椎伸展 |
| 上肢支撑坐 | 负重部位 | 臀部、下肢和手 |
| | 姿势 | 头部抬起、肩部抬高、髋关节屈曲外展外旋、膝关节屈曲、胸腰椎弯曲 |
| | 抗重力运动 | 头维持在中线位、主要用上肢支撑体重 |
| 拉坐起 | 负重部位 | 臀部和腰椎 |
| | 姿势 | 上肢屈曲、双髋和双膝关节屈曲、双足可离开支持面 |
| | 抗重力运动 | 收下颌：头可以与躯干呈一线或到躯干前方、可以有腹肌收缩或上肢屈曲 |
| 短暂坐 | 负重部位 | 臀部和双下肢 |
| | 姿势 | 头位于中线、肩关节在髋关节前方、胸椎伸展、腰椎弯曲、髋关节屈曲外旋 |
| | 抗重力运动 | 头伸展、肩胛骨内收、上臂伸展、不能长时间维持此姿势 |
| 上肢伸展支撑坐 | 负重部位 | 臀部、双下肢和双手 |
| | 姿势 | 头部抬起、腰椎弯曲、胸椎伸展、胳膊伸直支撑、髋关节屈曲外展外旋、膝关节屈曲 |
| | 抗重力运动 | 头部可以自由转动、伸直的上肢支撑、不能无监护下保持此姿势 |

续表 1-8

| 项目 | 观察内容 | 描述 |
|------|---------|------|
| 无上肢支撑的短暂坐 | 负重部位 | 臀部和双下肢 |
| | 姿势 | 肘关节屈曲、胸椎伸展、髋关节屈曲外展外旋，坐位支撑面广、膝关节屈曲 |
| | 抗重力运动 | 不能肯定独自保持坐位 |
| 短暂坐位下重心转移 | 负重部位 | 臀部和双下肢 |
| | 姿势 | 髋关节屈曲外展外旋、双上肢自由活动 |
| | 抗重力运动 | 重心可以向前、后、侧方转移，可以将身体由后方移至中线、不能在无监护下保持此姿势 |
| 独坐（1） | 负重部位 | 臀部和双下肢 |
| | 姿势 | 肩关节在髋关节上方、双上肢自由活动、坐位支撑面较广 |
| | 抗重力运动 | 双上肢可离开身体进行活动、可以玩玩具、可独自坐 |
| 坐位下转身够物 | 负重部位 | 臀部和双下肢 |
| | 姿势 | 躯干旋转、够物侧躯干伸展 |
| | 抗重力运动 | 独坐、躯干旋转 |
| 坐位变到俯卧位 | 负重部位 | 双手、双侧前臂和躯干 |
| | 姿势 | 躯干越过下肢向前或侧方屈曲、双下肢屈曲外展外旋 |
| | 抗重力运动 | 从坐位转移到俯卧位、可用上肢拉、下肢无活动 |
| 坐位变到四点跪 | 负重部位 | 双手和一只脚 |
| | 姿势 | 从独坐转移到四点跪 |
| | 抗重力运动 | 骨盆、臀部和非负重下肢主动抬离支持面变为四点跪的姿势 |
| 独坐（2） | 负重部位 | 臀部 |
| | 姿势 | 双下肢分离、坐姿多变化、坐位支撑面较窄 |
| | 抗重力运动 | 双下肢可保持各种姿势、婴儿可以随意进出此位置 |

### 站立位分量表

| 项目 | 观察内容 | 描述 |
|------|---------|------|
| 扶持站（1） | 负重部位 | 间断负重 |
| | 姿势 | 头部向前屈、髋关节位于肩关节后方、髋关节和膝关节屈曲、双足可以并拢、婴儿不会在检查者的手中滑落 |
| | 抗重力运动 | 髋关节和膝关节有间断地屈曲 |
| 扶持站（2） | 负重部位 | 双足或脚趾 |
| | 姿势 | 头与身体呈一线、髋关节位于肩关节后方、髋关节屈曲外展 |
| | 抗重力运动 | 双下肢有各种运动、膝关节可以伸直或弯曲、膝关节也可以过伸、也可以一只脚站立 |
| 扶持站（3） | 负重部位 | 双足 |
| | 姿势 | 头位于中线、肩关节和髋关节对线、髋关节外展外旋 |
| | 抗重力运动 | 躯干主动控制、双下肢活动变化多样：可能是上下跳动、也可能是一条腿站和膝关节过伸站立 |
| 支撑下拉站起 | 负重部位 | 双上肢和双足 |
| | 姿势 | 双上肢位于支撑面上、髋关节外展外旋、身体前倾倚靠支持物、腰椎前凸 |
| | 抗重力运动 | 上肢用力向下推、膝关节伸直到站立 |

续表 1-8

| 项目 | 观察内容 | 描述 |
| --- | --- | --- |
| 拉物站起 | 负重部位 | 双足及部分上肢支撑 |
| | 姿势 | 髋关节屈曲外展外旋、腰椎前凸、站的基底面宽 |
| | 抗重力运动 | 手扶支持面站起、重心可以从一侧移到另一侧、一只脚可以抬起、躯干无旋转 |
| 伴有旋转的扶站 | 负重部位 | 双足和一侧上肢 |
| | 姿势 | 髋关节外展、躯干旋转 |
| | 抗重力运动 | 躯干和骨盆旋转、并可放开一只手 |
| 无旋转侧行 | 负重部位 | 双足、部分上肢 |
| | 姿势 | 下肢外展外旋、站立基底面较宽 |
| | 抗重力运动 | 躯干无旋转地侧行 |
| 单膝跪 | 负重部位 | 一侧屈曲的膝关节和对侧的脚、扶支撑物的上肢 |
| | 姿势 | 单膝跪 |
| | 抗重力运动 | 可以站起或在此姿势下玩耍 |
| 站立位有控制地下移 | 负重部位 | 双脚、一侧支撑的上肢 |
| | 姿势 | 一只手扶住支撑面 |
| | 抗重力运动 | 站立位下有控制地下移 |
| 伴有旋转地侧行 | 负重部位 | 双足、部分上肢 |
| | 姿势 | 朝向前进方向半转身 |
| | 抗重力运动 | 身体旋转地侧行 |
| 独站 | 负重部位 | 双足 |
| | 姿势 | 肩胛骨内收、腰椎前凸、髋关节外展外旋 |
| | 抗重力运动 | 独自站立片刻、双足有平衡反应 |
| 早期踏步 | 负重部位 | 双足 |
| | 姿势 | 肩胛骨内收、腰椎前凸、髋关节外展外旋 |
| | 抗重力运动 | 独自步行、以小步幅快速前进 |
| 从蹲位站起 | 负重部位 | 双足 |
| | 姿势 | 蹲的姿势 |
| | 抗重力运动 | 从站立蹲下再站起、髋和膝关节进行有控制地屈伸运动 |
| 从手足支撑位站起 | 负重部位 | 双手和双足 |
| | 姿势 | 双手和双足支撑 |
| | 抗重力运动 | 独立站起、在没有支撑的情况下双手迅速推地站起 |
| 独立行走 | 负重部位 | 双足 |
| | 姿势 | 上肢位于中间到下方水平、腰椎前凸、下肢呈中立位或轻度外展 |
| | 抗重力运动 | 独自行走 |
| 蹲 | 负重部位 | 双足 |
| | 姿势 | 蹲的姿势、躯干前倾 |
| | 抗重力运动 | 通过脚的平衡反应和躯干的位置来维持蹲的姿势 |

### 1.4.15　Harris婴幼儿神经运动测验（Harris Infant Neuromotor Test，HINT）

国内目前尚无应用HINT的报道。HINT是用于早期检查高危儿有无认知及运动发育迟缓的筛查工具，适用年龄为1岁以内。初版根据20位相关专家以调查问卷及书面意见的形式进行修改后，于1993年12月出版了第二版。其优点在于其除了可以发现运动发育迟缓外，还可以检测认知发育迟缓，且可以在30min内完成测试，简便、快捷、有效。其推出后在检测内容、信度、效度及种族差异等方面经受了严格的考究。HINT在美国的应用研究表明其符合加拿大常模，适用于美国。另外，HINT可用于判别婴幼儿运动迟缓危险性的高低。

### 1.4.16　穆兰婴儿早期学习量表（Infant Mullen Scale of Early Learning）

适用于0~38个月儿童，内容包括大运动基础、视感觉组织、视觉表达及语言接收组织、语言表达5个测验。该量表能检出发育迟缓患儿，并提供信息以指导家长针对性地教育儿童。

### 1.4.17　运动年龄评价（Motor Age Test-MAT）

是以0~72个月的正常儿童动作能力为标准，与运动障碍儿童的动作能力进行比较的评价方法。可以用运动指数（Motor Quotient，MQ）来表示。据中国正常儿童运动能力发育年龄标准（表1-9）来测出脑性瘫痪儿治疗前后的MQ值。也可以用经典的Gesell婴幼儿发育评定方法，测出发育商数（Developmental Quotient，DQ）。用DQ粗大运动的商数（表1-9）与DQ精细动作的商数（表1-10）反映其发育水平。为了更具体地反映患儿的康复状况，日本深津时吉、岸胜利发表了MAT的上肢运动发育指数（UMQ）的评定方法（表1-11）和下肢运动发育指数（LMQ）的评定方法（表1-12），可较客观地量化评定脑性瘫痪儿四肢运动功能的状况。

表1-9　我国儿童粗大运动能力的发育

| 筛查项目 | 50%及格年龄（月） | 90%及格年龄（月） |
|---|---|---|
| 俯卧举头90° | 2.2 ~ 3.3 | 3.1 ~ 4.6 |
| 俯卧前臂撑起 | 3.0 ~ 3.5 | 4.5 ~ 4.9 |
| 翻身 | 4.6 ~ 6.1 | 6.9 ~ 7.0 |
| 腿能支持部分体重 | 3.5 ~ 3.8 | 5.0 ~ 5.5 |
| 拉坐头不后垂 | 3.1 ~ 3.8 | 4.6 ~ 5.5 |
| 稳坐不用支持 | 5.9 ~ 6.0 | 7.8 ~ 8.0 |
| 握住支持站立 | 5.8 ~ 7.4 | 8.0 ~ 9.1 |
| 自握能站立 | 5.8 ~ 10.5 | 8.2 ~ 11.9 |
| 自己会坐下 | 7.4 ~ 10.6 | 9.4 ~ 12.0 |
| 独自站立片刻 | 9.0 ~ 12.0 | 11.9 ~ 14.5 |
| 扶着行走 | 7.9 ~ 11.7 | 10.7 ~ 13.3 |
| 独自站立不扶物 | 11.1 ~ 13.3 | 11.5 ~ 13.6 |
| 能弯腰直起 | 12.8 ~ 13.6 | 14.8 ~ 16.4 |
| 走得好 | 13.1 ~ 14.2 | 15.6 ~ 16.2 |
| 能向后退 | 12.8 ~ 14.7 | 17.5 ~ 24.4 |
| 能走楼梯 | 16.1 ~ 16.8 | 20.4 ~ 26.4 |

| 筛查项目 | 50% 及格年龄（月） | 90% 及格年龄（月） |
| --- | --- | --- |
| 踢球 | 14.4 ～ 19.2 | 23.3 ～ 24.0 |
| 抛球 | 16.0 ～ 16.8 | 21.9 ～ 25.2 |
| 并足跳 | 25.6 ～ 26.1 | 32.4 ～ 33.7 |
| 单足站 1s | 26.7 ～ 28.0 | 34.8 ～ 34.9 |
| 单足站 5s | 35.5 ～ 43.5 | 48.7 ～ 51.3 |
| 跳远 | 28.6 ～ 30.0 | 35.7 ～ 40.8 |
| 抓住跳跃的球 | 50.1 ～ 54.6 | 64.5 ～ 69.0 |
| 单足跳 | 42.8 ～ 44.4 | 49.7 ～ 53.4 |
| 足尖、足跟向前行 | 47.0 ～ 48.6 | 56.7 ～ 70.4 |
| 足尖、足跟向后退 | 51.1 ～ 56.4 | 59.8 ～ 76.8 |

表1-10 中国儿童精细运动能力的发育

| 筛查项目 | 50% 及格年龄（月） | 90% 及格年龄（月） |
| --- | --- | --- |
| 视线跟着过中央线 | 0.7 ～ 1.1 | 1.8 ～ 2.3 |
| 两眼能跟随 180° | 1.8 ～ 2.7 | 3.2 ～ 4.1 |
| 手握着手玩 | 2.9 | 4.0 ～ 5.0 |
| 握着拨浪鼓 | 2.7 | 2.5 ～ 3.7 |
| 握住两块小方木 | 4.9 ～ 5.8 | 6.8 ～ 7.6 |
| 方木从一手递交到另一手 | 6.8 ～ 7.1 | 8.1 ～ 9.7 |
| 手握两块小方木向桌面敲击 | 7.5 ～ 8.8 | 10.6 ～ 11.4 |
| 叠起两块小方木 | 13.6 ～ 14.4 | 15.6 ～ 17.3 |
| 从瓶中倒出小丸（示范后） | 12.7 ～ 13.5 | 15.0 ～ 21.4 |
| 模仿乱画 | 14.7 ～ 14.9 | 21.2 ～ 22.5 |
| 叠起四块小方木 | 16.1 ～ 16.3 | 21.5 ～ 21.9 |
| 从瓶中倒出小丸（自发地） | 16.5 ～ 19.3 | 24.4 ～ 30.3 |
| 叠起八块小方木 | 22.2 ～ 30.0 | 29.1 ～ 44.0 |
| 画圆形 | 34.5 ～ 39.0 | 43.9 ～ 50.4 |
| 画十字形 | 38.8 ～ 41.4 | 48.4 ～ 51.9 |
| 模仿画方形 | 47.6 ～ 48.6 | 56.4 ～ 62.0 |
| 画人体三部分 | 48.6 ～ 51.4 | 56.3 ～ 64.5 |
| 画人体六部分 | 53.5 ～ 54.2 | 59.0 ～ 67.5 |

表1-11　儿童上肢功能的评定

| 年龄 | 检查项目 |
| --- | --- |
| 4个月 | 握哗啦棒 |
| 7个月 | 握2.5cm骰块 |
|  | 用拇指移动2.5cm骰块 |
|  | 用其他手指移动2.5cm骰块 |
| 10个月 | 用拇指与另一手指准确捏起直径为0.6cm的串珠 |
| 12个月 | 捏起串珠放入5cm口径瓶内 |
|  | 垒积3.7cm骰块（2个） |
| 18个月 | 垒积3.7cm骰块（3个） |
| 21个月 | 垒积3.7cm骰块（5个） |
| 2岁 | 垒积3.7cm骰块（6个） |
|  | 翻书页（6页中的4页） |
|  | 穿直径为1.2cm的串珠 |
| 2岁半 | 垒积3.7cm骰块（8个） |
|  | 手握蜡笔画画 |
| 3岁 | 垒积3.7cm骰块（9个） |
|  | 将珠子放入5cm口径的瓶中（10个，30s） |
| 4岁 | 将串珠放入瓶中（10个，25s） |
|  | 用铅笔画圈 |
|  | 依次按3个排成品字形的电钮（利手10s内共9次） |
|  | 依次按3个排成品字形的电钮（非利手10s内共8次） |
|  | 用镊子插45根木钉子（180s）（木钉长4cm，直径2mm） |
| 5岁 | 用铅笔画四角形 |
|  | 将串珠放入瓶中（20s，10个） |
| 5岁半 | 缠线（20s） |
|  | 用镊子插45根钉子（140s） |
|  | 用镊子插5根钉子（60s） |
|  | 依次按3个排成品字形的电钮（利手10s内共10次） |
|  | 依次按3个排成品字形的电钮（非利手10s内共9次） |
|  | 依次按一字形排列的2个电钮（10s内6次） |
|  | 依次按垂直排列的2个电钮（10s内6次） |
|  | 拧大螺丝（利手55s） |
|  | 拧大螺丝（非利手60s） |
| 6岁 | 用铅笔画五角星 |
|  | 缠线（15s）（轴直径为2.5cm，线长180cm） |
|  | 用镊子插5根木钉子（35s） |
|  | 用镊子插45根木钉子（130s） |
|  | 依次按3个排成品字形的电钮（利手10s内共11次） |
|  | 依次按3个排成品字形的电钮（非利手10s内共10次） |
|  | 依次按"一"字形排列的2个电钮（10s内8次） |
|  | 依次按垂直排列的2个电钮（10s内7次） |
|  | 拧大螺丝（利手50s） |
|  | 拧大螺丝（非利手55s） |

表1-12　儿童下肢功能的评定

| 月龄 | 检查项目 | 月龄累加值 |
|---|---|---|
| 4 | 坐（依靠着） | 2 |
| | 头不动 | 2 |
| 7 | 坐（不依靠 1min） | 3 |
| 10 | 翻身（向两侧） | 1 |
| | 扶东西站立（30s） | 1 |
| | 爬行（也可蹭行，1min 1.8m 以上） | 1 |
| 12 | 匍匐爬行，上下肢左右交替（15s 1.8m 以上） | 1 |
| | 扶东西站起，按原样扶东西站立的姿势 | 1 |
| 15 | 迈步（走 6 步），站着停止 | 3 |
| 18 | 跑步（15m） | 1 |
| | 上下楼梯（用什么方法都可以） | 1 |
| | 坐在有扶手的椅子上 | 1 |
| 21 | 走着下楼梯 | 1.5 |
| | 走着上楼梯（双手或单手扶着扶手） | 1.5 |
| 24 | 快跑（15m，不跌倒） | 1.5 |
| | 走着下楼梯（双手或单手扶着扶手） | 1.5 |
| 30 | 两脚同时原地跳跃 | 6 |
| 36 | 两脚交替上下楼梯（不用辅助，6 个台阶） | 3 |
| | 从 15cm 高的台阶跳下，两脚一致保持平衡 | 3 |
| 42 | 单脚站立（2s，只能做一侧就可以） | 3 |
| 48 | 跑步跳远（30cm） | 3 |
| | 原地跳远（15cm） | 3 |
| 54 | 单脚跳（向前方 4 次），只能做一侧就可以 | 6 |
| 60 | 交替单脚跳（跳着走）（3m） | 2 |
| | 单脚站立（8s），只能做一侧就可以 | 2 |
| | 在宽为 2.5cm 的画线上行走（3m） | 2 |
| 72 | 从 30cm 台阶上跳下 | 6 |
| | 闭目单脚站立，原地与另一只脚交替 | 6 |

## 1.4.18　儿童运动协调能力评估量表（MABC）

儿童运动协调障碍评估量表（the Movement Assessment Battery for Children，MABC）是 1992 年英国心理学家 Henderson SE 和 Sugden SA 开发的评估量表，适用年龄为 4～12 岁的儿童。2007 年修订为第 2 版（MABC-2）。目前国内已修订及标准化的为第一年龄阶段，即 3～7 岁。

发育性协调障碍（developmental coordination disorder，DCD）是儿童时期的一种特殊发育障碍性疾病，以动作协调能力障碍为主要特征，主要表现在运动时间安排、运动控制、计划和持久能力的缺陷。DCD 在学龄期患病率高、预后差，已成为儿童保健工作者和心理学家和运动学家的研究热点。儿童运动能力的问题引起了众多学者的关注。但是对运动技能的概念却存在着两种主要的分歧：一是认为运动发育迟缓或发育缺陷所致，如运动损伤（motor impaired），发育性运动无能（developmental dyspraxia）等；另一种则认为是运动协调能力的缺陷，可区别于运动发育迟缓，但与某些其他能力的缺陷相关，如感觉统合功能不良（sensory integrative dysfunction），感觉运动困难（perceptual-motor difficulties）等。

儿童发育协调障碍评估工具：阶段试验共有放置硬币、串珠、描画、投豆袋、抓握豆袋、踮脚走步、单腿平衡、地毯蹦跳 8 个测试项目，产生手灵巧度、目标 / 抓握运动、平衡能力三个因子。根据 M-ABC 使用手册的方法，将各测试项目的原始记录转化为 1 ～ 19 的标准分，在手灵巧度、目标抓握运动、平衡能力 3 个分量表中，各项目标准分相加即为分量表得分，各分量表得分的总和即为运动协调能力测定总分。

### 1.4.19  脑瘫儿童精细运动能力测试量表（FMFM）

脑瘫儿童精细运动能力测试量表（Fine Motor Function Measure，FMFM）是由复旦大学附属儿科医院史惟等于 2007 年针对脑瘫儿童精细运动能力的测试编制的评估量表，量表采用 Rasch 分析法建立，条目设置合理、等级评分点多，且属于等距量表，可以合理判断脑性瘫痪儿童的精细运动功能水平。FMFM 量表已被证实具有良好的信度、效度等心理测量学指标。

**1. FMFM量表（表1-13）的临床应用价值**

（1）追踪观察脑瘫儿童精细运动功能的发育状况，分析和预测不同类型、不同分级脑瘫儿童精细运动发育轨迹和结局。

（2）判断各种干预和治疗方法对脑瘫儿童精细运动的影响，以及各种方法之间的疗效对比。

（3）和其他评价指标相结合，全面地分析影响运动功能的因素，有效地促进脑瘫儿童运动发育和运动控制研究。

评估大约 30min，如果一次性完成测试比较困难，可以分成多个部分进行，在上个部分中完成的动作在下个部分中不应重复。对接受作业治疗前的儿童进行基线评估时，如果由于儿童难以配合完成本测试，可以在训练一周后进行评估，但尽量不要超过 10 天。环境设定为安静、独立、采光较好的房间，室温控制在 20 ～ 30℃，患儿衣服为 1 ～ 2 层。

**2. 评分标准及结果分析**

FMFM 量表属于标准对照发展性量表，每个项目采用 3、2、1、0 四级评分法。

3 分：完成项目，已经达到掌握动作的标准。

2 分：完成一半及一半以上的标准动作，但未完成达到标准。

1 分：表现出完成项目动机或者完成半数以下的标准动作。

0 分：没有表现出对完成项目的动机和努力或没有任何迹象表明相应技能正在发展出来。

测试者必须严格按照量表项目测试的要求实施指导手册对每个项目的详细描述和评分标准。如果测试者只是想了解儿童的技能水平，以此来制订训练计划，可以根据儿童的具体情况，在保留测试项目内容的情况下适当修改指导语，但是当测试目的是要给儿童进行基线评估或疗效评估时，就必须按照量表的项目说明进行测试。

**3. 量表的特点及使用中的注意事项**

（1）FMFM 主要评估脑瘫儿童的精细运动能力随时间或干预而产生的变化情况，测试的是被测儿童完成某个项目的多少（包括运动动机），对于动作的质量关注相对较少。

（2）如果根据测试者的临床判断，被测儿童由于非精细运动功能方面的原因而没有表现出最佳水平时，测试者可以适当改变测试要求（指导语或示范）进行重新测试。例如，某项测试要求使用指导语，而被测儿童由于听觉或者认知理解障碍等原因导致听不到或听不懂时，测试者就可以找替代方法使之能够明白指导语，从而完成该项测试，测试者不能碰到被测儿童或者帮助他完成动作，但可以通过示范来比较清楚地表达测试要求，在下一项测试时仍然要按照测试要求来做。当使用变更的测试要求时，建议像正常情况下一样记分，但要做上记号，在旁边写下清楚的说明。

（3）在测试过程中通过仔细观察可以获得被测儿童的额外信息，可结合这些信息对被试的FMFM测试结果进行总结性报告。建议测试者注意观察被试下列行为并做相关记录：a. 儿童对被测任务的兴趣；b. 儿童理解指导语的能力及其表现（如：看着测试者、听、然后看着材料，理解所要完成的动作）；c. 儿童解决问题时的表现（如完成中需大声重复指导语，迅速进行操作来注意指导语或示范）；d. 儿童对完成任务的意见或者非言语反应；e. 儿童在执行任务时的流畅、敏捷和协调程度；f. 儿童在执行任务时，身体各部分运动的能力；g. 儿童对自己表现的感觉（如：儿童在完成一个特别有挑战性动作后，骄傲地向陪伴者微笑）。

表1-13　脑瘫儿童精细运动能力测试量表

A区　视觉追踪（5项）

| **A01项** | **视觉追踪摇铃** | **难度值 11.56** |
|---|---|---|
| 辅助物 | 摇铃 | |
| 方　法 | 置儿童于仰卧位，站在儿童的脚边正对儿童，将摇铃放在距儿童鼻子30cm的正中处，吸引儿童的注意，接着将摇铃以90°弧线缓慢从正中移向一侧（近水平位），再移回中间并按以上步骤测试另一侧 | |
| 评　分 | 0　眼睛不注视摇铃 | |
| | 1　眼睛注视摇铃未跟踪 | |
| | 2　目光追踪，从中间追踪至每一侧，一侧或两侧小于90° | |
| | 3　目光追踪，两侧均可达90° | |

| **A02项** | **听觉追踪** | **难度值 12.29** |
|---|---|---|
| 辅助物 | 摇铃 | |
| 方　法 | 安静环境中，置儿童于仰卧位，在不给儿童看到摇铃的情况下，将摇铃放在距儿童耳部30cm处，接着摇动摇铃，观察儿童反应 | |
| 评　分 | 0　没有反应 | |
| | 1　有反应，但不转动头部 | |
| | 2　转动头部但没有找到声源 | |
| | 3　转动头部后用眼睛找到声源 | |

| **A03项** | **视觉追踪——右侧至左侧** | **难度值 13.34** |
|---|---|---|
| 辅助物 | 网球 | |
| 方　法 | 儿童在扶持下坐着，面向桌子，检查者用网球吸引儿童注意，然后边在桌上把网球从儿童右侧滚向其左侧，边说："来，看着球。" | |
| 评　分 | 0　儿童不看球 | |
| | 1　儿童看球，但视觉未追踪至中线 | |
| | 2　儿童视觉追踪达中线 | |
| | 3　儿童视觉追踪过中线 | |

| **A04项** | **视觉追踪——左侧至右侧** | **难度值 13.34** |
|---|---|---|
| 辅助物 | 网球 | |
| 方　法 | 儿童在扶持下坐着，面向桌子，检查者用网球吸引儿童注意，然后边在桌上把网球从儿童左侧滚向其右侧，边说："来，看着球。" | |
| 评　分 | 0　儿童不看球 | |
| | 1　儿童看球，但视觉追踪未达中线 | |
| | 2　儿童视觉追踪至中线 | |
| | 3　儿童视觉追踪过中线 | |

| **A05 项** | **视觉垂直追踪** | **难度值 17.11** |
|---|---|---|
| 辅助物 | 网球 | |
| 方　法 | 儿童在扶持下取坐位，将网球置于儿童头部上方 10cm 处吸引其注意，然后说："看着球。"接着将网球放开让其自由落至桌上，观察儿童反应 | |
| 评　分 | 0　儿童不看网球 | |
| | 1　儿童看网球，但视觉未追踪 | |
| | 2　儿童视觉追踪网球，但未至桌面 | |
| | 3　儿童视觉追踪至桌面 | |

### B 区　上肢关节活动能力（9 项）

| **B01 项** | **伸手臂** | **难度值 24.36** |
|---|---|---|
| 辅助物 | 摇铃 | |
| 方　法 | 置儿童于仰卧位，将一个摇铃放在距儿童胸上 30cm 处，吸引其注意，然后说："来拿摇铃。" | |
| 评　分 | 0　儿童手保持原位或原来的动作 | |
| | 1　儿童试图将手伸向摇铃 | |
| | 2　儿童曲肘向摇铃伸出手臂 | |
| | 3　儿童伸直手臂向摇铃 | |

| **B02 项** | **接近中线** | **难度值 26.19** |
|---|---|---|
| 辅助物 | 悬吊玩具 | |
| 方　法 | 置儿童于仰卧位，将一个玩具悬于儿童胸部上方 30cm 处嘱儿童抓取玩具 | |
| 评　分 | 0　儿童没有移动手 | |
| | 1　儿童至少移动一只手，但未移到身体中线附近 | |
| | 2　儿童至少有一只手移至身体中线附近 10cm 内 | |
| | 3　儿童双手能够移至中线 | |

| **B03 项** | **抓握摇铃** | **难度值 26.61** |
|---|---|---|
| 辅助物 | 摇铃 | |
| 方　法 | 检查者坐在桌前抱儿童于膝上，面对桌子，将摇铃置于桌上距儿童的手 10cm 处，然后说："去拿摇铃。" | |
| 评　分 | 0　儿童的手不伸向摇铃或保持原来动作 | |
| | 1　儿童试图将手臂伸向摇铃，但未触及 | |
| | 2　儿童触摸摇铃，但未抓住 | |
| | 3　儿童抓住摇铃 | |

| **B04 项** | **伸手抓纸** | **难度值 30.80** |
|---|---|---|
| 辅助物 | 1 张 20cm×30cm 的纸 | |
| 方　法 | 儿童坐在检查者膝上，面对桌子，距儿童手 10cm 处放 1 张纸，说："去拿纸。" | |
| 评　分 | 0　儿童不伸手 | |
| | 1　儿童伸手试图去拿纸，但未触及纸 | |
| | 2　儿童触摸纸 | |
| | 3　儿童把纸拉过来拿在手上或把纸弄皱拿在手上 | |

| **B05 项** | **双手合握** | **难度值 36.42** |
|---|---|---|
| 辅助物 | 1 块小方木 | |
| 方　法 | 检查者坐在桌旁，置儿童于膝上，将 1 块方木放在儿童手中，然后说："玩方木。"嘱其双手玩方木 | |
| 评　分 | 0　儿童不握方木 | |
| | 1　儿童单手握方木 | |
| | 2　儿童双手合握住方木达 1～14s | |
| | 3　儿童双手合握住方木达 15s | |

| **B06 项** | **打开书** | **难度值 43.17** |
|---|---|---|
| 辅助物 | 1 本封面及纸张较厚的书 | |
| 方 法 | 儿童面对桌子，坐在检查者腿上，或儿童坐在一个安全的地方，把书放在桌上，然后说："把书打开。" | |
| 评 分 | 0 儿童不碰书 | |
| | 1 儿童拍打书 | |
| | 2 儿童试图翻开书 | |
| | 3 儿童翻开书 | |

| **B07 项** | **倒小丸** | **难度值 46.86** |
|---|---|---|
| 辅助物 | 1 个没有盖子装有小丸的瓶子 | |
| 方 法 | 儿童面对桌子，坐在检查者腿上，或儿童坐在一个安全的地方，给儿童一个装有糖丸的瓶子，嘱儿童倒出糖丸，必要时可做示范 | |
| 评 分 | 0 儿童不握瓶子 | |
| | 1 儿童仅握住瓶子 | |
| | 2 儿童尝试倒出小丸 | |
| | 3 儿童倒转瓶子，倒出小丸 | |

| **B08 项** | **手碰自己部位** | **难度值 49.07** |
|---|---|---|
| 方 法 | 儿童面对桌子，坐在检查者腿上，或儿童坐在一个安全的地方，嘱儿童用手依次去接触自己身体，包括鼻—耳—头顶 | |
| 评 分 | 0 不触及 | |
| | 1 儿童仅触及鼻 | |
| | 2 儿童触及鼻与耳 | |
| | 3 儿童全部触及 | |

| **B09 项** | **画线** | **难度值 52.66** |
|---|---|---|
| 辅助物 | 1 支笔和 1 张纸 | |
| 方 法 | 儿童面对桌子，坐在检查者腿上，或儿童坐在一个安全的地方，示范用 1 支笔在纸上画 2 条（约 8cm）垂直线，放纸和笔在儿童的边上，让其跟着做 | |
| 评 分 | 0 不握笔 | |
| | 1 仅用笔接触纸 | |
| | 2 画出一条长度小于 3cm 的线 | |
| | 3 至少画出一条长度大于 3cm 的垂直线（垂直线是指偏移度小于 20° 的直线） | |

C 区　抓握能力（10 项）

| **C01 项** | **抓握方木** | **难度值 35.05** |
|---|---|---|
| 辅助物 | 方木 | |
| 方 法 | 在桌前抱儿童坐于膝上，吸引其注意方木，将方木放于儿童手能够触及处，说："拿积木。"然后观察儿童拿取的姿势 | |
| 评 分 | 0 不抓方木 | |
| | 1 用整个手掌抓方木 | |
| | 2 用小指和手掌抓起方木 | |
| | 3 用小指、环指和手掌或用拇、示、中指抓起方木 | |

| **C02 项** | **双手同时各握一块方木** | **难度值 37.52** |
|---|---|---|
| 辅助物 | 两块方木 | |
| 方 法 | 检查者坐在桌旁，置儿童于膝上，将 1 块方木放在桌上，说："来拿方木。"待儿童拿起方木后，再放另 1 块方木于桌上，说："再拿这 1 块方木。" | |

| 评　分 | 0 | 儿童不拿方木 |
| --- | --- | --- |
| | 1 | 儿童仅拿起1块方木 |
| | 2 | 儿童双手各拿起1块方木，但保留时间小于5s |
| | 3 | 儿童双手各拿起1块方木，且保留时间大于5s |

| **C03 项** | **抓小丸** | | **难度值 39.50** |
| --- | --- | --- | --- |
| 辅助物 | 2 粒小丸 | | |
| 方　法 | 抱儿童于膝上，坐在桌前，将2粒小丸一起放于桌上儿童能拿到处，说："去拿小丸。" | | |
| 评　分 | 0 | 未触及小丸 | |
| | 1 | 触摸小丸 | |
| | 2 | 用手指将1粒小丸拢向自己并抓起 | |
| | 3 | 用手指立刻将2粒小丸拢向自己并抓住 | |

| **C04 项** | **弄皱纸** | | **难度值 39.62** |
| --- | --- | --- | --- |
| 辅助物 | 一张 20cm×30cm 的纸，裁成两半 | | |
| 方　法 | 在桌前抱儿童于检查者膝上，使其面对桌子，将半张纸放在桌上，说："看我把纸弄皱。"示范：检查者用一只手把纸弄皱，然后在距儿童手10cm处放另半张纸，说："像我这样做。" | | |
| 评　分 | 0 | 儿童不触摸纸 | |
| | 1 | 儿童触摸或拉纸 | |
| | 2 | 儿童用手指揉皱纸，弄皱面积小于50% | |
| | 3 | 儿童用手掌弄皱纸（一或两只手）弄皱面积大于50% | |

| **C05 项** | **抓握方木** | | **难度值 42.04** |
| --- | --- | --- | --- |
| 辅助物 | 1 块方木 | | |
| 方　法 | 在桌前抱儿童坐于检查者膝上，在桌上距儿童手10cm处放1块方木，说："来拿方木。"观察儿童抓方木的姿势 | | |
| 评　分 | 0 | 儿童没抓起方木 | |
| | 1 | 儿童用整个手掌抓方木 | |
| | 2 | 儿童用拇指、示指、中指和掌根抓方木（方木与手掌之间无可视空隙） | |
| | 3 | 儿童用拇指、示指及中指抓方木，方木与手掌间有可视空隙 | |

| **C06 项** | **放开方木** | | **难度值 42.42** |
| --- | --- | --- | --- |
| 辅助物 | 1 块方木 | | |
| 方　法 | 儿童坐在检查者大腿上，将1块方木放在儿童能够触及的地方，说："把方木拿给我"。检查者的手放在儿童手的下方15cm处 | | |
| 评　分 | 0 | 儿童没拿起方木 | |
| | 1 | 儿童握住方木不放 | |
| | 2 | 儿童将方木扔到桌上 | |
| | 3 | 儿童将方木扔或放在检查者的手上 | |

| **C07 项** | **单手握 2 块方木** | | **难度值 45.91** |
| --- | --- | --- | --- |
| 辅助物 | 2 块方木 | | |
| 方　法 | 检查者坐在桌前，抱儿童于膝上，面对桌子，把2块方木放在一起，先示范用一只手同时抓2块方木，再把方木放回桌面上说："像我这样做。" | | |
| 评　分 | 0 | 儿童不抓方木 | |
| | 1 | 儿童仅抓1块方木 | |
| | 2 | 儿童用一只手抓2块方木，保留时间小于3s | |
| | 3 | 儿童用一只手抓2块方木，保留时间3s以上 | |

| **C08 项** | **抓小丸** | **难度值 46.10** |
|---|---|---|
| 辅助物 | 2 粒小丸 | |
| 方　法 | 抱儿童于膝上，坐在桌前，将两粒小丸一起放于桌上儿童能拿到处，说："去拿小丸。" | |
| 评　分 | 0　没拿起小丸 | |
| | 1　用手指将 1 粒小丸拢向自己并抓起 | |
| | 2　用拇指示指抓起 1 粒小丸 | |
| | 3　用拇指对着弯曲示指的边缘把 2 粒小丸拢向自己并抓起或以关节伸直拇、示指指腹相对的方式抓起 | |

| **C09 项** | **抓笔** | **难度值 47.42** |
|---|---|---|
| 辅助物 | 1 支笔和 1 张纸（20cm×30cm） | |
| 方　法 | 抱儿童坐于膝上，或儿童坐在一个安全的地方，面对桌子。将纸和笔放在儿童手边，吸引其注意，然后说："来，画画。"观察儿童抓笔的姿势。 | |
| 评　分 | 0　儿童没能抓笔 | |
| | 1　儿童能抓笔，笔尖不朝向纸 | |
| | 2　儿童用拇指和小指抓笔，笔尖朝向纸 | |
| | 3　儿童用拇指及示指抓笔，笔尖朝向纸，其余 3 个手指围绕在笔的上面部分 | |

| **C10 项** | **前 3 指抓方木** | **难度值 47.84** |
|---|---|---|
| 辅助物 | 1 块方木 | |
| 方　法 | 检查者抱儿童于膝上，坐在桌前。吸引其注意方木，然后将方木放于距儿童手 10cm 处的桌上，说："拿方木。"观察儿童抓取时手指的姿势 | |
| 评　分 | 0　儿童不抓方木 | |
| | 1　儿童用整个手抓方木 | |
| | 2　儿童拇、示指抓方木，方木与手掌之间无空隙，接触点靠近方木两边（手、腕，手臂不离开桌面） | |
| | 3　儿童以拇指及示指、中指指腹相对的方式抓方木，方木与手掌间有可视空隙，接触点靠近方木顶端（手、腕、手臂离开桌面） | |

### D 区　操作能力（13 项）

| **D01 项** | **移动小木桩** | **难度值 38.32** |
|---|---|---|
| 辅助物 | 1 块插有 3 根小木桩的木钉板 | |
| 方　法 | 抱儿童坐于膝上，或儿童坐在一个安全的地方，面对桌子。将一块插有 3 根小木桩的木钉板放在儿童面前，检查者指着小木桩对儿童说："把小木桩拿出来。" | |
| 评　分 | 0　儿童不碰小木桩 | |
| | 1　儿童触及小木桩 | |
| | 2　儿童拿起 1～2 根小木桩 | |
| | 3　儿童拿起 3 根小木桩 | |

| **DO2 项** | **方木递交** | **难度值 39.47** |
|---|---|---|
| 辅助物 | 两块方木 | |
| 方　法 | 抱儿童坐于膝上，或儿童坐在一个安全的地方，面对桌子。放一块方木在儿童右（左）手中，放另 1 块方木于桌上，靠近儿童的右（左）手，离其左（右）手远，检查者指着另 1 块方木对儿童说："再拿这 1 块方木。" | |
| 评　分 | 0　儿童不抓方木 | |
| | 1　儿童仅用 1 只手抓方木 | |
| | 2　儿童将方木递交于左（右）手，但未抓取另 1 块方木 | |
| | 3　儿童将方木递交于左（右）手，再用右（左）手抓取方木 | |

| **D03 项** | **敲击杯子** | **难度值 40.18** |
|---|---|---|
| 辅助物 | 1 个杯子 | |
| 方　法 | 抱儿童坐于膝上，或儿童坐在一个安全的地方，面对桌子。示范：用手握着杯子吸引其注意，然后在桌上敲击杯子 3 次，接着将杯子放在桌上，说："像我这样敲杯子。" | |
| 评　分 | 0　儿童不拿杯子 | |
| | 1　儿童拿并举起杯子但未敲击 | |
| | 2　儿童敲击杯子 1～2 次 | |
| | 3　儿童敲击杯子 3 次 | |

| **D04 项** | **连接方木** | **难度值 40.89** |
|---|---|---|
| 辅助物 | 2 块方木 | |
| 方　法 | 儿童坐在检查者大腿上，面对桌子，将 1 一块方木放在儿童的左手中，将另 1 块方木放在靠近儿童右手的地方，说"将那块也拿起来，然后把它们连起来。"必要的时候可以示范。 | |
| 评　分 | 0　未握住方木 | |
| | 1　只握住 1 块方木 | |
| | 2　双手各拿起 1 块方木，但未把它们在中线连起来 | |
| | 3　双手各拿起 1 块方木并在中线附近将 2 块方木连起来 | |

| **D05 项** | **拍手** | **难度值 42.21** |
|---|---|---|
| 方　法 | 让儿童面对你坐着，示范：检查者边拍手，边对儿童说："拍拍手。" | |
| 评　分 | 0　儿童双手不能合拢 | |
| | 1　儿童将双手合拢 | |
| | 2　儿童拍手 1～2 次，手指伸直 | |
| | 3　儿童拍手 3 次，手指伸直 | |

| **D06 项** | **伸向第 3 块方木** | **难度值 45.10** |
|---|---|---|
| 辅助物 | 3 块方木 | |
| 方　法 | 抱儿童坐于膝上，或儿童坐在一个安全的地方，面对桌子。在儿童的每个手中各放 1 块方木，当儿童握住方木 3s 后，将第 3 块方木放在桌上，说："再拿这块，手中的方木不要放掉。" | |
| 评　分 | 0　儿童不看第 3 块方木 | |
| | 1　儿童看着第 3 块方木 | |
| | 2　儿童手伸向第 3 块方木，但手中方木脱落 | |
| | 3　儿童手伸向第 3 块方木，同时手中仍握住原来的 2 块方木 | |

| **D07 项** | **用勺子敲击** | **难度值 50.60** |
|---|---|---|
| 辅助物 | 1 把勺子和 1 个杯子 | |
| 方　法 | 抱儿童坐于膝上，或儿童坐在一个安全的地方，面对桌子。检查者拿起杯子吸引儿童注意，示范：将勺子以水平方向敲击杯子 3 次，然后把勺子和杯子放在桌上，说："你来敲杯子。" | |
| 评　分 | 0　儿童不抓或仅触摸勺子 | |
| | 1　儿童仅抓勺子 | |
| | 2　儿童以垂直或斜的方向用勺子敲击杯子 | |
| | 3　儿童以水平方向用勺子敲击杯子 | |

| **D08 项** | **拧开瓶盖** | **难度值 52.19** |
|---|---|---|
| 辅助物 | 1 个盖有瓶盖的瓶子和 2 粒小丸 | |
| 方　法 | 抱儿童坐于膝上，或儿童坐在一个安全的地方，面对桌子。在儿童注视下检查者把 2 粒小丸放入瓶中，拧好瓶盖，然后把瓶子递给儿童，说："把小丸拿出来。" | |
| 评　分 | 0　儿童仅拿起瓶子 | |
| | 1　儿童摇动瓶子 | |
| | 2　儿童试图拧开瓶盖 | |
| | 3　儿童拧开瓶盖 | |

| | | |
|---|---|---|
| **D09 项** | **逐页翻书** | **难度值 53.23** |
| 辅助物 | 1 本由厚封面和厚纸订成的书 | |
| 方　法 | 抱儿童坐于膝上，或儿童坐在一个安全的地方，面对桌子。把书放在儿童的面前，说："1 页 1 页翻书。" | |
| 评　分 | 0　儿童没打开书 | |
| | 1　儿童仅打开书 | |
| | 2　儿童逐页翻 2 页或一次将 2 张或更厚的纸一起翻过 | |
| | 3　儿童翻 3 页，每次翻 1 页 | |
| **D10 项** | **剪开纸** | **难度值 61.55** |
| 辅助物 | 1 把钝头剪刀和 2 张纸 | |
| 方　法 | 抱儿童坐于膝上，或儿童坐在一个安全的地方，面对桌子。以儿童看得清的姿势示范：从 1 张纸的边上剪一下，重复 3 次。将剪刀和另一张纸放在儿童面前的桌上，说："你来剪。" | |
| 评　分 | 0　儿童不触及纸和剪刀 | |
| | 1　儿童接触纸和剪刀 | |
| | 2　儿童打开剪刀试图剪纸 | |
| | 3　儿童剪开纸 | |
| **D11 项** | **把纸剪成两半** | **难度值 70.71** |
| 辅助物 | 两张 20cm×25cm 的纸、1 把钝头剪刀 | |
| 方　法 | 抱儿童坐于膝上，或儿童坐在一个安全的地方，面对桌子。以儿童看得清的姿势示范：将一张纸从中间一剪为二，给儿童另一张纸和剪刀，让他学着剪纸 | |
| 评　分 | 0　儿童不剪纸 | |
| | 1　儿童乱剪纸 | |
| | 2　只将纸剪开 3/4 或更多但未剪开 | |
| | 3　儿童把纸剪成两半 | |
| **D12 项** | **解开纽扣** | **难度值 76.03** |
| 辅助物 | 1 条带有 3 粒纽扣的纽扣带 | |
| 方　法 | 检查者示范将 3 粒纽扣解开，然后将系好纽扣的纽扣带放在儿童面前的桌上，检查者指着纽扣带说："系上所有纽扣，越快越好。" | |
| 评　分 | 0　仅拿起纽扣带 | |
| | 1　解开 1 ～ 2 粒纽扣 | |
| | 2　在 ≥ 21s 内解开 3 粒纽扣 | |
| | 3　在 ≤ 20s 内解开 3 粒纽扣 | |
| **D13 项** | **在线条之间涂色** | **难度值 79.26** |
| 辅助物 | 1 支笔和 1 张预先画有两条平行线的纸 | |
| 方　法 | 放 1 支笔和纸在儿童面前的桌上，用示指先后沿两条线移动，并说"在两条线之间涂满颜色，不要涂出线" | |
| 评　分 | 0　乱涂 | |
| | 1　超过边线 4 次 | |
| | 2　涂满两线间 3/4 空间，超过边线不大于 4 次 | |
| | 3　涂满两线间 3/4 空间，超过边线不大于 2 次 | |

**E 区　手眼协调（24 项）**

| E01 项 | 手指触摸小丸 | 难度值 35.81 |
| --- | --- | --- |

辅助物　1 粒小丸

方　法　检查者坐在桌旁，抱儿童坐在膝上，面对桌子。将 1 粒小丸放在桌上儿童可及处，说："来拿小丸。"

评　分　0　儿童不向小丸伸手
　　　　1　儿童向小丸处伸手，但未触及
　　　　2　儿童用手掌触及小丸或仅触及小丸周围的桌面（1cm 范围内）
　　　　3　儿童用手指触及小丸

| E02 项 | 手指戳洞 | 难度值 39.82 |
| --- | --- | --- |

辅助物　1 块木钉板

方　法　儿童坐在检查者大腿上，或儿童坐在一个安全的地方，面对桌子。将一块木钉板放在儿童面前，示范：将示指戳入木钉板洞中，然后说："你来戳洞洞。"

评　分　0　儿童不触摸钉板
　　　　1　儿童仅触摸钉板附近的桌子或钉板
　　　　2　儿童仅将手指放在洞内外 0.5cm 的范围内
　　　　3　儿童将手指伸到洞底

| E03 项 | 将 7 块方木放入杯中 | 难度值 46.06 |
| --- | --- | --- |

辅助物　7 块方木和 1 个杯子

方　法　抱儿童坐于膝上，或儿童坐在一个安全的地方，面对桌子。放 7 块方木在儿童和杯子之间，示范：把 1～2 块方木放入杯中，然后取出放回原处。检查者边指方木，再指杯子，边说："把方木放进去。"

评　分　0　儿童没有把方木放入杯中
　　　　1　儿童将 1～3 块方木放入杯中
　　　　2　儿童将 4～6 块方木放入杯中
　　　　3　儿童将 7 块方木放入杯中

| E04 项 | 将小丸放入瓶中 | 难度值 46.17 |
| --- | --- | --- |

辅助物　4 粒小丸和 1 个无盖小瓶

方　法　抱儿童坐于膝上，或儿童坐在一个安全的地方，面对桌子。在儿童面前的桌上放 1 个无盖的空瓶和 4 粒小丸，示范：捡起 1 粒小丸放入瓶中。然后说："像我这样把小丸放到瓶子里去。"

评　分　0　儿童没有捡起小丸
　　　　1　儿童捡起 1 粒小丸，但未伸向瓶子
　　　　2　儿童试图将 1 粒小丸放入瓶中
　　　　3　儿童将 1 粒小丸放入瓶中

| E05 项 | 放小木桩 | 难度值 47.28 |
| --- | --- | --- |

辅助物　1 块木钉板和 3 根小木桩

方　法　抱儿童坐于膝上，或儿童坐在一个安全的地方，面对桌子。将木钉板放在儿童面前，把 3 根小木桩放在儿童和木钉板之间，示范：在儿童的注视下，把一根小木桩插入木钉板中，然后取出木桩放回原处，说："来插棍棍。"

评　分　0　儿童不拿小木桩
　　　　1　儿童仅拿起小木桩，但未插入木钉板中
　　　　2　儿童把 1～2 根小木桩放入木钉板中
　　　　3　儿童把 3 根小木桩放入木钉板中

| E06 项 | 四块方木搭高楼 | 难度值 52.92 |
| --- | --- | --- |

辅助物　4 块方木

方　法　抱儿童坐于膝上，或儿童坐在一个安全的地方，面对桌子。示范：在儿童的视注下将 4 块方木，一块一块整齐堆叠起，保留 3s 后推倒，然后说："像我这样搭高楼。"

续表 1-13

| 评　分 | 0 | 儿童抓起 1 块方木 |
| --- | --- | --- |
| | 1 | 儿童堆叠 2 块方木 |
| | 2 | 儿童堆叠 3 块方木 |
| | 3 | 儿童堆叠 4 块方木 |

| **E07 项** | **放形状块** | | **难度值 53.67** |
| --- | --- | --- | --- |

| 辅助物 | 1 块形板和 3 块不同形状的板 |
| --- | --- |
| 方　法 | 抱儿童坐于膝上，或儿童坐在一个安全的地方，面对桌子。将形板放于儿童面前的桌上，将 3 块形状块放在儿童和形板之间，每个形状块放在应插入位置的下方，检查者先指形状块，再指应插入的地方，边说："把形状块放进去。" |

| 评　分 | 0 | 儿童未放对形状块 |
| --- | --- | --- |
| | 1 | 儿童放对 1 块形状块 |
| | 2 | 儿童放对 2 块形状块 |
| | 3 | 儿童放对 3 块形状块 |

| **E08 项** | **造七块方木的高楼** | | **难度值 60.12** |
| --- | --- | --- | --- |

| 辅助物 | 7 块方木 |
| --- | --- |
| 方　法 | 抱儿童坐于膝上，或使儿童坐在一个安全的地方，面对桌子。示范：将 7 块方木一块一块整齐地堆叠起来造高楼，保留 3s 后，然后推倒，说："像我一样搭高楼。" |

| 评　分 | 0 | 儿童堆叠 4 块方木 |
| --- | --- | --- |
| | 1 | 儿童堆叠 5 块方木 |
| | 2 | 儿童叠堆 6 块方木 |
| | 3 | 儿童叠堆 7 块方木 |

| **E09 项** | **搭火车** | | **难度值 62.18** |
| --- | --- | --- | --- |

| 辅助物 | 8 块方木 |
| --- | --- |
| 方　法 | 抱儿童坐于膝上，或让儿童坐在一个安全的地方，面对桌子。放 4 块方木在桌上，示范：检查者抬高手以便儿童仔细观察，在底层将 3 块方木排成一行，再将第 4 块方木放在底层的第一块方木上，然后推动"火车"并发出火车开动的声音，接着将"火车"放在儿童可以看到但不能触及的地方，放另外 4 块方木在儿童面前，说："像我一样造一辆火车。" |

| 评　分 | 0 | 儿童乱放方木 |
| --- | --- | --- |
| | 1 | 儿童把 2 块方木排成一行 |
| | 2 | 儿童将 3 块方木排成一行，但第 4 块方木未放对地方 |
| | 3 | 儿童将 3 块方木排成一行，将第 4 块方木放在第一块方木上面（如示范样） |

| **E10 项** | **穿珠子** | | **难度值 63.81** |
| --- | --- | --- | --- |

| 辅助物 | 6 粒方珠和 1 条线 |
| --- | --- |
| 方　法 | 示范穿 2 粒珠子然后交于儿童，让其照着做 |

| 评　分 | 0 | 穿 0～1 粒珠子 |
| --- | --- | --- |
| | 1 | 穿 2 粒珠子 |
| | 2 | 穿 3 粒珠子 |
| | 3 | 穿 4 粒珠子 |

| **E11 项** | **模仿画垂线** | | **难度值 64.36** |
| --- | --- | --- | --- |

| 辅助物 | 1 支笔和 1 张纸（20cm×30cm） |
| --- | --- |
| 方　法 | 抱儿童坐于膝上，或儿童坐在一个安全的地方，面对桌子。示范：用一支笔在纸上画 2 条（约 5cm 长）垂线，然后把纸和笔放在儿童面前，说："像我这样画竖线。" |

| 评　分 | 0 | 儿童未拿起笔，或笔尖不朝向纸 |
| --- | --- | --- |
| | 1 | 儿童仅用笔接触纸 |
| | 2 | 儿童画出线，但偏移 20° 或长度 < 3cm |
| | 3 | 儿童画 1 条约 3cm 长的垂线，偏移 ≤ 20° |

| **E12 项** | **模仿画横线** | **难度值 65.11** |
|---|---|---|

辅助物　1 支笔和 1 张纸（20cm×30cm）

方　法　抱儿童坐于膝上，或儿童坐在一个安全的地方，面对桌子。示范：用一支笔在纸上画 2 条（约 5cm 长）横线，放另一张纸和笔在儿童面前，说："像我这样画横线。"

评　分　0　儿童没能画出线

　　　　1　儿童画的线＜5cm 或偏移大于 45°

　　　　2　儿童画一条 5cm 长线，偏移在 21°～45°之内

　　　　3　儿童画一条 5cm 长线，偏移＜21°

| **E13 项** | **快速放小丸** | **难度值 66.36** |
|---|---|---|

辅助物　1 个无盖小瓶和 10 粒小丸

方　法　将 1 个无盖小瓶和 10 粒小丸放在儿童面前的桌上说："把它们全部放进去，每次 1 粒，越快越好。"

评　分　0　没有放入小丸

　　　　1　在 60s 内放入 1～3 粒小丸

　　　　2　在 31～60s 内放入 5～10 粒小丸

　　　　3　30s 内放入 10 粒小丸

| **E14 项** | **穿线** | **难度值 68.53** |
|---|---|---|

辅助物　1 块带 6 个孔的细长纸板和 1 条细长带子

方　法　给儿童看纸板上的 6 个孔，提醒儿童看自己穿线，示范：将带子自上而下穿过第一个孔，从下而上穿过第二个孔，再向下穿过第三个孔然后让儿童仔细观察，取下纸板并连同木板一起交给儿童，让他学着穿线

评　分　0　儿童没能穿过 1 个孔

　　　　1　儿童正确地穿了 1 个孔

　　　　2　儿童正确地穿了 2 个孔

　　　　3　儿童正确地穿了 3 个孔

| **E15 项** | **临摹十字** | **难度值 70.65** |
|---|---|---|

辅助物　1 支笔、1 张纸（20cm×30cm）和 1 张画有"十"字的卡片

方　法　放 1 支笔和纸在儿童面前的桌上，给儿童展示卡片上的"十"字，然后把卡片放在桌上，儿童可清晰看到的地方。检查者边指卡片上的"十"字，边说："你来画一个十字，与这个一模一样"

评　分　0　儿童没有画线或仅画出 1 条线

　　　　1　儿童画 2 条不相交的线

　　　　2　儿童画 2 条相交的线，偏离垂直大于 20°

　　　　3　儿童画 2 条相交的线，偏离垂直小于 20°

| **E16 项** | **描线** | **难度值 72.32** |
|---|---|---|

辅助物　1 支笔、1 张印有 12cm×0.5cm 描红线的纸

方　法　把纸放在儿童面前并使描红线保持水平，给儿童笔，检查者用手指描红线并对儿童说："沿这根线描，尽量别画出去。"

评　分　0　乱画

　　　　1　描线时偏离超过 4 次

　　　　2　描线时偏离 3～4 次，但均不超过 1.2cm

　　　　3　描线时偏离不超过 2 次，且每次不超过 1.2cm

| **E17 项** | **搭楼梯** | **难度值 73.30** |
|---|---|---|

辅助物　6 块方木

方　法　在儿童可看清的范围内示范搭楼梯，保留 15s 后，然后推倒，将 6 块方木放于儿童面前说："像我一样做。"

| 评 分 | 0 | 没有搭成楼梯 |
| --- | --- | --- |
| | 1 | 部分搭成楼梯 |
| | 2 | 搭成楼梯状，但方木间有空隙或未排成直线 |
| | 3 | 像示范样搭楼梯 |

**E18 项　临摹长短均等的"十"　　　　　　　　　　　　　　　　　　　　　　难度值 74.09**

| 辅助物 | 1 支笔、1 张纸（20cm×30cm）和一张画有"十"字的卡片 |
| --- | --- |
| 方 法 | 放 1 支笔和纸在儿童面前的桌上，给儿童展示卡片上的"十"字，然后把卡片放在桌上，儿童可清晰看到的地方。检查者边指卡片上的"十"字，说："就像这样画两条正中交叉的线，两边长度要一样。" |

| 评 分 | 0 | 画两条不相交的线 |
| --- | --- | --- |
| | 1 | 画两条相交线，偏离垂直大于 20°，以交点分割的四条线段长度相差大于 0.5cm |
| | 2 | 画两条交线，偏离垂直小于 20°，以交点分割的四条线段长度相差大于 0.5cm |
| | 3 | 画两条交线，偏离垂直小于 20°，以交点分割的四条线段长度相差小于 0.5cm |

**E19 项　搭金字塔　　　　　　　　　　　　　　　　　　　　　　　　　　　难度值 75.78**

| 辅助物 | 12 块方木 |
| --- | --- |
| 方 法 | 放 6 块方木在儿童面前的桌上，示范用 6 块方木搭成金字塔，保留模型，在儿童面前放另 6 块方木，嘱儿童按模型搭金字塔 |

| 评 分 | 0 | 儿童没有搭成金字塔的结构 |
| --- | --- | --- |
| | 1 | 儿童部分搭成金字塔的结构 |
| | 2 | 儿童搭成金字塔，但方木在有的地方相碰或未排成直线 |
| | 3 | 儿童搭成金字塔（如示范） |

**E20 项　两点连线　　　　　　　　　　　　　　　　　　　　　　　　　　　难度值 76.87**

| 辅助物 | 1 支笔和 1 张预先画有两点的纸 |
| --- | --- |
| 方 法 | 将纸放在儿童面前，将笔递给儿童，同时手先指一个点，再指另一点说："从这一点到那一点画一条直线。" |

| 评 分 | 0 | 没有将两点连起来 |
| --- | --- | --- |
| | 1 | 连线偏离水平超过 1.2cm |
| | 2 | 连线偏离水平 0.6 ~ 1.2cm |
| | 3 | 连线偏离水平小于 0.6cm |

**E21 项　临摹画正方形　　　　　　　　　　　　　　　　　　　　　　　　　难度值 77.97**

| 辅助物 | 1 支笔、1 张纸（20cm×30cm）、1 张画有正方形的卡片 |
| --- | --- |
| 方 法 | 放笔和纸在儿童面前的桌上，给儿童看卡片上的正方形，然后把卡片放桌上，说："画个正方形。" |

| 评 分 | 0 | 乱画 |
| --- | --- | --- |
| | 1 | 偏离大于 30°或有 2 个角未封闭 |
| | 2 | 线条偏离水平或垂直线 16 ~ 30°，或有 1 个角未封闭 |
| | 3 | 线条直，水平或垂直的偏移小于 15°，4 个角封闭 |

**E22 项　剪圆形　　　　　　　　　　　　　　　　　　　　　　　　　　　　难度值 79.58**

| 辅助物 | 1 张画有圆圈的纸和 1 把钝头剪刀 |
| --- | --- |
| 方 法 | 把纸和剪刀给儿童，用示指沿圆圈移动并说："剪这条线，别剪出去。" |

| 评 分 | 0 | 乱剪 |
| --- | --- | --- |
| | 1 | 在离线条 1.2cm 以外剪下圆圈 |
| | 2 | 在线外 0.6 ~ 1.2cm 的范围内剪下 1/4 ~ 3/4 的圆圈 |
| | 3 | 在线外 0.6cm 的范围内剪下 3/4 的圆圈 |

### 1.4.20 格里菲斯发育评估量表

1953 年，在英国和澳大利亚工作的儿童心理学家露丝·格里菲斯（Ruth Griffiths）在研究苯丙酮尿症预防食疗配方时，研究并发布了一套 0 至 2 岁儿童精神发育评估量表，为儿童发育指标制订了创新性标准。经大量数据研究后，格里菲斯又将这一量表扩展到 0 至 8 岁，涵盖了人类大脑发育最重要的时期。自 1970 年 Griffiths 精神发育量表（Griffiths Mental Development Scales，GMDS）发表以来，世界各地医疗机构都陆续采用了这套评估工具，并在医疗实践过程中体现了优异的信度、效度和反应度，逐步成为全球儿童发育评估黄金标准和诊断工具之一。

2006 年 Griffiths 精神发育量表被引入中国，Griffiths 发育评估量表中文版（Griffiths Development Scales-Chinese Edition，GDS-C）基于 2006 年 Griffiths 发育评估量表 Ⅱ 版英文版修订，于 2009 年至 2013 年在中国北京、上海、天津、郑州、西安、昆明、香港等 7 个城市完成中国常模研究修订，具有相关知识产权，是适用于开展 0 至 8 岁中国儿童发育评估工作的国际先进儿童发育评估诊断工具之一。

GDS-C 包括 6 个领域：

领域 A：运动

该领域测试孩子的运动技能，包括对平衡性和协调控制动作的能力进行评估。测试项目包括与孩子年龄相对应的运动如：上下楼梯、踢球、骑自行车、小跑和跳跃等。

领域 B：个人 - 社会

该领域评估孩子日常生活的熟练性、独立程度和与其他孩子的交往能力。测试项目包括与孩子年龄相对应的活动，如：穿脱衣服、使用餐具、运用知识信息的能力，例如是否知道生日或住址等。

领域 C：语言

该领域测试孩子接受和表达语言的能力。测试的项目包括与孩子年龄相对应的活动，如：说出物体的颜色和名称，重复话语以及描述一幅图画并回答一系列关于内容的相同点（不同点）的问题等。

领域 D：手眼协调

该领域评估孩子精细运动的技巧，手部灵巧性和视觉追踪能力。使用的项目包括与孩子年龄相对应的活动，如：串珠子、用剪刀剪、复制图形、写字母和数字等。

领域 E：表现

该领域测试孩子视觉空间能力，包括工作的速度及准确性。测试的项目包括与孩子年龄相对应的活动如：搭建桥或楼梯，完成拼图和模型制作等。

领域 F：实际推理

该领域评估孩子解决实际问题的能力，对数学基本概念的理解及有关道德和顺序问题的理解。测试的项目包括与孩子年龄相对应的活动如：数数，比较大小、形状、高矮。这个领域也测试孩子对日期的理解，视觉排序能力及对错与对的认识与理解。

## 1.5 儿童运动发育迟缓的治疗概述

国外学者在过去的将近两百年的时间里对运动发育迟缓的康复疗法进行了广泛而深入的研究，创立了经过长时间的临床检验证实有效的治疗模式。以脑瘫的康复治疗为例，我国在 20 世纪 70 年代以前，普遍认为脑瘫是不治之症，直到 1987 年中国第一所脑瘫疗育中心黑龙江省小儿脑瘫疗育中心正式成立，是中国脑瘫康复发展的重要标志。至此，运动发育迟缓的西医康复疗法在中国也逐渐得到应用。

国内外对于运动发育迟缓的治疗方法较多，也各有其特点，了解这些方法将有助于治疗方案的选择。

### 1.5.1　国内治疗状况

运动发育迟缓康复包括：物理治疗（physical therapy，PT），作业治疗（occupational therapy，OT），语言治疗（speech therapy，ST），水疗（hydrotherapy），经皮神经电刺激（TENS），生物反馈（biofeedback），骑马治疗（hippotherapy），体感振动音乐治疗（vibroacoustic therapy），教育康复（education for the rehabilitation），心理治疗（psychological therapy），音乐康复治疗（music therapy）等。还包括日常生活活动训练，手的技巧训练，职业前训练，从事社会活动和娱乐活动训练。

（1）运动疗法（PT）：运动疗法主要有三方面的作用：减轻疼痛，预防或阻止损伤、疾病及其他原因导致的功能受限、运动障碍及健康状态的进一步加重，恢复、维持及提高健康状态及使获得最佳的生活质量。运动疗法对恢复运动功能作用显著。目前国内外使用最广泛的疗法是神经发育治疗（NDT）、英国的 Bobath 疗法和德国的 Vojta 疗法。

（2）作业治疗（OT）：日常生活活动训练（ADL），手的技巧训练，职业前训练，从事社会活动和娱乐活动训练。

（3）物理因子治疗：神经电刺激疗法（痉挛治疗仪、低频脉冲电刺激仪、经络导频仪、神经肌肉治疗仪等），温热疗法，水疗，磁疗、光疗、超短波、激光、生物反馈。

（4）语言治疗（speech therapy，ST）。

（5）中医、中药治疗及推拿按摩。

（6）针灸治疗（头针、体针、耳针）。

（7）穴位注射（躯体穴位、头、颈部特定区域）。

（8）西药治疗（莨菪类药、神经生长因子、神经节苷脂、胞二磷胆碱等）。

（9）高压氧治疗：高压氧可使大脑细动脉、静脉血流速度增快，血流量明显增加，有利于改善局部脑组织缺血缺氧状况；可以促进血管新生、创伤修复，可以使缺血缺氧病损区获得有治疗意义的氧水平，达到并超过创伤愈合所需要的临界氧张力，从而促进血管内皮细胞的再生，新的毛细血管形成和连接，由此加速了侧支循环的建成，改善微循环，促进损伤脑组织的修复。

（10）神经干细胞移植：该方法作为直接针对脑损伤病理基础的治疗方法，为脑康复治疗的热点，目前已用于小儿脑性瘫痪、脑发育不全、新生儿缺氧缺血性脑病、核黄疸等脑损伤疾病及遗传代谢病的治疗，但仍受困于移植安全性、疗效等因素。随着研究的不断深入，干细胞移植对神经系统损伤的治疗将有着广阔的前景。

（11）SPR 手术、足跟腱延长术、手矫形术、内收肌切断术、闭孔神经前支切断术等：上述手术的目的均是以矫正患儿肢体的变形、降低肌张力为主要前提，适用于肌张力增高的运动发育迟缓患儿。

（12）中药浴式水疗：目的与作用，中药浴式水疗是综合康复中的一种手段。它既是运动疗法、也是物理疗法。利用水温、静水压及中草药等，以不同的方式作用于患儿体表。通过温度、机械和化学刺激来缓解肌痉挛，改善循环，调节呼吸频率，增加关节活动度，增强肌力，以提高平衡能力，促进大动作功能恢复，如坐、站、爬、行的恢复。通过药浴可达到：缓和肌紧张，使患儿得到活动身体的快乐；学习控制全身肌肉和身体的平衡及头的控制能力；能够强化呼吸器官的功能，在水中，为了抗水压，要增强呼吸功能，需要增大胸廓运动力度，并可使胸廓肌肉放松，有助于呼吸节律的调整，加强发声，使患儿呼吸顺畅，说话声音变大，语言流利，并可改善咀嚼、咽下动作；中药浴液能刺激皮肤，改善循环，增强易感冒患儿的抵抗力；中药浴式水疗不仅可以改善肢体的运动障碍，也有助于智力、语言能力的开发。中药浴式水疗，有活血化瘀、舒筋活络等功效，对于缓解肌肉痉挛、改善肌肉血液循环，改善肌肉营养代谢，提高四肢、颈部及腰背部肌力有着重要的作用，同时也可以改善关节的活动度，对运动障碍患儿肌肉萎缩及营养不良有着较好的康复作用，是其他治疗无法代替的。

适应证与方法：适宜本疗法的有，运动发育迟缓儿童和各类型脑性瘫痪患儿、脑炎后遗症、脑出血所致的中枢神经性运动障碍患儿，还有外周神经损伤所致的肢体瘫痪等。伸筋草、防风、赤芍、牛膝、红花等 10 种舒筋活络、活血化瘀的中草药制成中药浴液，无菌塑封袋装存。据年龄、病情严重程度，加入 3000 ～ 6000ml 药浴液于水疗池中，水温为 36 ～ 38℃，将患儿缓缓放入水中，可佩戴救生衣，使患儿可在水中运动，时间每次 15 ～ 30min，每天 1 ～ 2 次。疗程与注意事项：20 天为一个疗程，疗程间隔休息 7 ～ 10 天。中药浴式水疗对痉挛型运动障碍患儿有较好的缓解肌痉挛效果，尤其是腓肠肌痉挛者效果明显，可在 2 ～ 3 周内使足踝关节的活动度增大，运动功能改善。肌张力增高的患儿水温宜在 38℃ 左右；体质差的患儿及小婴儿在水中时间不宜过长，一般 5 ～ 10min 即可；水温不宜过高，水疗房要注意通风、换气良好；水疗过程中要注意观察患儿面色、呼吸、出汗情况，防止虚脱的发生；注意保暖，预防感冒；注意护理，防止溺水；感冒发热时应暂停治疗。

### 1.5.2 国外儿童运动发育迟缓治疗状况

自 20 世纪 30 年代以来，欧美大批学者对运动障碍的康复进行了广泛深入的研究，创立了各自的康复治疗体系，大致有以下治疗学派。

其主要目的：促进和强化神经发育；抑制异常姿势和调节肌张力；以促通性手法促使患儿正常姿势和运动模式的建立。

神经发育学治疗法（neurodevelopmental therapy，NDT）：是依据神经系统正常生理功能及发育过程，即由头到脚、由近端到远端的发育过程，运用诱导或抑制的方法，使患者逐步学会如何以正常的运动方式去完成日常生活动作的训练方法。Bobath 技术、Brunnstrom 技术、PNF 技术、Rood 技术、Vojta 技术等均属于此范畴或由此外延产生。

Temple-Fay 治疗法：由美国神经外科博士创立。方法的机制与目的：使被动运动逐渐转为主动运动，以解除小儿的痉挛状态。方法：利用原始反射运动模式，设计一套治疗法。

Bobath 治疗法：Bobath 为英国的神经病学博士，Bobath 治疗法适用于出生 1 个月后的患儿。方法的机制与目的：认为运动障碍系因脑受损后原始反射持续存在和肌张力改变，造成异常姿势和原始运动模式主导其整体运动，妨碍了正常的随意运动；恰当的刺激，可抑制异常姿势反射和运动模式，利用正常的自发性姿势反射、平衡反射等调节肌张力，使患儿体验正常的姿势与运动感觉，从而改善异常运动的控制力，诱发正确的动作。方法：抑制性手法，反射性抑制手法，抑制异常姿势和肌张力，常用以阻断痉挛；促通性手法，促使患儿正常姿势和运动模式，阻断异常信号的传入和强化正常信号的传入，使患儿动作趋于正常化；感觉刺激法，采用加压或控阻负重法、叩击法，提高肌张力、抑制不自主动作。

### 1. Vojta治疗法

Vojta 为德国的神经病学博士。

方法的机制与目的：通过多次刺激诱发带，出现反射性运动模式，最终达到使反射运动变为主动运动。方法：治疗师用手指按压患儿身体某特定部位（称诱发带），使患儿产生反射性翻身和匍匐爬行，两种基本动作模式。他将这种匍匐爬行称为人体所有协调运动的先导。每天操作 4 次，每次 10 ～ 15min。这种方法首先在国内佳木斯与日本联合推广应用，取得了效果。对于年龄小（4 个月～ 1.5 岁）、异常姿势明显的患儿，采取 Vojta 法训练效果较好，尤其是手足徐动型脑瘫患儿。

### 2. 引导式教育疗法（conductive education，CE）

引导式教育疗法起源于第二次世界大战后，是一种综合康复方法。创立者 Peto 教授认为人类的正常功能是在种系发生中早就存在，即使发生了脑损伤，这个功能也潜在地存在，可以通过引导重新诱发这种功能重现正常化动作。本疗法是以脑性运动障碍为主要治疗对象，同时也包括其他的运动障碍患者，应用较广。由于引导式教育疗法是通过教育学习的主动形式，利用认知觉交流的方式进行治疗，故年龄要求大于 2 岁的患者。此外，本疗法要求患者明白引导者的指令，并主动去完成指令的内容，对智力低下、不能进行语言交流、不能理解引导者语言含义的患者则不适合采用。引导式教育疗法以引导者根据患儿个体不同而制订的课题为指引，几乎没有家长参与互动，治疗中更强调患者以主动意识去完成相关的课题。相较其他传统运动康复，引导式教育疗法对手足徐动型及共济失调型脑瘫的康复有独到的效果，其近期疗效表现为运动协调的改善，长期效果是日常生活活动能力的提高。

**3. Rood治疗法**

方法的机制与目的：通过刺激相应感觉器官，反射性产生运动反应，诱发有目的的动作。擦刷法——软毛刷（针对肌群活动的表皮）快速擦法（3 ~ 5 次 / 秒，持续 30s），可提高肌张力，治疗肌张力低下的运动障碍患儿；慢速擦法（1 次 / 秒，30s），降低肌张力，治疗肌张力增高型运动障碍患儿。叩击法，轻叩，使痉挛脑性瘫痪患儿肌肉松弛；重叩，使肌力低下型运动障碍患儿肌肉收缩。抑制法，通过对关节、肌腱、肌群的压、叩、拉、抚摸、按摩、振动等治疗肌张力增高型运动障碍患儿。

**4. Kabat治疗法**

是美国的神经生理学家、医学博士 Kabat 创立的。方法的机制与目的：利用刺激本体感觉神经，促进肌群的收缩和痉挛肌肉的松弛，从而达到运动康复，简称本体促通技术（PNF）。具体方法要点：反复感觉刺激诱发某些动作，通过条件反射，经学习强化从而矫正一些异常的动作模式；以对角线旋转（螺旋体）的组合动作模式进行训练；让患儿的某一肢体做抗阻活动可诱发最大的肌力活动。

**5. Domam-Delecato治疗法**

20 世纪 70 年代创建于美国，主要对患儿进行全面康复和采取强化训练，每人每天 7h，重症每天 10h。

**6. Phelps治疗法**

Phelps 是美国的骨科医师，他创导的方法主要有 3 个方面的特点，选择某些肌群进行重点训练；应用矫形器矫正变形的部位；设计了 15 种治疗方法，被动运动、半助式运动、主动运动、抗阻运动、条件反射运动、松弛运动、平衡运动、交替运动、四肢运动、协调性运动、松弛后活动控制、按摩、日常生活运动、综合性活动和休息。

**7. Brunnstrom治疗方法**

Brunnstrom 是体疗师，他创导的方法的机制与目的：利用其抑制效应治疗偏瘫及其他中枢性瘫痪，一些原始反射、联合反应和共同模式阻碍了脑性瘫痪患儿的正常运动模式。方法实施的要点，利用联合反应引起的共同运动效应，诱发上肢伸肌的协同动作使上肢前伸、肩内收、内旋、前臂旋前，肘、腕和手指伸展开偏向尺侧，诱发下肢的屈曲、协同动作使髋屈曲、外展和外旋，膝屈曲、踝背屈和外翻、足趾背屈。

**8. 强制性使用运动疗法（constraint-induced movement therapy，CIMT）**

20 世纪 80 年代开始兴起，是由美国 Alabama 大学神经科学研究人员通过动物实验而发展起来的治疗上运动神经元损伤的一种训练方法。与 NDT 技术在治疗环境中有良好效果不同，CIMT 强调在生活环境中限制脑损伤患儿使用健侧上肢，强制性使用患侧上肢，可以明显提高脑损伤慢性期患者患侧上肢完成动作的质量。目前，强制性运动疗法在单侧瘫痪康复中的应用越来越多，是唯一被证实能够引起脑损伤后脑功能、结构改变，同时伴有运动功能改善的运动疗法。

9. 婴儿运动发育疗法（按运动发育规律进行康复训练）

0 ～ 3 个月

主要目标：视、听、触觉发育，前庭功能训练，身体翻转，头部控制，手握物。

主要方法：视、听、触信息刺激。觉醒时用语言、玩具、图卡、音乐等进行视、听刺激；用亲切的目光注视、一直伴有语言的交流也是以后各项训练的基础；注视红球能力不好的，每天多次用红光手电引导注视，听反应差的加强声音刺激；触觉刺激主要采用抚触、捏脊、婴儿体操等。视、听、触信息刺激不仅是提高智能、建立良好情绪的重要方法，也是运动功能训练的基础。

前庭功能训练　可采用将患儿置于悬吊被单内左右侧翻、荡悠或放置于摇篮 / 摇床、转椅、充气大球上进行训练等。在充气大球上的训练可进行俯卧位及仰卧位球上的颠、滚。孩子俯卧球上，操持者俯压双大腿，也可由助手协助扶持双臂。颠弹大球的同时和孩子亲切交流，待孩子放松后，上下、左右、顺时针、逆时针滚动大球 3 ～ 5min，再翻成仰卧进行训练。俯卧 / 仰卧球上的颠、转，不仅可向前庭系统输入水平头正位各方向转动的信息，也可促进头部控制及躯干抗重力伸展。

身体翻转及头部控制　扶持患儿双腿 / 双臂由仰卧翻到侧卧，用语言、玩具引导孩子翻成俯卧，左右交替；翻成俯卧后引导肘支撑及头部控制。头部控制训练还可采用拉坐及抱立位等。手握物并做双手中线相碰动作，将小物放在手中促进手的握、放。

感觉统合失调是多因素促成的，婴儿发育早期，各种感觉信息输入不够是主要因素之一。在科学育婴中，目前我国对视、听、触及本体觉的信息刺激已比较重视，前庭觉信息的输入还不够，因此在育婴中应加强前庭信息的输入。前庭系统由内耳的两个前庭感受器、脑干、小脑、前庭神经核组成，和大脑也密切相关。内耳的两个前庭感受器是重力感受器和运动感受器。当头的位置发生变化时，重力感受器中的小碳酸钙结晶体就离开原来的位置，运动感受器三对半规管中液体就流动，将信息传至小脑、大脑。如果在婴儿期头部各种位置变化的前庭信息输入充分，脑的统合功能就强，孩子就会有好的平衡及其他功能。前庭觉不仅与平衡有关，还参与机体多方面的功能的完善，如前庭功能不好的孩子，眼肌、颈肌运动也有障碍，眼不能很好地注视和随物移动，手眼协调功能也差。还有报告、电生理检测显示以阅读、书写和拼写颠倒等障碍为特征的综合征，主要是小脑 - 前庭系统功能障碍或病变。研究也显示，前庭 - 小脑功能也影响情绪及认知能力的完善，情绪不稳、注意力欠佳、学习障碍、语言能力不足、自闭等，前庭 - 小脑功能缺陷是原因之一。

已有不少研究证实，前庭信息的输入不仅能增强平衡功能，也可促进婴儿多方面发展。有人用抱婴儿坐转椅的方法观察到，每周 4 次转椅刺激 4 周后，该组比不坐及坐而不转两个对照组反应、运动都发育较好，在坐、爬、站、走方面尤其明显。还有学者证实，接受额外前庭刺激的早产儿体重上升快、不易哭闹、睡眠好。充气大球协助的各种运动，可输入包括头下位等各种体位及运动的前庭信息，同时也输入触觉、本体觉、视觉、听觉等信息，是提高婴儿前庭功能、感觉统合能力和运动功能的理想方法。在婴幼儿期，其他感觉统合项目都不能安全输入头下位的前庭信息，这使大球运动更加珍贵。

4 ～ 6 个月

主要目标：主动翻身，促独坐，伸手抓物，继续进行前庭等感觉统合训练，开始良好习惯和情绪的培养并贯彻在以后训练中。

主要方法：用语言、玩具引导翻身。用语言、玩具引不出翻身的加穴位刺激促进翻身。扶成侧卧后加头后仰压推双风池穴，或者按压上侧肩井或环跳穴。拉双臂由仰卧至坐位，训练控头及独坐；扶持坐或独坐弓背较明显时可按压双腰眼穴。用小玩具在孩子手、眼前引导其伸手抓。抱位髋关节屈伸训练。5 个月时可抱住孩子骨盆直立位面朝前，用玩具、语言引导弯腰和起立动作。感觉统合训练中球上运动在先前动作基础上增加侧卧上下滚，侧卧球上，扶大腿及肩部上下滚，左右交替。侧卧球上的滚动，不仅可向前庭系统输入水平头侧位滚动的信息，也促进躯干的侧弯功能。6 个月加俯卧前后滚时用玩具、语言引导双手交替向前够物，不仅可向前庭系统输入头下位的信息，也可促进保护性降落伞反射形成。扶坐垫上并向前倾倒，引导坐位倾倒时的双手保护性支撑。6 个月加扶持孩子双腋部成直立位，在球面蹦蹦跳，训练下肢持重及膝、髋关节屈伸运动，为走、跳打下基础。

相关研究：翻身与爬相比，是成年以后还有的动作，是此阶段的重点项目。超过此年龄段还不会翻身，往往使障碍造成翻身的异常在脑中形成较固定的模式，较难以被正确模式取代。必须对抗异常于早期，引导正常运动于该出现时，翻身及其他功能均是如此。

7 ～ 9 个月

主要目标：俯爬、膝手爬，开始立位训练，向立位过渡的体位转换，拇指、示指捏小物，咀嚼及发音训练，训练增加新项目。

主要方法：

用语言、玩具引导俯爬。穴位刺激促进俯爬。俯卧肘支撑位。一前臂稍向前手背向上，固定该手同时按压该侧肩井穴，引发上肢用力；同时或稍后屈对侧下肢，扶足踇指蹬地同时按压该侧涌泉穴。左右交替、刺激俯爬。推足/推位/俯爬模式促进俯爬。会俯爬后可用爬过妈妈大腿等方法向膝手爬过渡。用扶持蹦蹦跳、扶站、靠站等锻炼下肢持重。不能持重的用立板捆站协助站立，经过一段捆站训练后，用玩具引导弯腰取物，训练髋关节屈伸运动。坐起训练锻炼髋、膝关节屈伸，下肢持重，坐立位转换。完成不好可用坐起椅。

蹲起训练。蹲起姿势异常或完成不好，应予扶持，1 人扶持双臂协助做蹲下、起来动作，另两人坐于垫上用双足、双手扶持固定踝、膝关节在正确位置上运动。扶迈步足跟不着地加扶蹲足前后重心转换。引导/扶持由卧/坐位向半跪位 - 立位转换。

感觉统合训练中增加球上运动。扶坐颠弹并左右倾倒，引导作为倾倒时诱发的双手保护性支撑。扶持孩子双腋部呈自立位，在球面蹦蹦跳，训练下肢持重及膝、髋关节屈伸运动，为走、跳打下基础。侧卧颠弹大球时，一手扶骨盆，一手扶肩，交替做肩、骨盆向相反方向的牵拉，左右侧卧交替，锻炼体轴回转。扶持孩子蹲于球面，颠弹大球同时做从足跟到足掌的重心转换，促进正确的迈步时足跟先着地的正确动作。

爬行不仅是更协调的移动，是以后立位移动和其他协调动作的基础，也有助于认知能力的提高和情绪的改善。美国哈佛地区的调查表明，较晚会走的儿童多没有经过爬。另一方面要注意膝手爬过多可致手腕关节变形。一般每日爬行总量以 50 ～ 100m 较为适宜。1 岁后不会爬、走的孩子，主要应进行立位训练。

口腔运动，面对面示范发音及咀嚼，用手帮助下颌活动，按揉咀嚼肌及相关穴位或用手指做口腔内按摩，利用"磨牙饼干"等促进咀嚼、吞咽、发音等。咀嚼等口腔运动是易被忽视的第三方面运动。咀嚼训练不仅有助于牙齿及牙槽骨的发育，有助于营养改善，也为正确发音打下基础。

10 ～ 12 个月

主要目标：独站、扶走/独走，手眼协调伸手抓物。

主要方法：扶站、靠站、保护下独站；牵手走、扶平行杆走，保护下独走。不能独站、扶走或扶走姿势异常的，继续上述训练，并加捆站。跨步站、捆站踢物等。进行上述训练时，有足内/外翻的用适宜楔形板矫正，有尖足的楔形板垫于前脚掌；有膝反张的捆站时膝后加垫；坐起椅训练起立时膝内弓的膝间加垫。立位训练必须在矫正异常姿势的基础上，立位训练与矫正同时进行不仅可增强肌力和骨关节稳定性，也有助于对姿势异常的纠正。感觉统合训练中球上运动增加。背靠球，枕颈贴球站立，缓慢撤动球并用语言引导头前倾立直。面朝球站立／扶立，双手扶球，向前滚球引导手前伸扶球的保护性反射。

### 1.5.3　中国特色的中西医结合康复模式

不同于国外的单一运动疗法、作业疗法、语言疗法，由于中国 5000 多年的中医文化，脑瘫康复进入中国后不可避免地融入了中医特色，特别是针灸推拿元素的加入。从高危儿的早期干预到脑瘫的临床康复治疗，以 Bobath 疗法、Vojta 疗法、上田疗法配合中医推拿按摩、针灸（头针、体针）和中药浴式水疗的应用渐趋广泛。研究表明，传统医学康复配合现代医学康复对脑瘫患儿的康复效果优于单纯现代医学康复。尤其对脑萎缩、局限性脑软化灶在康复治疗后的恢复或好转方面均有显著效果，充分显示了传统医学康复在脑瘫康复中的重要作用及意义。现代医学康复、传统医学模式、家庭医学康复三方面结合的康复治疗模式在运动发育迟缓患儿的康复治疗中发挥了重要的作用。

### 1.5.4　各型脑性瘫痪治疗流程

各型脑性瘫痪治疗流程包括：不随意运动型脑瘫患儿的治疗流程（图 1-1），痉挛型偏瘫患儿的治疗流程（图 1-2），痉挛型双瘫患儿的治疗流程（图 1-3），痉挛型四肢瘫患儿的治疗流程（图 1-4）。

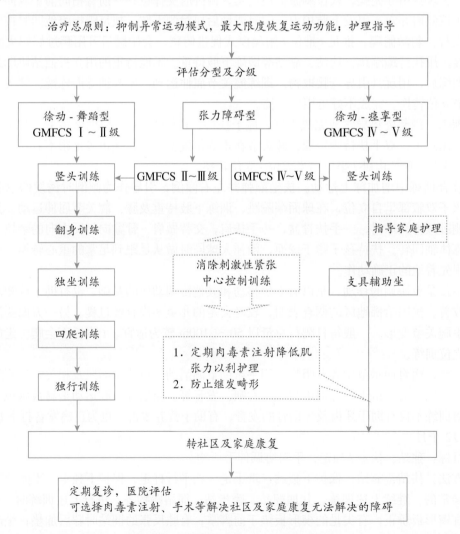

图 1-1　不随意运动型脑瘫患儿的治疗流程

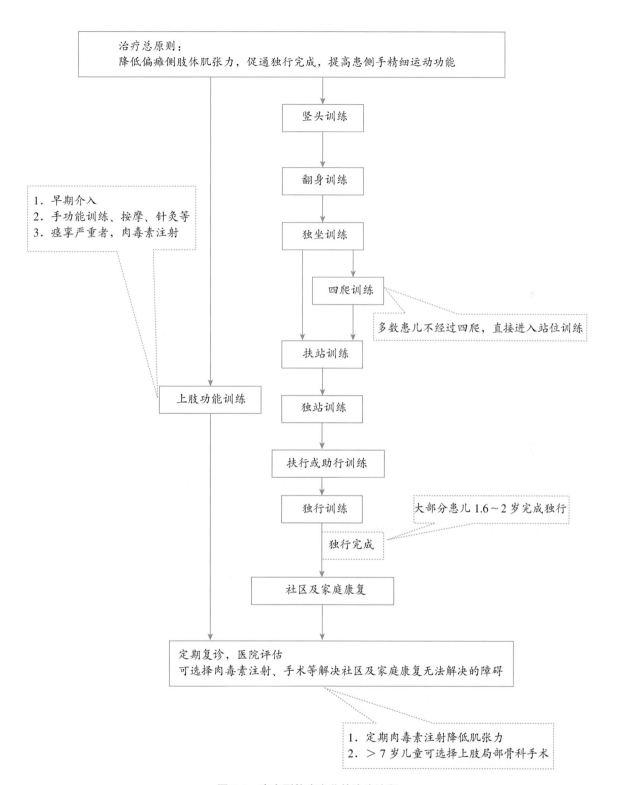

治疗总原则：
降低偏瘫侧肢体肌张力，促通独行完成，提高患侧手精细运动功能

竖头训练

翻身训练

1. 早期介入
2. 手功能训练、按摩、针灸等
3. 痉挛严重者，肉毒素注射

独坐训练

四爬训练

多数患儿不经过四爬，直接进入站位训练

扶站训练

上肢功能训练

独站训练

扶行或助行训练

独行训练

大部分患儿 1.6～2 岁完成独行

独行完成

社区及家庭康复

定期复诊，医院评估
可选择肉毒素注射、手术等解决社区及家庭康复无法解决的障碍

1. 定期肉毒素注射降低肌张力
2. ＞7 岁儿童可选择上肢局部骨科手术

图 1-2　痉挛型偏瘫患儿的治疗流程

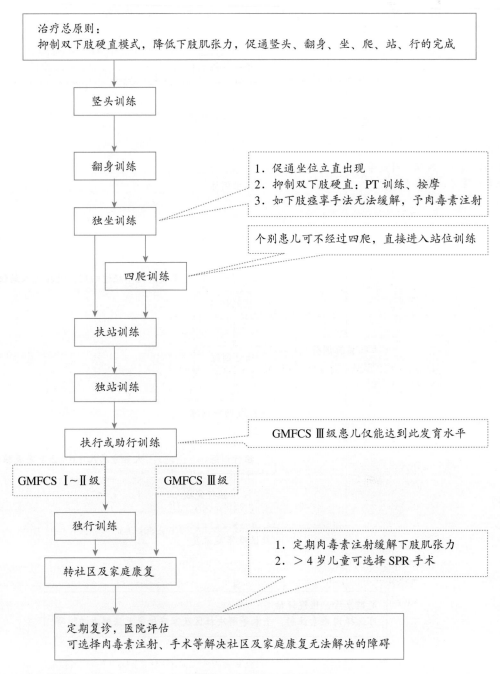

**治疗总原则：**
抑制双下肢硬直模式，降低下肢肌张力，促通竖头、翻身、坐、爬、站、行的完成

竖头训练

翻身训练

独坐训练

1. 促通坐位立直出现
2. 抑制双下肢硬直：PT训练、按摩
3. 如下肢痉挛手法无法缓解，予肉毒素注射

四爬训练

个别患儿可不经过四爬，直接进入站位训练

扶站训练

独站训练

扶行或助行训练

GMFCS Ⅲ级患儿仅能达到此发育水平

GMFCS Ⅰ~Ⅱ级        GMFCS Ⅲ级

独行训练

转社区及家庭康复

1. 定期肉毒素注射缓解下肢肌张力
2. ＞4岁儿童可选择SPR手术

定期复诊，医院评估
可选择肉毒素注射、手术等解决社区及家庭康复无法解决的障碍

图 1-3　痉挛型双瘫患儿的治疗流程

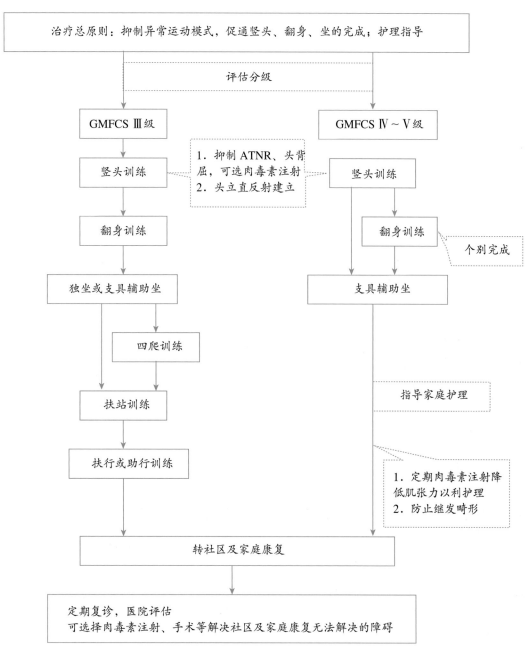

图 1-4　痉挛型四肢瘫患儿的治疗流程

# 2 小儿正常神经精神发育规律

## 2.1 神经反射的发育

小儿正常的神经反射的发育见表2-1，表2-2。

表2-1 反射发育项目及判定标准

| 项目 | 说明 | 表现 | 标准（个月） |
|---|---|---|---|
| 拥抱反射 | 小儿受刺激后两上肢外展屈曲、内收、手指呈扇形展开（抱拥型）；<br>两上肢外展伸展落在床上（伸展型） | | 0～4.7<br>4.7～6.0 |
| 手把握反射 | 从尺侧刺激小儿手掌引起握持反应（3个月开始消失，6个月必须消失） | | 0～6 |
| 上肢移位 | 小儿俯卧位可将头转向一侧并把颜面侧上肢移至嘴边 | | 0～6 |
| 吸吮反射 | 将乳头或手指放入小儿口中，可引起吸吮动作 | | 0～6 |
| 觅食反射 | 触碰小儿嘴边可引起上下左右寻找乳头的动作 | | 0～6 |
| 侧弯反射 | 刺激小儿背部（脊柱旁2cm）可引起躯干左右弯曲 | | 0～6 |
| 非对称性紧张性颈反射（ATNR） | 仰卧位使头转向一侧，可见颜面侧上下肢伸直，后头侧上下肢屈曲 | | 0～4.0 |
| 对称性紧张性颈反射（STNR） | 俯卧位使头前屈时上肢屈曲，下肢伸展，头背屈时上肢伸展，下肢屈曲 | | 0～4.0 |
| 俯卧位紧张性迷路反射（TLR） | 使小儿俯卧位，头稍前屈，四肢屈曲，两腿屈于腹下，臀高头低 | | 0～4.0 |
| 眉间反射 | 轻叩眉间引起瞬目 | | 0～2.0 |

| 项目 | 说明 | 表现 | 标准（个月） |
|---|---|---|---|
| Bobkin 反射 | 触碰或捏小儿手掌引起张口动作 | | 0 ~ 2 |
| 跟骨反射 | 使下肢屈曲后叩打足跟，引起下肢伸展 | | 0 ~ 2 |
| 交叉伸展 | 仰卧位使一侧下肢屈曲、内旋、并向床面压迫，可使对侧下肢伸展 | | 0 ~ 2 |
| 耻骨上伸展 | 压迫刺激耻骨联合部位，可引起两下肢紧张伸展 | | 0 ~ 2 |
| 手根反射 | 使上肢屈曲后叩击手掌根部，可引起该上肢伸展 | | 0 ~ 2 |
| 磁石反射 | 以手指触碰足趾球部，可引起下肢伸展 | | 0 ~ 2 |
| 逃避反射 | 刺激小儿足底，立即使下肢屈曲缩回 | | 0 ~ 2 |
| 阳性支持反射 | 将小儿抱起，使足底触碰床面或检查者手掌，可引起下肢及躯干伸直 | | 0 ~ 2 |
| 自动步行 | 支撑小儿腋下，使足底着床后，将小儿前倾，可引起自动迈步动作 | | 0 ~ 2 |
| 跨步反射 | 立位抱起后一手按住一侧下肢，使另一侧足背触碰床边，可引起迈步 | | 0 ~ 2 |
| 足把握反射 | 刺激足趾球部，引起足趾屈曲<br>刺激足底外缘，使足扇形展开 | | 0 ~ 12<br>0 ~ 4 |
| 日光反应 | 小儿被放在窗边时可将颜面转向日光方向 | | 1 周 ~ 3 周 |
| 视觉颜面下 OR | 出示光亮或玩具，引起瞬目或寻找反应（3 个月开始出现，6 个月必须出现） | | 3 个月 ~ 终生 |
| 听觉颜面下 AR | 发出声响，小儿可瞬目或主动寻找声源 | | 2 周 ~ 终生 |
| 颈立直反射 | 仰卧位将头向一侧回旋，可见整个身体也一起回旋 | | 0 ~ 2 |
| 迷路立直 | 蒙住小儿眼睛、前后左右倾斜，可见头始终保持立直 | | 2 ~ 4 |
| 视性立直 | 不蒙眼睛做法同上，反应同上 | | 4 个月 ~ 终生 |
| 躯干立直 | 仰卧位使躯干向一侧倾斜，可见小儿主动将头抬起 | | 3 个月 ~ 终生 |
| 降落伞反射 | 头向下由高处接近床面，可见两上肢伸展呈支撑反应 | | 6 个月 ~ 终生 |
| 坐位前方平衡 | 两手在前方支撑而坐 | | 6 个月 ~ 终生 |
| 坐位侧方平衡 | 坐位向一侧推时，倾斜侧上肢支撑床面 | | 7 个月 ~ 终生 |
| 坐位后方平衡 | 坐位向后推，两上肢向后支撑床面 | | 10 个月 ~ 终生 |
| 立位前方平衡 | 立位使小儿前倾，主动向前迈步 | | 12 个月 ~ 终生 |
| 立位侧方平衡 | 立位使小儿侧倾，主动向侧方迈步 | | 18 个月 ~ 终生 |
| 立位后方平衡 | 立位使小儿后倾，主动向后方迈步 | | 24 个月 ~ 终生 |

表2-2　Vojta姿势反射项目及判定标准

| 项目 | 说明 | 标准（个月） |
|------|------|------|
| 拉起反射<br>（Traktion Suersuch） | | |
| Ⅰ项 | 头背屈，两下肢静止外展半屈曲 | 0～3.4 |
| Ⅱa项 | 头颈位于躯干延长线上，两下肢稍向腹部屈曲 | 2.1～5.1 |
| Ⅱb项 | 躯干进一步屈曲，下颌抵胸、大腿抵腹 | 4.2～6.4 |
| Ⅲ项 | 躯干屈曲消失、上肢用力主动拉起、两下肢半伸展位、略抬高 | 6.0～10.3 |
| Ⅳ项 | 以骶椎为支点、下肢伸展不动、主动拉起 | 8.4～12.0 |
| 俯卧位悬垂反射<br>（Landau） | | |
| Ⅰ项 | 头、颈、躯干、四肢迟缓屈曲 | 0～2.5 |
| Ⅱ项 | 颈椎对称伸展，躯干、四肢稍屈曲 | 1.8～6.6 |
| Ⅲ项 | 胸、腰椎对称伸展，下肢屈曲（7.8个月）<br>或伸展（9～12个月） | 3.6～12.0 |
| 立位悬垂反射<br>（Axillare） | | |
| Ⅰa项 | 两下肢迟缓屈曲 | 0～3.9 |
| Ⅰb项 | 两下肢主动向腹部屈曲 | 3.6～7.6 |
| Ⅱ项 | 两下肢自由伸展 | 6.4～12.0 |
| 侧位悬垂反射<br>（Voita reflex） | | |
| Ⅰ项 | 两上肢Moro样，上侧明显，上侧的下肢屈曲，下侧的下肢伸直 | 0～2.7 |
| Ⅰa项 | Ⅰ、Ⅱ过渡项 | 1.9～5.6 |
| Ⅱ项 | 四肢对称屈曲 | 4.7～8.1 |
| Ⅱ项 | Ⅱ、Ⅲ项过渡项 | 4.7～8.1 |
| Ⅲ项 | 上侧上下肢各向外伸展 | 8.3～12.0 |
| Collis水平反射 | | |
| Ⅰa项 | 上肢Moro样，下肢屈曲 | 0～2.2 |
| Ⅰb项 | 上下肢迟缓屈曲，下肢踢蹬 | 1.9～5.8 |
| Ⅱ项 | 上肢对床面支撑，下肢屈曲，踢蹬消失 | 4.0～8.8 |
| Ⅲ项 | 上下肢支撑床面 | 6.2～12.0 |
| 倒位悬垂反射<br>（Peiper） | | |
| Ⅰa项 | 上肢Moro样，头颈无伸展 | 0～2.4 |
| Ⅰb项 | 两上肢90°外展，颈椎伸展，骨盆屈曲残存 | 1.6～4.5 |
| Ⅱ项 | 两上肢135°伸展，胸腰椎伸展，骨盆屈曲消失 | 3.0～7.3 |
| Ⅲ项 | 两上肢180°伸展，可支撑桌面，腰骶椎伸展 | 5.5～7.0 |
| Ⅳ项 | 患儿主动抓检查者 | 7.9～12.0 |
| Collis垂直反射 | | |
| Ⅰ项 | 下肢股、膝、足90°屈曲 | 0～7.6 |
| Ⅱ项 | 股关节屈曲、膝关节伸展 | 5.9～12.0 |

## 2.2 大动作的发育

大动作的发育见表2-3，表2-4，表2-5，表2-6，表2-7，表2-8。

表2-3 俯伏爬行的发育顺序

| 年龄（月） | 检查项目 | 表现 | 测验方法 |
|---|---|---|---|
| 1.0 | 反复抬头至少3s | | 许多婴儿出生后会自动轻微抬头，假如婴儿不能抬头，检查者应拍婴儿头后或友善地跟他说话 |
| 2.0 | 抬头30°～45° | | 观察婴儿抬头的角度，若与检查床成30°～45°已足够 |
| 3.0 | 用两肘支撑可抬头50°～90° | | 婴儿可用前臂的下部支持自己，通常他的前臂都会放在胸部的前面，平衡状态还不完整 |
| 5.0 | 可由一边转到另一边 | | 将婴儿放在侧卧位置，脸部背向检查者或母亲，用友善地说话或摇铃鼓励他将脸转向另一侧 |
| 5.8 | 可以翻身（由俯卧至仰卧） | | 将婴儿放在俯卧位置，用有趣的玩具或友善地说话来鼓励他翻身到仰卧位置 |
| 6.0 | 用伸展的双臂支持，可抬起头部和胸部至少90° | | 伸展双手，可长时间支持颈椎及胸椎伸展，使头部及胸部抬起超过90° |
| 6.1 | 可以翻身（由仰卧至俯卧） | | 在这发育的阶段，很多婴儿都可以自发或者是用言语来鼓励他由仰卧位转到俯卧位置，两边都应该检查 |
| 6.6 | 努力地尝试爬行但无实际进展 | | 将婴儿放在俯卧位，并且用一些有吸引力的物件来诱导及鼓励他前进。婴儿一定会努力前进 |
| 7.2 | 放在地板上可向周围转动 | | 这阶段将婴儿俯卧放在地上，婴儿可自发地或是为了看着玩具或是想拿玩具而用他的腹部作轴心向周围转动 |
| 8.2 | 采取爬行体位 | | 婴儿可用双手掌及膝部作支持，将腹部升高并且维持在一个较高的位置 |

续表 2-3

| 年龄（月） | 检查项目 | 表现 | 测验方法 |
|---|---|---|---|
| 8.6 | 向前向后移动 | | 无论是向哪个方向或者是用哪种方法，婴儿确实可在地板上作轻微移动 |
| 9.7 | 可用手和膝部爬行，并可用右手左脚或左手右脚交替前进 | | 协调动作，右手和左脚或左手右脚可同步前进 |

表2-4　爬行年龄

| 年龄（月） | 爬行姿势 |
|---|---|
| 12 | 安定地四爬 |
| 11 | 可用两手、两膝交互动作（四爬） |
| 10 | ①用两手和两膝缓慢运动；②不协调地四爬；③股屈曲、躯干回旋从俯卧位会坐起 |
| 9 | 腹爬 |
| 8 | 7～9个月移行期 |
| 7 | 俯卧位，一侧上肢至少可抬高3s（降落伞反射阳性） |
| 6 | ①两上肢伸展、手指半张或全张开，以两手掌支持；②在平板上，抬高侧下肢外展（平衡反应） |
| 5 | 两上肢高举、腹部支撑、两下肢反复伸展，类似游泳运动 |
| 4 | 稳定地肘支撑 |
| 3 | ①抬头45°～90°；②头至少保持抬高1min；③用两肘支撑；④两股关节呈中度伸展 |
| 2 | ①头至少抬高45°；②头至少保持高位10s |
| 1 | 头至少抬高3s |
| 新生儿期 | ①由中间位转向侧方；②四肢呈完全屈曲姿势；③反射性俯爬 |

表2-5　坐位的发育顺序

| 年龄（月） | 检查项目 | 表现 | 测验方法 |
|---|---|---|---|
| 1.2 | 在坐位可保持头直立8s | | 将婴儿轻轻放于膝上，使他坐好或者是请他的母亲做，然后观察婴儿能否支持他的头部，婴儿可能在没有支持的情况下保持头部直立几秒钟 |
| 3.7 | 拉他起坐时可抬头 | | 将婴儿仰卧，然后轻拉他的手，使他由仰卧的位置起坐，婴儿会在牵拉的过程中抬头，但他并不能抬起肩部 |
| 3.8 | 可持续保持头部直立 | | 在这个年龄的婴儿，头部或背部只需要稍微支持，他能持续地保持头部直立，我们可以在婴儿坐在母亲膝盖上的时候观察到上述情况，检查者可再进一步轻轻将婴儿由一边移到另一边以观察他是否能维持平衡 |

续表 2-5

| 年龄（月） | 检查项目 | 表现 | 测验方法 |
|---|---|---|---|
| 5.0 | 拉他起坐的时间可抬起头部肩部或腿部 | | 由仰卧位轻拉婴儿的双手，婴儿现在可将自己轻微拉起并可抬起头部与肩部和将下肢靠近腹部，但他仍不能将自己拉到坐位 |
| 6.1 | 可单独坐，但要自己用手支撑 | | 在坐位的时候，婴儿可以单独坐一会儿并可弯腰向前靠，用手支撑着。许多婴儿在单独坐位开始时都会用此方法，当发育继续进行时，婴儿会逐渐减少依靠上肢的帮助 |
| 6.1 | 向前支持反应 | | 在这阶段，处于坐位的婴儿，当他被推向前时，他可用双手向前支持自己 |
| 6.6 | 由仰卧位抬头至少5s | | 当婴儿放在仰卧位的时候，他能反复自发地抬头，宛如努力起坐的样子，检查者可鼓励婴儿这样做 |
| 7.3 | 没有扶持的情况下独坐至少1min | | 婴儿可坐在地上至少1min，或可坐在台上而不用手支持自己，其中双下肢通常会处于屈曲和内收的位置<br>双手可自由地做其他动作，此项目表示了一个重要发育里程碑，因为这个项目的年龄范围较窄（6～10日） |
| 8.0 | 侧面支持反应 | | 当婴儿在无支持情况下坐好，检查者轻轻将婴儿推向侧面，婴儿会向侧面伸手以支持自己（侧面支持反应） |
| 9.0 | 自行起坐 | | 当婴儿躺在婴儿床上，可用玩具放在他够不着的地方，鼓励他起坐，他可以用婴儿床的边作支持自行起坐 |
| 10.0 | 没有靠着任何东西从坐位慢慢起来 | | 婴儿可以慢慢起坐，他于坐位时常用的体位就是婴儿用他的手和膝部，并转动身体，只用一双手来接触支持面并且慢慢起坐 |
| 11.2 | 后方支持反应 | | 当婴儿在没有支持的情况下，检查者把他轻轻向后推，他可以伸开双手向后来支持自己，并且保持坐位，要特别注意通过此项目比通过没有支持下独坐要迟 |

表2-6　坐位年龄

| 年龄（月） | 坐位姿势 | |
|---|---|---|
| 11～12 | 伸腿坐稳定 | |
| 10 | 1．从仰卧位抓住家具独自坐起<br>2．伸腿坐（腰伸直、两下肢迟缓伸展独坐） | |
| 9 | 至少独坐1min | |
| 8 | 1．抓住检查者的手从仰卧位主动拉起<br>2．后方支持至少能坐5s | |
| 7 | 1．从仰卧位主动向俯卧位翻身<br>2．仰卧位抓两足玩（手足协调） | |
| 6 | 1．拉起时两上肢稍屈曲<br>2．坐位时不管躯干向哪个方向倾斜，头的稳定良好 | |
| 5 | 1．拉起时，头在脊柱延长线上抬高<br>2．坐位躯干倾斜，头也可保持垂直位 | |
| 4 | 拉起时头随轻度屈曲的下肢一起抬高 | |
| 3 | 1．坐位时头至少可保持30s的垂直位<br>2．仰卧位水平托起，头也不后垂 | |
| 2 | 让坐时，头保持垂直位，至少5s | |
| 1 | 仰卧位头至少可保持中间位10s | |
| 新生儿 | 1．头常转向一侧<br>2．两足可交互踢蹬<br>3．让坐时头从前方反复抬起1s左右一次 | |

表2-7　直立运动发育顺序

| 年龄（月） | 检查项目 | 表现 | 测验方法 |
|---|---|---|---|
| 6.3 | 踏步反应舞蹈动作 | | 双手扶腋下，使婴儿处于站立位置，他可轻微跳动，并交替提起脚部，且常将一脚放于另一只脚的脚背，然后位于下方的一脚再提起 |
| 8.3 | 扶持下可双脚站立 | | 婴儿于站立位置时轻扶一侧或两侧腋下或骨盆，他可用双脚支持全身重量 |
| 9.2 | 自行起立，并可扶物继续站立 | | 婴儿可用椅子、围栏或其他方便物件作支持，自行起立，并可扶着物件继续站立，可用玩具诱导，鼓励完成此动作 |

| 年龄（月） | 检查项目 | 表现 | 测验方法 |
|---|---|---|---|
| 10.0 | 可扶床栏或家具横向慢行 | | 婴儿可扶着睡床围栏并于睡床内沿围栏慢慢移动，或可扶着平稳的物件横向慢慢移步 |
| 10.6 | 牵着会步行 | | 婴儿站立时，可拉着他的手（单手或双手），并可鼓励他行数步。叫母亲向婴儿伸开双手，他可向母亲行数步 |
| 12.9 | 会自己站立 | | 将婴儿扶稳放于站立位置，然后慢慢移开双手，看婴儿是否能在无扶持或协助的情况下自己站立，并必须维持数秒 |
| 13.0 | 无扶持至少走三步 | | 将婴儿放于站立位置，并远离一些可供扶持的物体，他可于不扶物的情况下而自行迈出头三步。此项目属于重要的发育里程碑 |
| 14.6 | 走得好 | | 婴儿已有信心来回走动，很少跌倒或失去平衡 |
| 14.7 | 不扶任何物件弯腰拾物 | | 婴儿可不扶任何物件弯腰拾物，并再站起来（重要平衡技术） |
| 15.4 | 可退后行走 | | 鼓励婴儿退后行走来拉动玩具若他不愿做此动作，则他可能于其他有关方面表现出退后行走的能力 |

表2-8　步行年龄

| 年龄（月） | 步行姿势 |
| --- | --- |
| 12 | 1．扶家具慢步走<br>2．牵单手走 |
| 11 | 1．抓住家具独自站起<br>2．扶走或向侧方交互步行<br>3．牵两手走 |
| 10 | 独自抓站 |
| 9 | 扶两手至少可支持体重站立30s |
| 8 | 7～9个月时的移行 |
| 7 | 支持躯干在硬的诊察台上跳跃 |
| 6 | 1．两下肢膝关节伸展，股关节稍伸展。至少支持体重3s<br>2．有时全脚着床 |
| 5 | 用足尖支持 |
| 4 | 让足接触床面，可使膝足关节伸展，两下肢的屈位常中断 |
| 3 | 两下肢屈曲接触诊察台 |
| 2 | 移行相：支持反应及反射性自动步行逐渐消失 |
| 1 | 同新生儿 |
| 新生儿期 | 1．阳性支持反射<br>2．阳性自动步行反射 |

## 2.3　精细动作的发育

精细动作的发育见表2-9，表2-10。

表2-9　伸手取物及握持的发育顺序

| 年龄（月） | 检查项目 | 表现 | 测验方法 |
| --- | --- | --- | --- |
| 3.0 | 看着及玩自己的手指 |  | 视线可以集中于双手，两手的手指可以互相触摸，在5个月以后，跟自己的手指玩通常是不正常的 |
| 3.0 | 双手主要是打开的 | | 它的定义就是超过一半的检查时间里，婴儿的手都是要打开的（当他没有握着任何东西时）。在整个测试时间里应密切观察婴儿的双手 |
| 3.5 | 握持反射消失 | | 当手掌受到刺激或者用手指向尺侧面按压手掌表面，婴儿的手指可以屈曲及紧握测试者的手指，可以自愿地打开，随着年龄的增长，会越来越难与自愿的握持行为相区别 |

| 年龄（月） | 检查项目 | 表现 | 测验方法 |
|---|---|---|---|
| 3.5 | 当给他环时可以握着 | | 将环递给婴儿，但不要接触他的手掌，以免引起握反射，可以用环轻轻触碰婴儿的手，来吸引他的注意，婴儿一定可以很从容地自己握着圆环 |
| 4.6 | 当圆环拿近时，他可以伸手拿圆环握住，并将它送到口边 | | 将圆环拿到大约距离婴儿双手 5cm 处，他会伸手去拿并紧握圆环及保留它，而且可将它送到口边 |
| 5.0 | 桡侧手掌握持 | | 婴儿可以用拇指、手指及手掌桡侧部分做部分对掌功能来握持物件 |
| 5.3 | 伸手拿悬挂着的圆环并紧握 | | 摆动悬挂着的圆环，慢慢移进婴儿视野能触及的范围内，婴儿一定要看着圆环，可伸出一双手或双手拿着圆环并紧握之，能够紧握于短距离内的物件是重要的发育里程碑 |
| 5.6 | 能拿着两块积木至少 3s | | 当婴儿拿着一块积木时，再递给他另外一块积木，他会接过来而不丢下手上的积木，并且可拿着两块积木 |
| 6.2 | 抓自己的脚和玩自己的脚趾 | | 当躺着时候，婴儿可用单手或双手去触摸自己的脚，他会看着并与自己的脚趾玩耍 |
| 7.0 | 可将玩具由一只手转到另外一只手 | | 当他可熟练地使用一个玩具的时候，婴儿可以将玩具从一只手转到另外一只手而不需用口、身体及桌子来帮助转移物件是重要的发育里程碑 |
| 8.0 | 剪刀样握持 | | 拿物时是用伸展的拇指内收到伸展示指的桡侧面就好像剪刀的两个锋面一样 |
| 9.0 | 示指旁拇指拈握 | | 握持小物件时是用示指指尖与大拇指的掌面来完成，但是还没有到完全的对指动作 |
| 10.1 | 精巧指尖拈握 | | 可用示指尖和拇指尖来精巧地握持小物件，已经有完全的对指动作。精细指尖握持是大脑皮质功能的特性，它的出现表现锥体系的成熟 |

续表2-9

| 年龄（月） | 检查项目 | 表现 | 测验方法 |
|---|---|---|---|
| 10.4 | 用示指指物 | 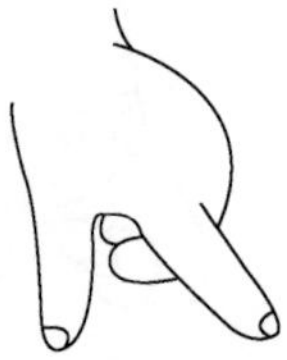 | 婴儿现在可用示指指物 |
| 12.0 | 自愿释放 | 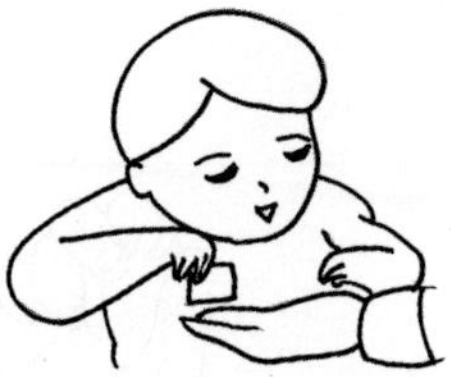 | 婴儿可以不需要任何辅助而放下物件，当要求时或作为友善的表现时，他能递给你玩具。随着年龄增长这个释放动作会越来越精练 |
| 14.1 | 能堆两块积木的塔 | 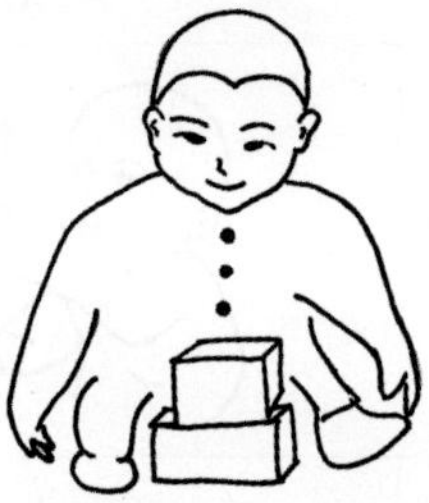 | 在婴儿面前放一些积木，堆起两块积木，并叫他跟你一起做，婴儿能放开积木。反之一块积木可以放在另一块积木的顶上取得平衡 |

表2-10  把握年龄

| 年龄（月） | 把握年龄 |
|---|---|
| 11 ~ 12 | 钳子握：用屈曲的示指及拇指指尖捏小物品 |
| 10 | 1. 镊子握：用伸展的示指及拇指捏小物品<br>2. 多次搭起2块立方体积木 |
| 9 | 故意扔掉物品 |
| 7 ~ 8 | 1. 两手各抓握一块积木并短时地有意用力保持不扔掉<br>2. 用伸展的拇指及其他各指抓小圆板，不碰手掌 |
| 6 | 1. 有意抓握玩具<br>2. 手掌握：用全手掌和伸展的拇指握<br>3. 两手交换玩具 |
| 5 | 伸手触摸玩具 |
| 4 | 1. 两手主要半张开<br>2. 两手一起玩<br>3. 把玩具拿到口（手口协调） |
| 3 | 把半张开的手伸向出示的红色物品方向 |
| 1 ~ 2 | 移行相：两手频繁半张开 |
| 新生儿期 | 1. 两手紧握<br>2. 明显的手把握反射 |

## 2.4 视、听觉的发育

视、听觉的发育见表 2-11，表 2-12。

表2-11 对听觉刺激的反应

| 年龄（月） | 项目 | 表现 | 测验方法 |
|---|---|---|---|
| 2.3 | 可用眼睛寻找声音的方向（铃声或会响的玩具） | | 在婴儿视野范围以外距离婴儿大约15～20cm处轻轻摇铃声首先在一侧，然后在另一侧，如果婴儿转眼向声音的方向，表示听觉发育进展良好 |
| 3.3 | 可用头的活动来寻找声源 | | 在此阶段，婴儿对铃声的反应与上同，并且可用头和眼睛转动来寻找声音的方向 |
| 3.5 | 大声笑 | | 要通过这个测试，婴儿一定要会大声发笑，例如：当母亲友善地跟他讲话或者是和他一起玩的时候 |
| 4.0 | 从容地将头转到铃声的方向 | | 大约在4个月的时候，婴儿的听觉成熟过程上会跨进一大步。各组肌肉的协调，使婴儿开始将头转向声音来源（但只能在侧向），婴儿可从容地马上把头转向声音来源的方向（铃或发声玩具两边都一定要测试） |
| 4.2 | 头转向讲话的人 | | 在此阶段，婴儿对于人的讲话很感兴趣，并且可马上好奇地将头转向周围来寻找奇怪声音的来源，此反应可很轻易地观察到。尤其在检查开始，当他对检查者声音感到陌生的时候 |
| 5.0 | 专心聆听音叉响声 | | 最好在婴儿背后慢慢接近他，尽量把音叉保持在婴儿视野范围以外，大约距离耳朵10cm左右，两边都要测试。用有颜色的盒子来吸引婴儿的注意力，以防他的目光跟随着那些移动的人。为了通过这个测试，婴儿一定要表现出有聆听的征象，有些婴儿可马上听到并且将头转向声音的一面 |
| 6.0 | 叫他有反应 | | 当测试者轻叫婴儿的名字的时候，它应该可以转头朝测试者的方向看，这样已经足够通过检查 |

续表2-11

| 年龄（月） | 项目 | 表现 | 测验方法 |
|---|---|---|---|
| 8.0 | 专心聆听秒表 | | 检查者可将秒表放在婴儿视野范围以外，距离婴儿大约5～10cm处，开始测试，两边都要检查。检查者或母亲可用耳话来诱导婴儿达到一个聆听的情绪，婴儿一定要表现出有聆听的证据，并且至少可以做到将头转向声音来源的其中一边 |
| 9.0 | 会说妈妈或其他清楚的单词 | | 通过这项测试婴儿一定要说出至少一个清楚的单词，而这单词是适当地应用并且能符合一致的人和物，这就是说，婴儿说爸爸，他一定用这个词来表示父亲而不是母亲 |
| 12.0 | 知道自己的名字 | | 测试者自己或者是请母亲叫婴儿的名字，婴儿对自己的名字有反应，为了做比较，可用其他的名字来叫他，他可能没有同样的反应 |
| 12.0 | 说三个清楚的单词 | | 婴儿应可清楚地说出含有三个单词的词句，并且能够使周围的人明白他所说的话，而且每个单词都是运用适当 |
| 15.0 | 可用至少六个单词 | | 婴儿现在可有至少六个单词组成的词句，他能清楚地、适当地、一致地运用 |

表2-12  视觉的发育顺序

| 年（月） | 视觉的反应 |
|---|---|
| 6岁 | 视深度已充分发育，视力可达1.0 |
| 5岁 | 已可区别各种颜色，视力一般为0.6～0.7 |
| 2～3岁 | 可区别垂直线与横线，能注视小物体及画面达50s |
| 18～24个月 | 两眼调节好，视力可达0.5 |
| 12～18个月 | 看到运动的物体，能明确做出反应，如闪烁的光、活动的球及活动的人脸等。容易注视图形复杂的区域、曲线和同心圆式图案。表现出对某些颜色的偏爱。能注视3m远处的小玩具 |
| 5～6个月 | 目光可随上下移动的物体垂直方向转动90°，并可改变体位，协调视力。颜色视觉基本功能已接近成人，偏爱红颜色。喜欢照镜子看自我。对复杂图形的觉察和辨认的视觉能力有了很大提高 |
| 3～4个月 | 已能对近的、远的目标聚焦，眼的视焦调节能力即已和成人差不多。喜欢看自己的手，可随物体水平转动180° |
| 2个月 | 最佳注视距离是15～25cm，太近、太远便不能看清楚。对复杂图形的觉察能力和辨认能力约为正常人的1/30。头可跟随移动的物体在水平方向转动90° |
| 新生儿期 | 可看到距离约20cm的物体，太近、太远均看不清楚，对人物脸谱感兴趣。能追随移动的物体 |

## 2.5　语言能力的发育

语言能力的发育见表2-13，表2-14。

表2-13　语言年龄

| 年龄（个月） | 语言 |
| --- | --- |
| 11 ~ 12 | 开始说出有意义的音节 |
| 10 | 正确模仿对话音节的声音 |
| 9 | 清晰发出复音节 |
| 8 | 自言自语 |
| 6 ~ 7 | 改变声音的强度和高度，一连说出种种明确的音节 |
| 5 | 连接有节律的音节 |
| 4 | ①发出摩擦音（如哒）；②口唇闭塞音（如木、不）；③愉快的声音 |
| 3 | ①连接最初的音节；②噜噜噜的连接 |
| 2 | 发喉音：埃、库 |
| 1 | 埃啊和埃之间的母音与长音连接　如埃—埃　埃—啊等 |
| 新生儿期 | ①一旦感到不愉快就哭；②用力吸吮 |

表2-14　语言理解年龄

| 年龄（个月） | 言语理解 |
| --- | --- |
| 12 | 服从简单的命令和要求 |
| 11 | 由于中断行为，对禁止的语言有反应 |
| 10 | 对于询问，可转头去找已知的人和物 |

## 2.6　认知能力的发育

认知能力的发育见表2-15。

表2-15　智力发育项目及判定标准

| 项目 | 说明 | 标准（个月） |
| --- | --- | --- |
| 凝视 | 在小儿眼前20cm处出示光亮或玩具，可引起注意 | 0.9 ~ 1.6 |
| 追视90° | 出示吊环，小儿可从一侧跟至中央或左右跟随45° | 1.7 ~ 2.7 |
| 追视180° | 追视可从一侧跟至另一侧 | 3.2 ~ 4.4 |
| 灵活追视 | 上下左右均可追视 | 4.1 ~ 5.4 |
| 哭 | 表情及言语的最初阶段 | 0.4 ~ 1.7 |
| 微笑 | 指自然的、无声的、无意义的笑 | 1.0 ~ 2.3 |
| 表情灵敏 | 对周围多加注意，反应敏捷 | 1.6 ~ 2.6 |

续表 2-15

| 项目 | 说明 | 标准（个月） |
|---|---|---|
| 大声笑 | 指逗笑，笑出声，有意义的笑 | 3.6～5.3 |
| 注意声音和人脸 | 小儿对母亲的声音和人脸能引起注意（哺乳停止或动作减少） | 0.7～1.0 |
| 叫名有反应 | 指母亲叫小儿名字能引起反应 | 1.7～3.1 |
| 认母 | 母亲一出现，小儿有愉快的表情 | 3.1～4.1 |
| 认生人 | 生人出现，小儿不愉快或哭闹 | 5.9～6.9 |
| 与人再见 | 听到再见，会向人摆手 | 9.6～10.6 |
| 语言表情结合 | 指小儿懂亲、怒、禁止等表情 | 8.6～10.5 |
| 会逗人 | 可做一些逗人喜欢的小动作 | 12.0～13.1 |
| 表示要求 | 小儿可通过语言或手势表达自己的需要 | 1.5～14.2 |
| 执行命令 | 可按命令完成一些动作或任务 | 13.0～18.0 |
| 二人同玩 | 与别人一起游戏 | 18.0～36 |
| 不再缠住妈妈 | 可离开母亲独自游戏或外出 | 36～60 |
| 视物想抓 | 出示玩具引起注意想伸手抓 | 4.1～5.5 |
| 照镜子笑 | 出示小镜看到自己的形象而发笑 | 5.3～6.9 |
| 分辨玩具 | 可按命令指出相应的玩具 | 8.5～9.6 |
| 用杯喝水 | 指小儿可自己拿杯喝水 | 10.4～11.8 |
| 认识局部身体 | 可辨认眼、耳、头、手等身体部分 | 9.6～11.9 |
| 叠方木 | 指用手搭积木　搭2块 | 12.0～18.0 |
|  | 搭4块 | 18.0～24 |
|  | 搭8块 | 24～40 |
| 可乱画 | 小儿可拿笔在纸上乱画 | 13.0～18.0 |
| 画曲线 | 可画曲线 | 24～30 |
| 画圆 | 可画圆 | 24～36 |
| 画十字 | 可画十字 | 36～48 |
| 画四角形 | 可画四角形 | 48～60 |
| 画三角形 | 可画三角形 | 60个月以后 |
| 会脱外衣 | 指自己脱外衣 | 13.5～18.0 |
| 会洗手 | 自己洗手 | 18.0～36 |
| 会穿衣 | 自己穿衣服 | 36～60 |
| 大声叫 | 指小儿无意义地大声喊叫 | 4.5～6.1 |
| 发爸妈单音 | 无意义地叫"爸""妈" | 7.0～9.0 |
| 发哒哒复音 | 无意义地发出哒哒等复音 | 8.1～9.9 |
| 学话 | 可模仿、学习发音及说话 | 10.2～13.5 |
| 可说三个字的话 | 如"我吃饭""上街去"等 | 13.5～24 |
| 说出姓名 | 可说出自己的名字 | 24～36 |
| 同儿对话 | 指同小儿在一起说话 | 36～51 |
| 说反义词 | 问上答下及高、低、黑、白等 | 51～60 |
| 数的概念 | 指理解数的含义理解3 | 38～56 |
|  | 理解5 | 60～ |
| 蒙脸试验 | 将手帕蒙在脸上表示不愉快 | 0.7～1.3 |
|  | 两手慢抓 | 4.3～6.6 |
|  | 单手抓 | 6.9～9.1 |

## 2.7  姿势的发育

姿势的发育见表2-16。

表2-16  姿势发育项目及判定标准

| 项目 | 说明 | 标准（个月） |
| --- | --- | --- |
| 俯卧位瞬间抬头 | 头可瞬间抬起或左右变换位置 | 0.7 ~ 2.0 |
| 臀比头高 | 两腿屈于腹下形成臀高头低的特殊姿势，也称 TLR 姿势 | 新生儿期 |
| 抬头 45° | 头颈延长线与床面成 45° 角 | 2.5 ~ 3.5 |
| 臀头同高 | TLR 消失，两下肢伸展，臀头与床同高 | 2.5 ~ 3.5 |
| 抬头 45° ~ 90° | 大于 45°，小于 90° | 3.2 ~ 7.0 |
| 两肘支撑 | 以肘为支点支撑抬头，使胸离床 | 4.0 ~ 6.0 |
| 抬头 90° | 头颈延长线与床面垂直 | 6.0 ~ 8.2 |
| 身体回旋 | 指俯卧位原地左右移动 | 6.0 ~ 7.0 |
| 腹爬 | 以两手和腹为支点的爬行 | 7.9 ~ 8.8 |
| 四爬 | 以两手和两膝为支点的爬行 | 8.9 ~ 9.8 |
| 高爬 | 以两手和两足为支点的爬行 | 10.2 ~ 12.2 |
| 两手支撑 | 以两手为支点的支撑抬头，使胸腹离床爬行 | 8.0 ~ 9.0 |
| 仰卧位头向一侧 | 指头向一侧倾斜 | 1.1 ~ 3.2 |
| 头正中 | 头可保持中间位 | 1.9 ~ 3.1 |
| ATNR 姿势 | 头向一侧倾斜时颜面侧上下肢伸展，后头侧上下肢屈曲 | 0 ~ 2.0 |
| 手入口 | 小儿可把手放入口中 | 2.0 ~ 3.0 |
| 四肢对称屈曲 | 四肢均持续保持对称屈曲位 | 1.0 ~ 5.3 |
| 四肢伸展 | 四肢经常保持自由伸展位 | 5.8 ~ 7.1 |
| 手口眼协调 | 仰卧位以手抓足入口 | 5.0 ~ 6.0 |
| 翻身 | 由仰卧位变为俯卧位 | 6.0 ~ 7.0 |
| 手紧握 | 两手持续握拳 | 新生儿期 |
| 手半张开 | 手半握半张 | 1.5 ~ 2.5 |
| 尺侧握 | 抓握的最初阶段，以小指侧抓握 | 2.5 ~ 3.5 |
| 能伸手抓 | 出示玩具，可主动伸手抓握 | 4.0 ~ 5.0 |
| 全手握 | 大把抓 | 5.5 ~ 6.5 |
| 桡侧握 | 抓握的成熟阶段，以拇指侧抓握 | 7.0 ~ 8.5 |
| 捏 | 拇、示指对指功能 | 8.5 ~ 9.5 |
| 打开瓶盖 | 以手指把瓶盖打开 | 9.5 ~ 11.0 |
| 潦草地写 | 用笔在纸上乱划 | 11.0 ~ 12.5 |
| 抛球 | 上肢向后，经头上将球抛出 | 15.0 ~ 24 |
| 坐位全前倾 | 躯干极度前倾，前额着床 | 0.6 ~ 2.7 |

续表 2-16

| 项目 | 说明 | 标准（个月） |
|------|------|------|
| 坐位半前倾 | 躯干前倾，前额不着床 | 1.5 ～ 3.3 |
| 扶腰坐 | 扶持腰部，可保持坐位 | 3.3 ～ 5.5 |
| 拱背坐 | 独坐开始阶段，两手在前方支撑而坐 | 4.6 ～ 6.5 |
| 直腰坐 | 躯干与床面垂直 | 6.0 ～ 9.0 |
| 扭身坐 | 坐位时可左右回旋 | 7.9 ～ 10.3 |
| 自由玩 | 坐位自由阶段 | 10.3 ～ 12.0 |
| 阳性支持反应 | 立位两下肢反射性伸直 | 0 ～ 2.0 |
| 不支持 | 立位不能支持体重 | 2.0 ～ 3.4 |
| 短暂支持 | 可片刻支持体重 | 2.0 ～ 3.8 |
| 支持 | 可支持体重 | 3.7 ～ 5.8 |
| 足尖支持 | 立位时以足尖支持体重 | 4.2 ～ 6.0 |
| 立位跳 | 一让站立便主动跳跃 | 4.7 ～ 7.0 |
| 扶站 | 需扶持方可站立 | 6.5 ～ 8.7 |
| 抓站 | 小儿主动抓物站立 | 7.9 ～ 10.8 |
| 独站 | 不用扶持及抓物，自己站立 | 10.0 ～ 11.5 |
| 牵手走 | 牵两手或一手，可迈步走 | 10.6 ～ 12.3 |
| 独走 | 不需扶持，可迈步走 | 12.2 ～ 13.7 |
| 踢球 | 会用脚踢球 | 16.0 ～ 18.0 |
| 跑 | 自己跑 | 18.0 ～ 30 |
| 跳远 | 指立定跳远 | 18.0 ～ 30 |
| 单腿站 | | 30 ～ 42 |
| 单腿跳 | | 42 ～ 56 |
| 跳绳 | | 56 ～ 60 |

# 3 运动疗法

## 3.1 运动疗法概述

◇ 运动疗法（movement therapy），是以徒手以及应用器械进行运动训练来治疗伤、病、残患者，恢复或改善功能障碍的方法。是物理疗法（physical therapy，PT）的主要部分。是患者应用各种运动来治疗机体功能障碍，矫正运动姿势异常的方法。

◇ 儿童运动疗法的应用目的在于改善功能、抑制不正常的姿势反射、诱导正常的运动发育。国内外目前较常用的方法有 NDT 法、Vojta 法、Bobath 法、Peto 法、Rood 法、Doman-Delecato 法、Phelps 法、上田正法、Brunnstrom 法、PNF（本体促通术）法、Ayres 法、CIMT 法等。

## 3.2 头部控制训练

俯卧位抬头是小儿发育过程中出现的第一个有里程碑意义的大动作，而且在儿童做各种姿势运动时，都是以头部直立为先行，不能控制头部的婴儿是难以完成其他动作的。因此，头部控制对于小儿的整体运动发育及日常生活动作等高级运动功能的发育有着相当重要的作用。

### 3.2.1 头部控制训练的目的

完成头与颈的中间位控制，为翻身运动完成与躯干控制打下良好的基础。

### 3.2.2 头部控制的发育及相关因素分析

许多运动发育迟缓的小儿头部控制能力差的原因是由于脑部损伤致运动发育障碍引起的，多与原始反射如非对称性紧张性颈反射（asymmetrical tonic neck reflex，ATNR）、紧张性迷路反射（tonic labyrinthine reflex，TLR）、拥抱（Moro）反射的残存，颈部肌肉、躯干部肌肉紧张性异常有关，同时与颈部肌群无力或肌肉的力量不平衡也有关。在进行抬头训练时，还应进行颈部肌肉的控制训练和力量训练。

从神经发育学的角度来看，稳定的头部控制需满足以下几个基本条件：脊柱的对称性伸展，体轴回旋，上肢的支撑与保护性伸展，仰卧、俯卧与坐位的平衡反应的建立，从仰卧位到坐位到四爬位的姿势变换，拥抱反射消失。

### 3.2.3 竖头训练流程，竖头的条件与训练方法

竖头训练流程，竖头的条件与训练方法见图 3-1，图 3-2，图 3-3。

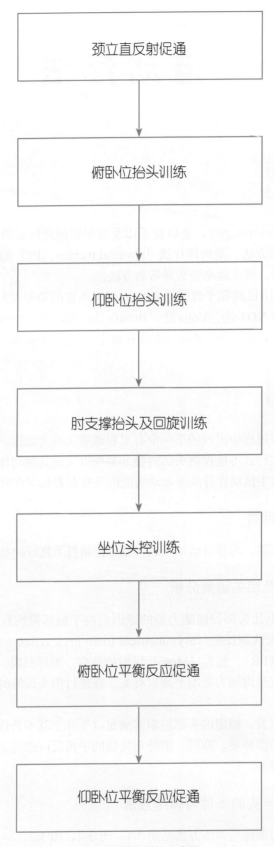

图 3-1　竖头训练示意图

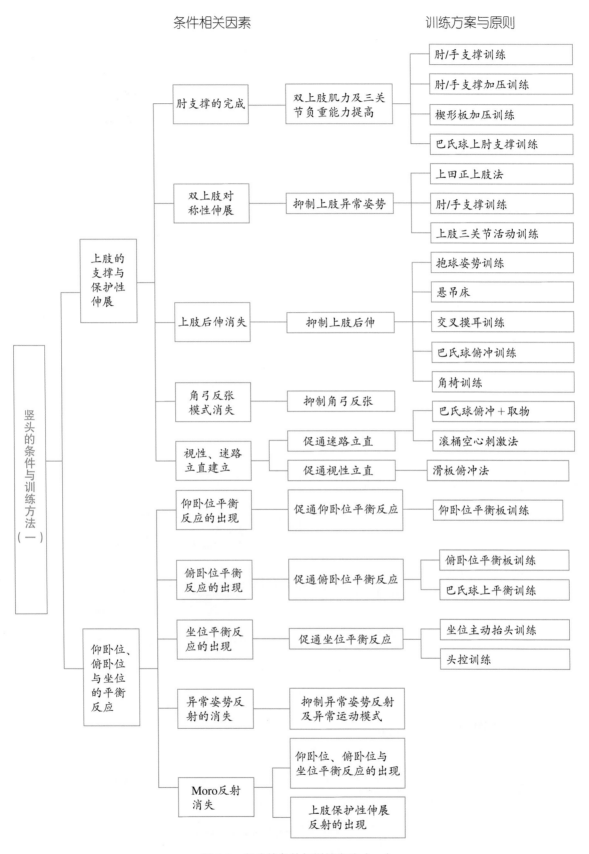

条件相关因素　　　　　　　　　　　训练方案与原则

图 3-2　竖头的条件与训练方法（一）

条件相关因素　　　　　　　　　　　训练方案与原则

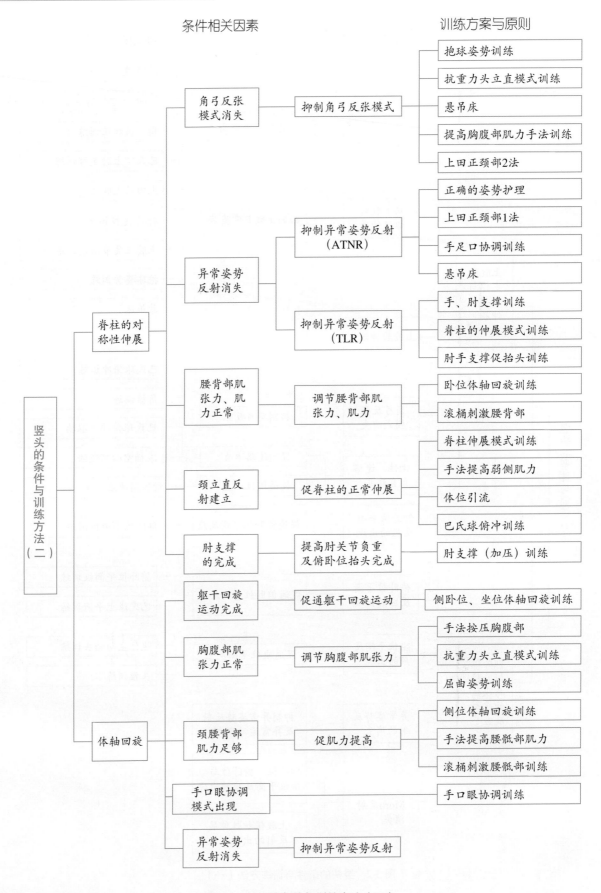

图3-3　竖头的条件与训练方法（二）

下面详细分析上述条件的实现方法：

## （一）脊柱的对称性伸展及体轴回旋的完成训练

许多运动发育迟缓的患儿（尤其是小儿脑瘫的患儿）由于原始反射的残存，常出现头后仰（角弓反张模式存在）或偏向一侧，再加上腰背部肌张力、肌力的分布异常，不能实现头部的居中对称，脊柱的充分伸展与回旋受限，因此无法完成俯卧位抬头。

**1. 抑制头颈背屈，左右不对称，促进头部立直反射出现的手法技巧**

**Ⓐ 仰卧位抱球姿势**

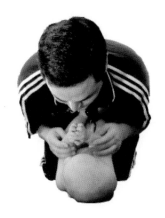

图 3-4 仰卧位抱球姿势

患儿取仰卧位。治疗师双手握其肩部，使其头颈屈曲，臀抬高，四肢对称屈曲，似抱球状态（图 3-4）。

**Ⓑ 坐位抱球姿势**

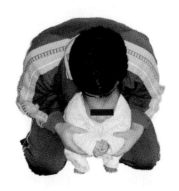

图 3-5 坐位抱球姿势

患儿取下蹲位，背靠于治疗师胸前。治疗师控制其上肢，使其头颈屈曲，四肢对称屈曲，做抱球姿势状态（图 3-5）。

抱球姿势训练时应注意患儿头部要居中；防止脊柱过度屈曲。

Ⓒ 仰卧位拉起头抗重力训练

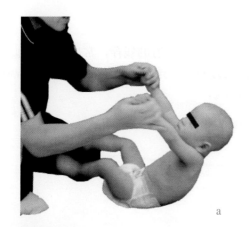

患儿起始姿势取仰卧位，治疗师坐或蹲于患儿对面，握其腕部，将患儿拉至体轴与水平面成 45° 时停止片刻，诱导患儿主动收缩上肢使肘关节 90° 屈曲，保持头立直位（图 3-6a，b）。

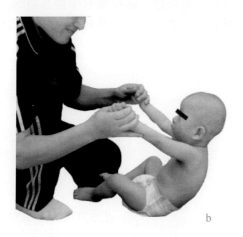

**图 3-6 仰卧位拉起头抗重力训练**

训练过程中可使用玩具逗引患儿使其头部主动屈曲。

Ⓓ 坐位头抗重力训练

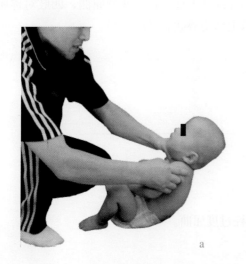

患儿取坐位，治疗师坐于患儿对面，两只手分别放于患儿双肩，在支持患儿的同时修正患儿的肩上举。同时缓慢向后倾倒患儿身体，使其骨盆后倾，诱导患儿头部向竖直方向的调节。同样的手技再使患儿向前方倾斜。如此反复，使患儿头部保持在直立位置（图 3-7a，b）。

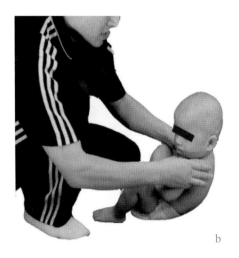

图 3-7　坐位头抗重力训练

应注意对患儿的支持与肩部压迫要适度，避免限制其自发运动。

### ⑧ 滚桶上坐位头抗重力训练

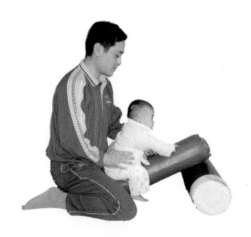

患儿骑跨于滚桶上。将滚桶前方一端垫高，形成与地面呈 30° 角的斜坡。治疗师坐于患儿后方，使其背部靠于自己腹部，支持其双上肢，由于滚桶的倾斜，将自发诱导其头的竖直及脊柱伸展（图 3-8）。

图 3-8　滚桶上坐位头抗重力训练

对全身屈曲模式较重的患儿更适用，操作过程中注意不要使患儿的臀部离开滚桶，确保其坐于滚桶上。

Ⓕ  治疗师腿上坐位头抗重力训练

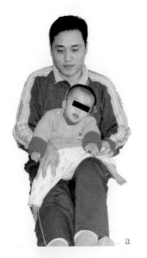

患儿骑跨于治疗师腿上，背部靠于治疗师腹部。治疗师双手支持患儿双上肢，通过双腿高低位置的变换诱导出患儿头的立直反射及脊柱的回旋、伸展（图3-9a，b）。

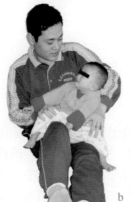

图3-9　治疗师腿上坐位头抗重力训练

Ⓖ  治疗师腿上（球上）俯卧位抬头训练

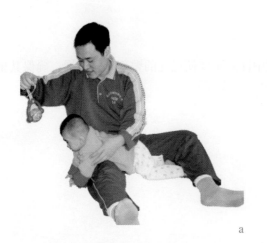

治疗师坐于床上或地板上，两下肢伸展，使患儿俯卧于其腿上，治疗师协助支撑其肩、肘、臂等部位，然后治疗师通过变换自己左右腿的高度，使患儿身体随之移动，并以上肢支撑自己的体重，自动诱发出抬头，保持头与躯干成直线，训练时也可以辅用玩具逗引其抬头（图3-10a）。

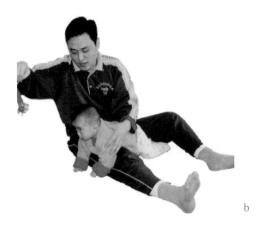

应注意对于存在头后仰的患儿。在治疗过程中玩具高度不宜过高，以免诱发出头的过度背屈（图3-10b）。

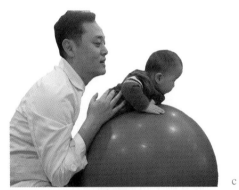

在球上辅助患儿做头抗重力运动，患儿俯爬在球上，治疗师控制患儿头的伸展与上肢的支撑能力，观察孩子的控制能力来调节身体重心前后的距离，做出重力的增加与降低，增加孩子的头抗重力能力的提升，从而加强上半身的伸展与控制（图3-10c）。

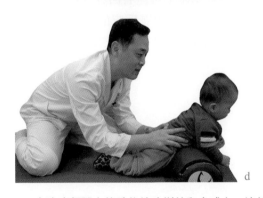

患儿腹爬在滚筒上，治疗师控制髋关节来调整患儿的控制能力，通过脊柱的伸展促使患儿头与上肢做出抗重力的伸展动作（图3-10d）。

图 3-10　在治疗师腿上俯卧位抬头训练和在球上、滚筒上俯卧位抬头训练

**Ｈ　长坐位头立直训练**

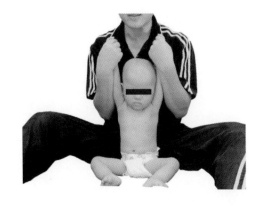

患儿取长坐位。治疗师两腿外展、伸直坐于其身后，使患儿上举双上肢呈内旋位，轻轻给患儿上肢以刺激，使患儿能自行调整至稳定坐位。在此基础上可左右回旋其躯干（图3-11）。

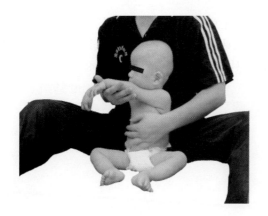

该训练对存在双上肢内旋伸向后方的患儿尤为适用，注意患儿头部不宜过伸，上举上肢时臀部不要抬起。

图 3-11　长坐位头立直训练

0　侧坐位头立直训练

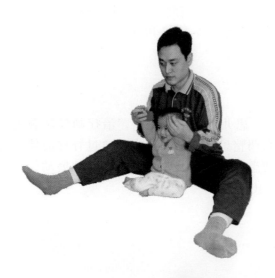

患儿侧坐位。治疗师坐于其身后，患儿上举双上肢呈内旋位，轻轻给患儿上肢以刺激，使患儿能自行调整至稳定坐位（同长坐位训练）。在此基础上可左右回旋其躯干，并引导患儿上肢的保护性伸展反应的出现（当失去平衡时，失去平衡侧上肢出现支撑反应）（图 3-12）。

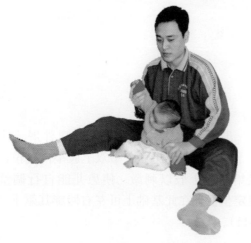

图 3-12　侧坐位头立直训练

∿ 坐位上肢伸展头抗重力训练

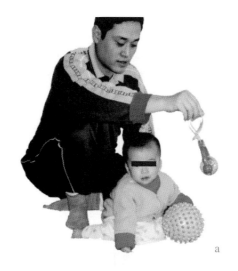

患儿取侧坐位，双上肢伸展，节律性地推面前物品，如球、玩具等。治疗师坐于其身后协助进行以上动作的完成。同时可在患儿头斜上方45°角处放一玩具，诱发其抬头（图3-13a，b）。

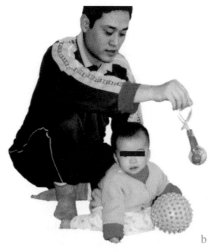

同样应注意以玩具逗引患儿时其头部不宜过度伸展。

图3-13　坐位上肢伸展头抗重力训练

由于腹部肌群的无力，患儿脊柱的控制能力差，进而影响到头的控制。

Ϻ 手法提高腹部肌力

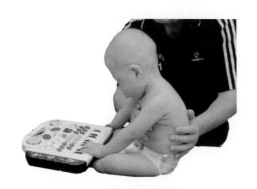

患儿取坐位。治疗师在其肩部或腰部给予轻微压力或压迫性叩击，力的方向朝向腹部肌群，以增加腹部肌群固有感受器的刺激，促进腹肌收缩（图3-14）。

注意事项：按压要有节律，力度要适中。

图3-14　手法提高腹部肌力

### └ 上田正颈部2法

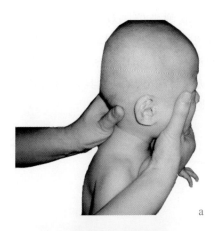

治疗师左膝立位坐于患儿右侧，以右手拇指和示指之间按托患儿下颌，将下颌向上方抬起逐渐使颈椎呈充分伸展位并保持 3min。

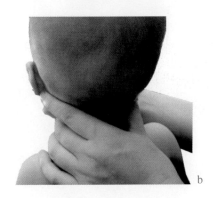

左手的拇指和其他手指扶后头部或置于胸椎处，保持头直立位并控制头不向左右侧运动（图 3-15a，b）。

图 3-15　上田正颈部 2 法

本方法与下述的颈部 2 法变法均可抑制颈部的过伸展、增加颈部的回旋，在训练过程中要逐渐用力使其达到颈部充分伸展，同时保持患儿脊柱竖直位，不能有侧屈；注意观察患儿的呼吸状态。

### ⋈ 上田正颈部2法变法

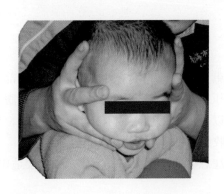

患儿取俯卧位。治疗师跪坐于患儿上方，用双手抬起患儿下颌，环指及小指从下方托住患儿下颌，中指及示指放在患儿颜面侧方，两前臂放在背部两侧。将下颌向上方抬起逐渐使颈部充分伸展并保持 3min（图 3-16）。

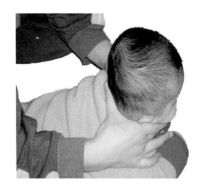

图 3-16 上田正颈部 2 法变法

**2** 坐位被动头控训练

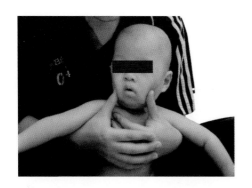

患儿取坐位。治疗师坐于患儿背后,双手从腋下穿过扶其头的两侧,协助完成头部的左右回旋(图 3-17)。

图 3-17 坐位被动头控训练

## 2. 促脊柱伸展的手技

**A** 巴氏球俯冲促通脊柱伸展训练

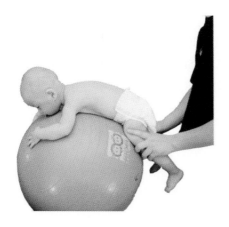

患儿匍匐于巴氏球上,从俯卧位变为肘支撑位(注意不要将患儿拉起)。

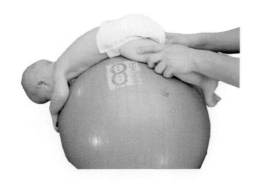

治疗师位于患儿身后，握其下肢或按其腰部，以缓慢俯冲动作使球向前滚动，诱发患儿自发抬头。

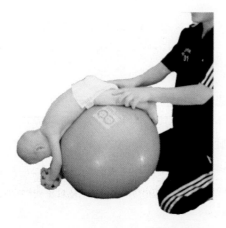

可训练患儿双上肢交替完成手支撑（图3-18）。

图3-18　巴氏球俯冲促通脊柱伸展训练

本手技可提高患儿颈伸肌群肌力，促脊柱的正常伸展及诱发俯卧位抬头，诱导降落伞反射出现。应注意球滚动时速度不宜过快，以诱发出患儿保护性伸展动作为宜。

Ⓑ　楔形垫脊柱伸展训练

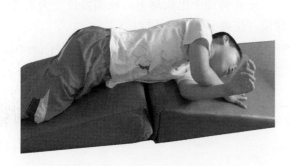

患儿取侧卧位，躺在楔形垫上，头朝下持续 3 ~ 5min，以促进脊柱的充分伸展（图3-19）。

图3-19　楔形垫脊柱伸展训练

ⓒ 治疗师胸前俯卧位和悬吊训练促脊柱伸展

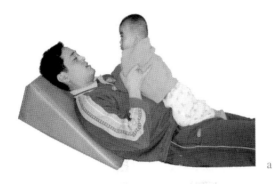

治疗师呈半仰卧位，让患儿俯卧于治疗师的胸腹上。患儿呈双肘支撑位。治疗师分别向前后、左右缓慢移动患儿躯体，让患儿体验重心移动的感觉，并诱发头的抗重力矫正能力，促进脊柱的伸展（图 3-20a）。

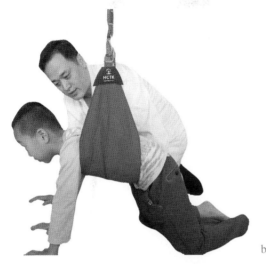

利用悬吊装置减轻因肌力低下与控制能力低下的患儿做康复训练，辅助其完成躯干的伸展运动。在减轻患儿重力的情况下促通患儿四点跪位，患儿能感觉躯干伸展后的运动经验，促通四肢与躯干的稳定控制能力，诱导患儿完成四点跪位稳定与爬行运动的出现（图 3-20b）。

图 3-20 治疗师胸前俯卧位和悬吊训练促脊柱伸展

本手技可促通患儿俯卧位抬头及脊柱的伸展，强化颈部屈肌的控制能力。在训练过程中注意患儿头部回旋的程度，避免诱发不对称性异常姿势出现。

3. 调节腰背部肌张力，提高肌力的手技

Ⓐ 侧卧位体轴回旋训练

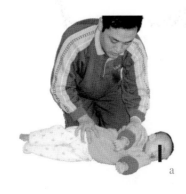

患儿取侧卧位。治疗师一手置于其肩部，另一手置于同侧髋部，协同用力，使患儿躯体进行扭转回旋运动（图 3-21a，b）。

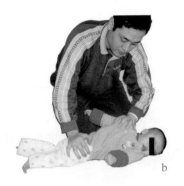

图 3-21　侧卧位体轴回旋训练

注意事项：对于脊柱畸形如侧弯、后凸者慎用体轴回旋手技。

Ⓑ　坐位体轴回旋训练

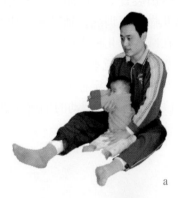

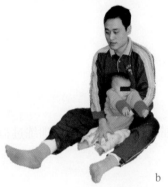

图 3-22　坐位体轴回旋训练

患儿取坐位。治疗师一手置于其肩部，另一手置于对侧髋部，协同用力，使患儿躯体进行扭转回旋运动（图 3-22a，b）。

Ⓒ　滚桶刺激腰骶部

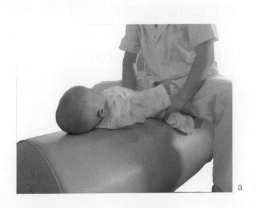

患儿仰卧于滚桶上。治疗师通过加压旋转等手法加强对脊柱深部感受器的刺激，促相关肌群收缩（图 3-23a，b）。

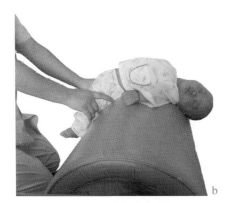

图 3-23 滚桶刺激腰骶部

注意事项：本手技不适用于脊柱侧弯患儿。

## 4. 抑制异常姿势反射、促Moro反射消失的手技

### Ⓐ 手口足眼协调模式训练

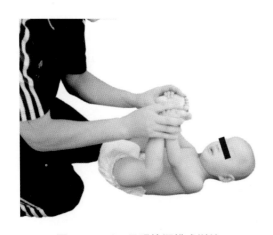

患儿取仰卧位。治疗师诱导患儿两手抓握双足进行感触。促进其手、口、足、眼运动的协调性（图 3-24）。

本手技可抑制不对称性姿势，促进四肢对称性屈曲及仰卧位平衡反应。训练时注意以诱导为主，避免强行牵拉患儿手及足。

图 3-24 手口足眼协调模式训练

### Ⓑ 肘支撑训练

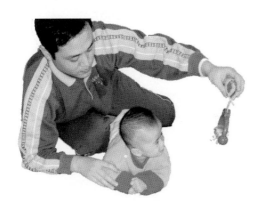

患儿取俯卧位，以肘支撑上身抬起。治疗师可扶持其肘关节帮助，并用玩具诱导患儿头部左右回旋或诱导患儿单肘支撑下另一手取物（图 3-25）。

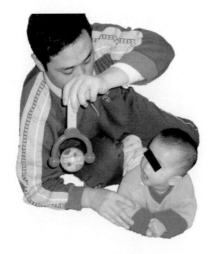

图 3-25　肘支撑训练

本手技与下述的手支撑训练均可抑制患儿上肢异常屈曲，促进抬头、头部的回旋及上肢的负重。

注意根据患儿实际情况调节协助力度，负重的上肢应保持垂直位。

ⓒ　手支撑训练

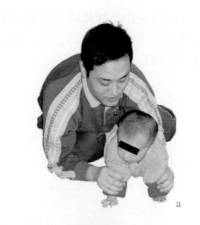

患儿取俯卧位，以手支撑上身抬起。治疗师可予扶持其肘关节帮助，并用玩具诱导患儿头部左右回旋，或诱导患儿于单手支撑的情况下，另一手取物（图 3-26a）。

患儿俯卧球上，治疗师控制其双上肢，保证双上肢伸展，在患儿支撑控制后，缓慢做左右前后四个方向运动，通过滚动球来刺激患儿做出调整平衡能力，加强患儿双上肢与躯干的控制与协调的能力（图 3-26b）。

图 3-26　手支撑训练

**Ⓓ 角椅训练**

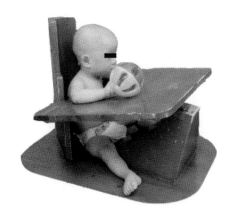

图 3-27　角椅训练

患儿坐于角椅中保持头立直位。此训练可以抑制上肢的内旋后伸及下肢痉挛，提高颈部肌群肌力，促进头控能力提高（图 3-27）。

## （二）上肢的支撑与保护性伸展完成的训练

发育正常的儿童当身体失去平衡时会自发地出现双上肢的保护性伸展与支撑，而许多运动发育迟缓的患儿由于异常的姿势及肌力低下，不能完成对自身的保护及支撑，进而影响到整个大动作的发育。

在上一节中已经详细记述了如何消除异常姿势。本节重点介绍如何帮助患儿提高上肢的负重能力及诱发出上肢的保护性伸展。

**Ⓐ 肘支撑加压训练**

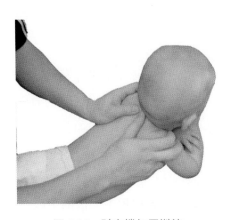

图 3-28　肘支撑加压训练

患儿取俯卧位，以肘支撑上身抬起。治疗师于其肩关节处加压增加其上肢肩、肘关节负重的能力（图 3-28）。

本手技与下述的手支撑加压训练均可促进上肢关节的负重，但注意按压过程要轻而缓慢并与患儿具体能力相符。

**B 手支撑加压训练**

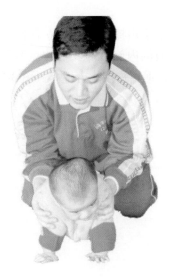

患儿取俯卧位，以上肢支撑上身抬起。治疗师于其肩关节处轻轻加压，并使患儿躯体缓慢地向左右方向移动，增强其上肢关节负重力，提高躯体在手支撑位的稳定性（图 3-29）。

图 3-29　手支撑加压训练

**C 巴氏球上肘支撑训练**

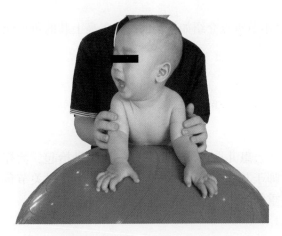

患儿俯卧于巴氏球上，肘关节负重或俯卧于球上。治疗师位于患儿身后，双手固定其下肢，前后滚动巴氏球，促其主动抬头及双上肢保护性伸展的出现（图 3-30）。

图 3-30　巴氏球上肘支撑训练

**D 楔形板手支撑训练**

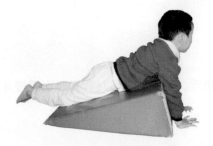

患儿俯卧于楔形板上，借助于楔形板及上肢的支撑抬起上身，完成上肢手支撑位的头控训练（图 3-31）。

图 3-31　楔形板手支撑训练

### E  楔形板手支撑加压训练

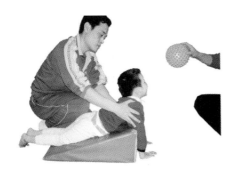

图 3-32  楔形板手支撑加压训练

在楔形板手支撑训练的基础上，治疗师于患儿肩关节处加压，并使患儿躯体缓慢地向左右方向移动，增强其上肢关节负重力，提高躯体在手支撑位的稳定性。

患儿在楔形板手支撑训练时，可由家长或其他治疗师以玩具逗引，诱导患儿主动抬头及头部的左右回旋（图 3-32）。

## （三）仰卧位、俯卧位、坐位平衡反应的训练

平衡反应的成熟标志着大脑皮质功能的完善，正常儿童于生后 6 个月开始出现，相关体位的平衡反应是竖头、翻身、爬、坐、站、行等运动实现的必要条件。

运动发育迟缓的患儿由于整体运动模式的存在或肌张力的不协调，往往头、颈、胸、腰、四肢等部位不能协同调整，妨碍了平衡反应的出现。

### A  仰卧位平衡反应训练

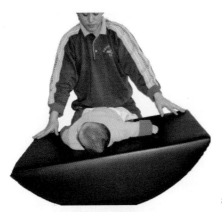

a

b

患儿仰卧于平衡板上。治疗师缓慢左右倾斜平衡板，诱导患儿仰卧位平衡反应的出现（表现为头和胸调整，抬起侧的一侧上下肢外展、伸直，低侧身体出现保护性反应）（图 3-33a）。

注意应缓慢倾斜平衡板，诱导出保护性反应（图 3-33b）。

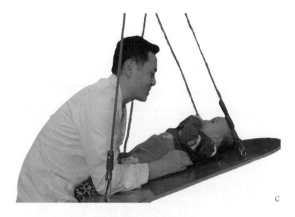

图 3-33　仰卧位平衡反应训练

患儿取仰卧位，躺在悬吊平板上，通过悬吊装置来诱导患儿在仰卧位下感受前后左右的平衡训练，提升患儿仰卧位平衡感觉的建立，要求治疗师动作缓慢，随时调整运动幅度，保证患儿安全（图 3-33c）。

**Ⓑ　俯卧位平衡反应训练**

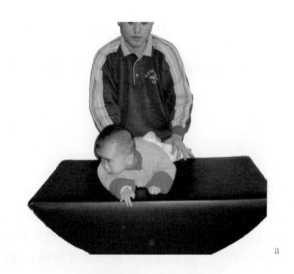

患儿俯卧于平衡板上，治疗师缓慢左右倾斜平衡板，诱导患儿俯卧位平衡反射的出现（表现为头和胸调整，抬起侧的一侧上下肢外展、伸直，低侧身体出现保护性反应）（图 3-34a）。

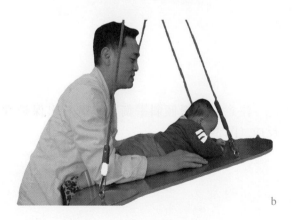

图 3-34　俯卧位平衡反应训练

通过悬吊板的可动性，患儿俯卧于悬吊平衡板上，治疗师缓慢做前后左右的平衡控制训练，诱导患儿做出相应的调节动作来提升患儿俯卧位平衡能力，加强躯干本体觉的输入，提升患儿运动功能（图 3-34b）。

ⓒ　巴氏球上平衡反应（前后）训练

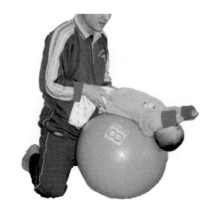

患儿仰卧在巴氏球上，下肢保持屈曲。治疗师用胸部紧贴患儿屈曲下肢，然后将球轻轻向前、后缓慢滚动，刺激患儿身体各部做出调整反应（图3-35）。

图 3-35　Bobath 球上平衡反应（前后）训练

ⓓ　巴氏球上平衡反应（左右侧）训练

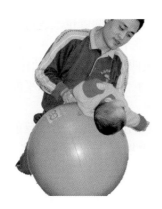

患儿仰卧在巴氏球上，下肢保持屈曲。治疗师用胸部紧贴患儿屈曲下肢，然后将球向左右侧缓慢滚动，刺激患儿身体向对侧回旋做出调整反应（图3-36）。

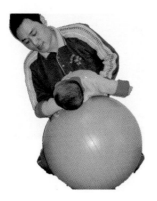

图 3-36　巴氏球上平衡反应（左右侧）训练

翻身是由卧位向直立位动作发育的中继，是更广泛接触外界空间的准备，打好这一阶段的基础，对今后的站、行有重要的作用。

### 3.3.1　翻身训练的目的

促进躯体回旋运动完成，促使非对称性姿势的消失。

### 3.3.2　翻身训练的意义

只有翻身运动完成，躯干立直反射才能出现，股膝关节的屈曲和支持动作才能完成。为坐位平衡打基础。

### 3.3.3　翻身的发育与条件

3～6个月为翻身的发育期。翻身的发育过程包括以下四项：①颈立直反射动作。主要见于新生儿，是在拥抱反射与颈立直反射支配下，由于肌紧张分布差造成的。②头背屈，角弓反张。翻身动作从肩向一侧回旋开始，脊柱伸展，头背屈呈角弓反张，多只能翻至侧卧位。③自动翻身。属皮质下支配，多无目的性，以骨盆带抬高，躯干屈曲开始，可完成整个翻身动作。④有目的翻身。在皮质的支配下有目的翻身，肩与骨盆可同时向一侧回旋，并可成四爬位或坐位，动作可灵活调节。不会翻身的患儿的发育多停留在前两项，说明处在原始反射支配下，中脑和皮质水平的立直和平衡反应未发育成熟。

从神经发育学的角度来说，翻身完成的条件为：躯干直立反射出现。紧张性颈反射（ATNR及STNR）、紧张性迷路反射（TLR）等原始反射消失。股膝关节屈曲，躯干回旋运动良好。肘关节、膝关节支撑（四爬位）的实现。

### 3.3.4　翻身训练的流程，翻身的条件与训练方法

见图3-37，图3-38，图3-39。

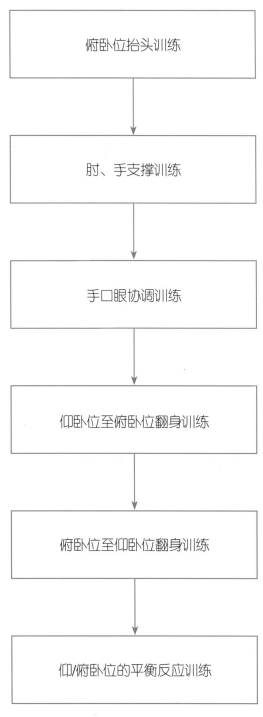

图 3-37　翻身训练示意图

条件相关因素　　　　　　　　　　　　训练方案与原则

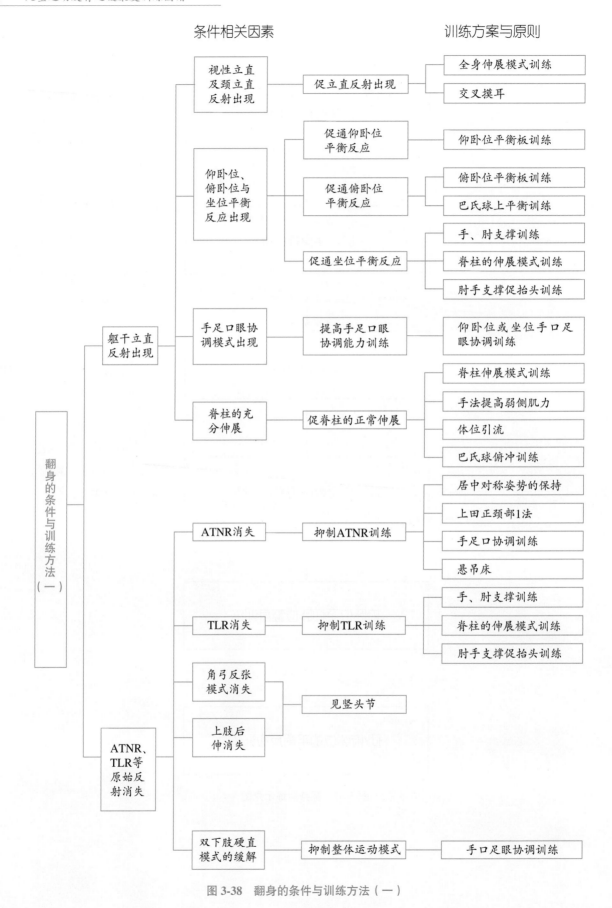

图 3-38　翻身的条件与训练方法（一）

条件相关因素　　　　　　　　　　　　　训练方案与原则

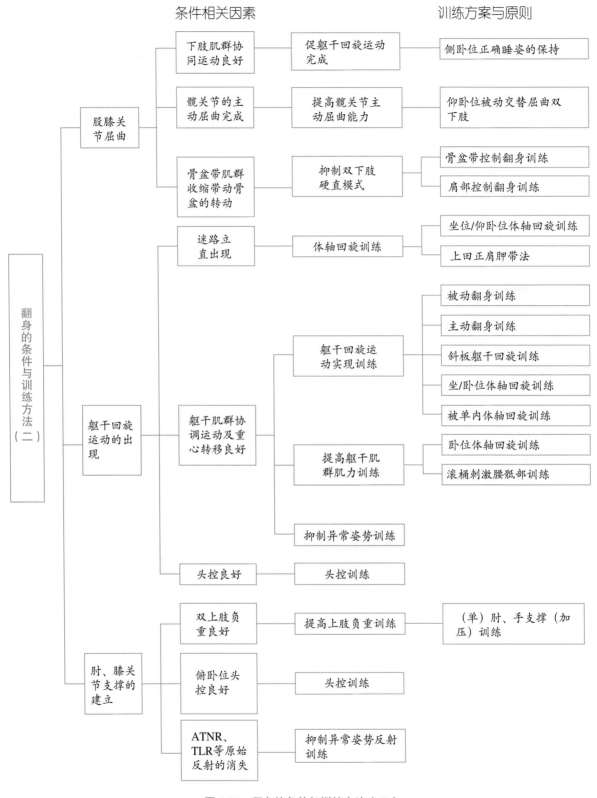

图 3-39　翻身的条件与训练方法（二）

下面详细分析上述条件的实现方法，其中抑制异常姿势反射、股膝关节屈曲等内容在竖头训练节中已有详细描述。

## （一）促躯干立直反射的出现及股膝关节屈曲的训练方法

人体立直反射的调节是在中脑进行的，通过调整反应的相互作用，使头和身体在空间保持正常位置。在大脑皮质抑制功能发育完善前，是儿童完成翻身、起坐、手足支撑的关键时期。

立直反射主要包括视性立直、迷路立直、颈立直反射等。本阶段的训练方法以促立直反射建立、促仰卧位、俯卧位、坐位平衡反射建立、提高手口足眼协调能力、促脊柱的正常伸展与回旋为重点。

### Ⓐ 仰卧位肩部控制翻身训练

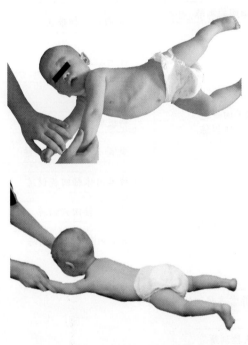

患儿取仰卧位。治疗师双手分别握住患儿双臂上举过头，将两臂左右交叉，后方侧上肢向欲翻向侧用力，从而带动患儿身体旋转，完成一次肩控式翻身动作（图3-40）。

翻身训练过程中都应注意在翻身过程中避免头部过度伸展、纠正肩部异常姿势后再进行。

图3-40 仰卧位肩部控制翻身训练

### Ⓑ 俯卧位肩部控制翻身训练

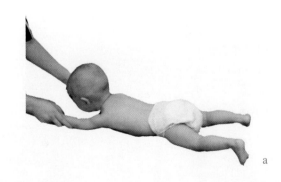

患儿取俯卧位。治疗师双手分别握住患儿双上肢前臂，将两臂左右交叉，后方侧上肢向欲翻向侧用力，从而带动患儿身体旋转，完成一次肩控式翻身动作（图3-41a，b）。

a

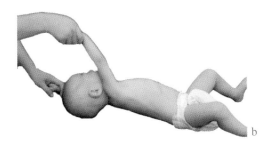

图 3-41 俯卧位肩部控制翻身训练

ⓒ 头控翻身

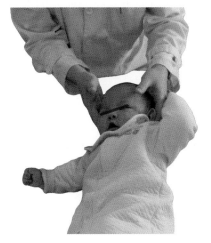

小儿平卧，治疗师进行头控翻身，治疗师通过控制患儿头的旋转带动躯干完成翻身动作，**切记不可死拉硬拽以免扭伤孩子颈部**，以头部的转动诱导带动身体完成翻身（图 3-42）。

图 3-42 仰卧位头控翻身训练

翻身训练中应注意避免头部的过度伸展。

ⓓ 仰卧位骨盆控制翻身训练

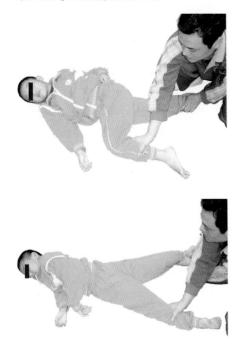

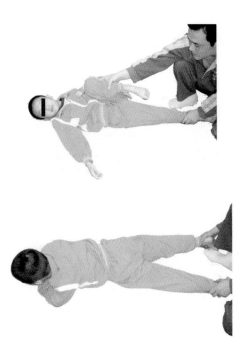

图 3-43 仰卧位骨盆控制翻身训练

患儿取仰卧位。治疗师握其小腿，屈曲单侧的髋和膝带动骨盆，向左翻时右下肢屈曲，身体向左侧回旋，同时向下牵拉屈曲侧的下肢，身体回旋至俯卧位（图3-43）。

**𝕰 俯卧位骨盆控制翻身训练**

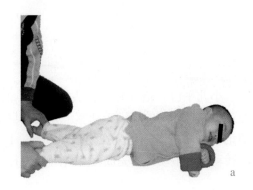

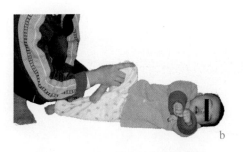

图3-44 俯卧位骨盆控制翻身训练

患儿取俯卧位。一侧上肢上举，另一侧上肢自然屈曲，治疗师握其小腿，屈曲单侧的髋和膝带动骨盆，向左翻时右下肢屈曲，身体向左侧回旋，同时向下牵拉屈曲侧的下肢，身体回旋至仰卧位（图3-44a，b）。

**𝕱 长坐位训练**

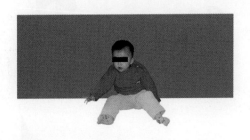

图3-45 长坐位训练

患儿背靠墙或使用椅背成角的坐具，取长坐位以缓解下肢痉挛，使髋关节充分屈曲（图3-45）。

### 3.4.5 坐位训练示意图及独坐的条件与训练方法

见图 3-52，图 3-53。

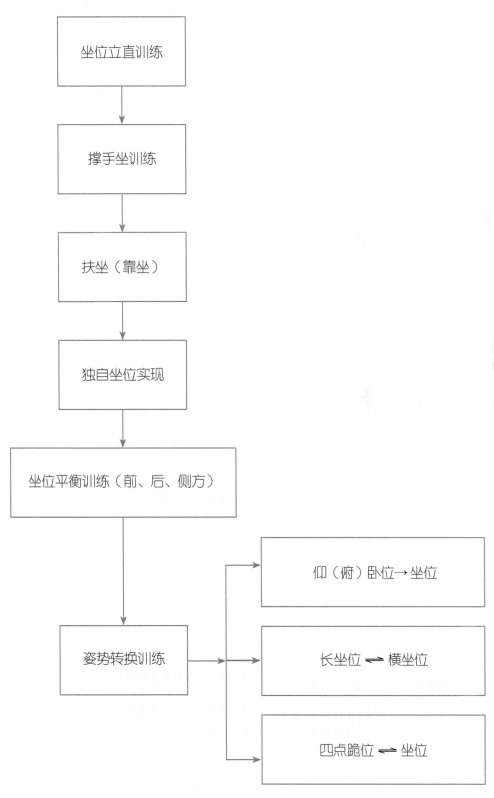

**图 3-52 坐位训练示意图**

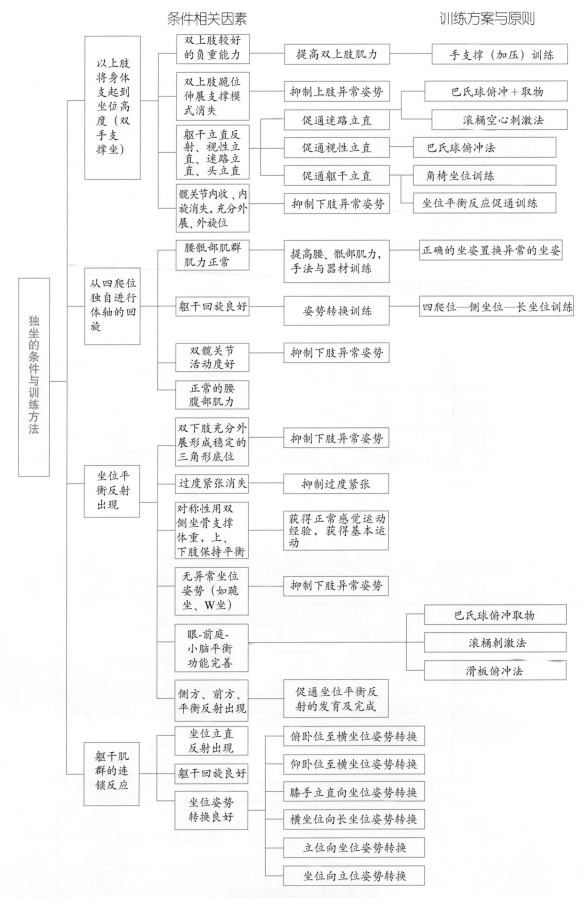

图 3-53　独坐的条件与训练方法

下面详细分析上述条件的实现方法：

## （一）以上肢将身体支起到坐位的实现——双手支撑坐的完成

双手支撑坐的完成有赖于良好的头控，良好的双上肢负重能力，双上肢异常姿势消失，躯干立直反射的建立，髋关节充分外展，腰骶部肌群肌力正常等几个因素。

相关训练方法在头控训练节与翻身训练节中已有详述。

## （二）从四爬位独自进行体轴回旋的完成

通过下述训练，可使患儿躯干回旋进一步完善，同时也有赖于下肢痉挛的缓解、良好的关节活动度及一定的腰腹部肌力的保障。

Ⓐ　促通坐位躯干稳定与回旋手法（治疗师腿上）

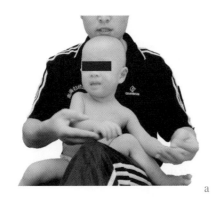

患儿于治疗师大腿上呈骑跨坐位，背向治疗师，坐时要保持头与躯干在一直线上、颜面正中的对称姿势。治疗师将一侧下肢高度下降，使患儿的身体重心向这侧移动，用这侧臀部支持体重，引起躯干向对侧的回旋。双侧交替进行（图 3-54a，b）。

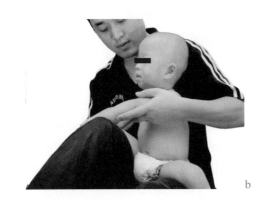

图 3-54　促通坐位躯干稳定与回旋手法（治疗师腿上）

注意进行体轴回旋训练时运作不宜过快，治疗师可适当帮助患儿完成体轴的回旋。

**B** 促通坐位躯干稳定与回旋手技（巴氏球上）

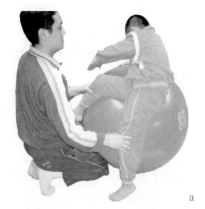

患儿坐于巴氏球上。治疗师跪或站在患儿的前方，扶持患儿双下肢，将球和患儿一起向侧后方向倾斜，促使患儿的重心移至他下方的臀部。患儿出现身体向对侧的回旋、屈曲（图3-55a，b）。

a

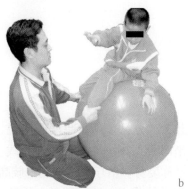

b

**图 3-55　促通坐位躯干稳定与回旋手技（巴氏球上）**

## （三）坐位平衡反应的出现

正常儿童分别在生后 6 个月、7 个月及 10 个月大时形成坐位前方、侧方、后方平衡反射，并持续终身，以保证坐位状态下失去平衡时能够出现自发保护。

许多运动发育迟缓的患儿不能出现坐位平衡反应，往往与下列因素有关：双下肢不能充分外展形成稳定的三角形底坐位，躯干与骨盆分离运动不协调，骨盆控制能力差，异常坐位姿势的存在，眼 - 前庭 - 小脑平衡功能发育不完善，坐位前方、侧方、后方平衡反射未形成。

康复训练中应重点抑制下肢异常姿势，促进患儿获得正常感觉运动经验和基本运动，促患儿坐位平衡反射的形成。

**A** 坐位后方平衡反射促通手技

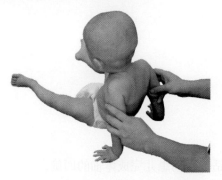

患儿取长坐位。治疗师位于患儿后方，缓慢用力促使患儿向后方失去平衡，同时协助患儿双上肢后伸向后方支撑，诱导坐位后方平衡反射的出现（图3-56）。

**图 3-56　坐位后方平衡反射促通手技**

**B**　坐位侧方平衡反射促通手技

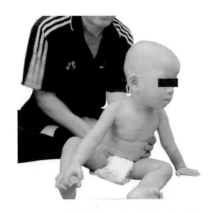

图 3-57　坐位侧方平衡反射促通手技

患儿取长坐位。治疗师位于患儿后方，缓慢用力使患儿向侧方失平衡，同时诱导患儿失平衡侧上肢向侧方支撑，促通坐位侧方平衡反射的出现（图 3-57）。

**C**　坐位平衡板训练（侧向）

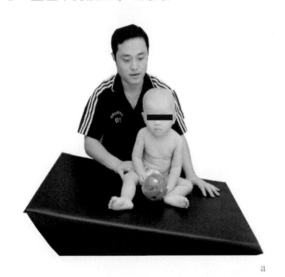

患儿取长坐位坐于平衡板上，身体与平衡板呈垂直方向。治疗师缓慢晃动平衡板，诱导患儿躯体重心向侧方移动并自动回旋身体保持平衡状态（图 3-58a，b）。

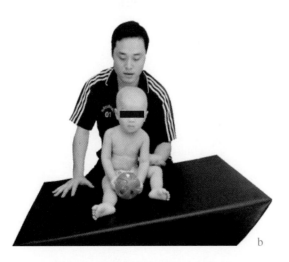

图 3-58　坐位平衡板训练（侧向）

▶ 坐位平衡板训练（纵向）

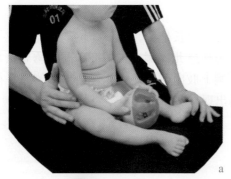

患儿取长坐位坐于平衡板上，身体与平衡板呈平衡方向。治疗师缓慢晃动平衡板，诱导患儿躯体重心向前（后）方移动并自动屈伸身体保持平衡状态（图3-59a，b，c）。

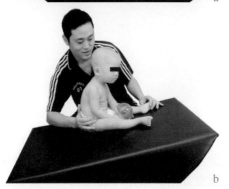

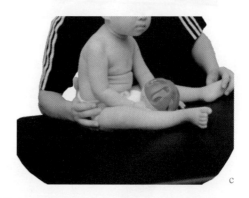

图 3-59　坐位平衡板训练（纵向）

▣ 促通长坐位平衡手技

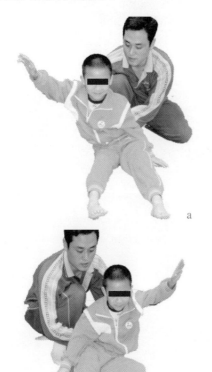

患儿伸腿取长坐位。治疗师位于患儿后方。轻轻移动患儿的两侧臀部，使患儿身体向一侧倾斜，将体重负荷于一侧臀部上，之后用一只手保持负荷体重侧下肢，另一只手扶持患儿的躯干部位，使患儿向治疗师扶持的下肢侧倾斜；然后以扶持躯干中枢部位的手向前推患儿躯干，使之回旋，逐渐诱发出患儿自动调控坐位平衡反应（图3-60a，b）。

图 3-60　促通长坐位平衡手技

**F 动态坐位平衡反应训练**

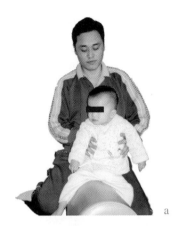

患儿能保持静态坐位平衡后，训练其动态平衡。治疗师将患儿骑跨在滚桶上，扶住患儿腋下或髋部，左右方向不断轻轻移动使患儿体验身体重心不断转移的感觉。逐步诱导患儿坐位动态平衡反应（图3-61a，b）。

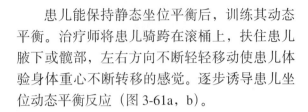

图 3-61 动态坐位平衡反应训练

## （四）躯干肌群的连锁反应的完善

独坐的完成还包括由各种姿势转变为坐位姿势的完善，这有赖于良好的躯干控制能力与回旋及卧位至坐位姿势转换的完成。

**A 促通坐位躯干稳定与回旋手技**

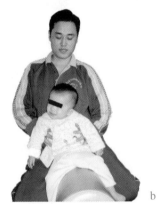

治疗师坐于床上，一侧下肢伸展，另一侧下肢膝关节屈曲。患儿坐于治疗师腿上，两下肢呈膝屈曲肢位。治疗师两手扶持患儿，缓慢将其肩向下方按压，当患儿出现头部与肩部运动的分离后，继续从其肩部开始向下方进行2～3次有节奏的按压（图3-62a，b）。

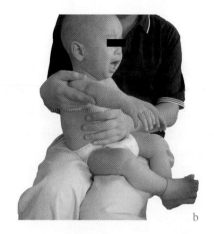

图 3-62　促通坐位躯干稳定与回旋手技

**B** 促通坐位躯干稳定（巴氏球上前方保护性伸展）

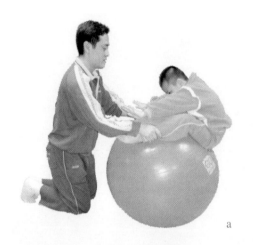

　　患儿伸腿坐于巴氏球上。治疗师在患儿的前方，给予相应部位支持后，向后方缓慢推球，诱导患儿出现头屈曲，双下肢向前方伸展，躯干前屈，提高坐位下躯干稳定协调、自我控制的能力（图 3-63a，b）。

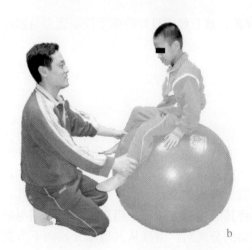

图 3-63　促通坐位躯干稳定（巴氏球上前方保护性伸展）

　　本手技可促通坐位前方保护性伸展反应出现，抑制躯干的过度伸展。

ⓒ 促通坐位躯干稳定（巴氏球上后方保护性伸展）和滚筒上平衡训练

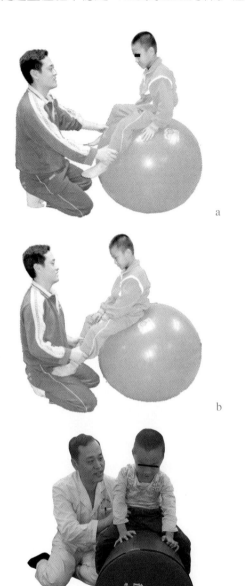

患儿伸腿坐于巴氏球上。治疗师跪在患儿的前方，双手扶持患儿下肢，向患儿前方拉球，诱导患儿出现重心前移，躯干后倾患儿继而出现躯干的伸展（图3-64a，b）。

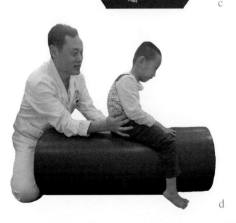

患儿骑跨在滚筒上，通过滚筒的左右滚动来诱发患儿做出相应的平衡动作，以此促通髋关节与躯干的平衡协调能力（图3-64c，d）。

图3-64 促通坐位躯干稳定（巴氏球上后方保护性伸展）和滚筒上平衡训练

本手技可促通躯干的充分伸展，抑制躯干的过度前倾。

### ▶ 俯卧位至坐位姿势转换

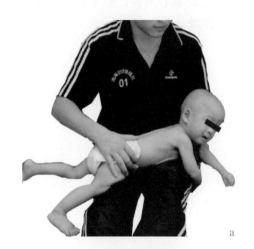

患儿俯卧于治疗师腿上，充分放松。治疗师一手置于患儿腹部，另一只手支持在患儿肩部或臀部，使患儿躯干产生回旋运动，促使患儿体轴回旋后坐于治疗师腿上。治疗师通过双手协同用力，帮助患儿获得躯干回旋的感觉（图 3-65a，b，c）。

a

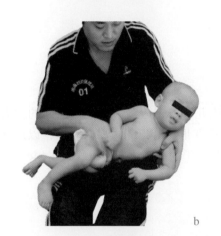

b

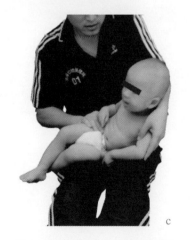

c

图 3-65　俯卧位至坐位姿势转换

**⬛ 仰卧位至长坐位姿势转换**

本方法有助于提高躯干肌群连锁反应（图 3-66a，b，c，d，e）。

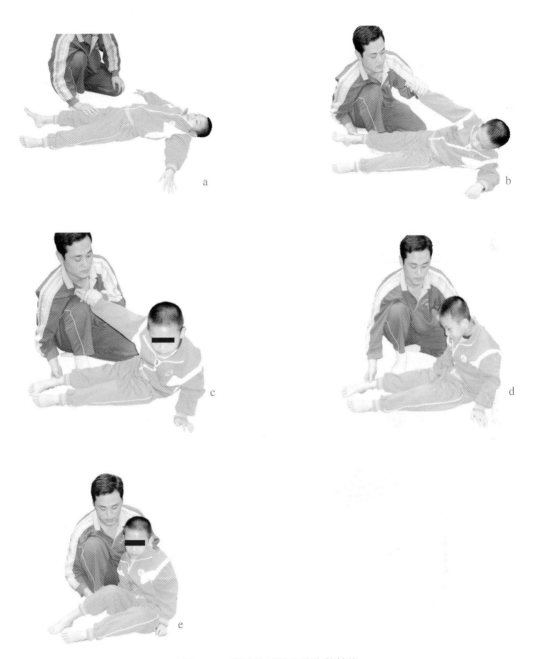

**图 3-66　仰卧位至长坐位姿势转换**

患儿取仰卧位。治疗师拉患儿一只手，使身体重心向侧前方移动，然后慢慢拉起，完成由仰卧位→单肘支撑→单手支撑→侧坐位→长坐位的姿势转换过程。左右交替做。

**⒡** 俯卧位至长坐位姿势转换

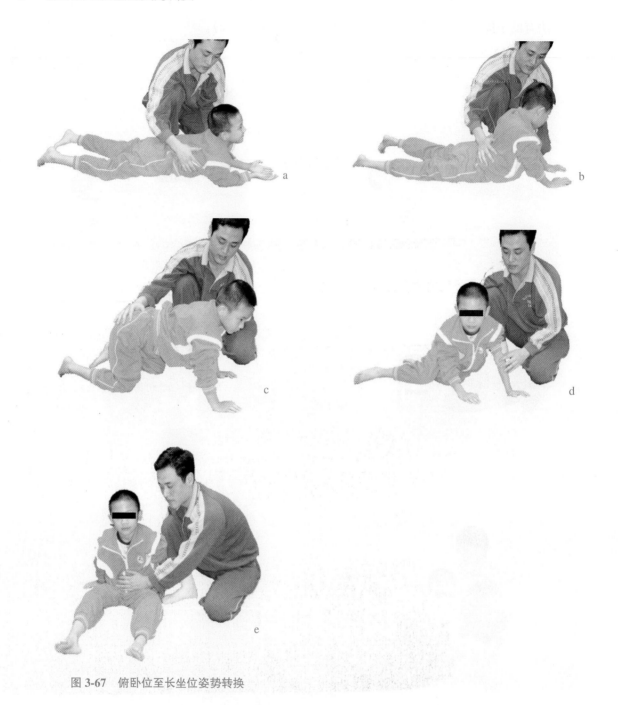

图 3-67  俯卧位至长坐位姿势转换

　　患儿取俯卧位。治疗师帮助其完成俯卧位→手撑位→膝手立位→侧坐位→长坐位的姿势转换过程（图 3-67a，b，c，d，e）。

**G** 长坐位至横坐位姿势转换

患儿取长坐位。治疗师协助其重心向侧方转移，同时躯干向侧方回旋，完成由长坐位→横坐位的姿势转换过程（图 3-68a，b，c）。

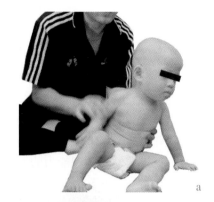

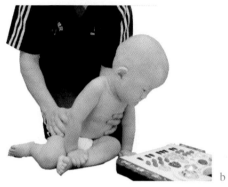

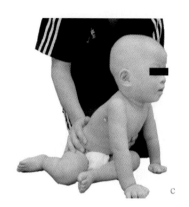

图 3-68　长坐位至横坐位姿势转换

**H** 长坐位至正坐位姿势转换

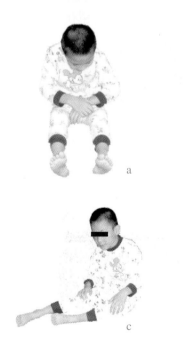

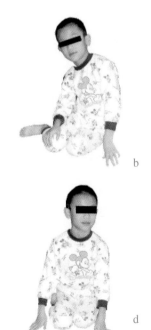

图 3-69　长坐位至正坐位姿势转换

患儿取长坐位。治疗师帮助其完成坐位→横坐位→坐位的姿势转换过程（图 3-69a，b，c，d）。

## 3.5　爬行训练

爬行运动是步行以外的代表性的移行运动，是系统发生中在发育至人类的进化过程中四足动物的代表性移行手段。典型的爬行运动是两手、两膝着床，两肩与骨盆抬起，保持躯干的空间水平位的四爬姿势，即在四点支撑状态下，至少有一个肢体离开支持面，四肢交替运动驱动身体向前移动。爬行在婴幼儿动作发育中非常重要，爬行不仅可促进全身动作的协调发展，为直立行走打下基础，而且可以较早地面对世界，增加空间的搜寻，主动接受和认识事物，促进婴幼儿认识能力的发育。

### 3.5.1　爬行训练的目的

促进下肢的交互动作协调，为独立行走打基础。促使患儿重心前移，双下肢分离运动出现，提高双下肢负重能力。

### 3.5.2　爬行训练的意义

爬行运动是直立运动的基础。独立行走的两个条件是：四爬运动的完成，站位动态平衡完成。爬行运动完成标志着躯干回旋运动完成，骨盆的运动分离能力提高，骨盆离开床面上抬的抗重力能力的获得。促通向侧方的重心移动及双下肢的交互运动。

### 3.5.3　爬行的发育

9 个月的正常婴儿会爬。婴儿爬行运动发育共九项：臀比头高；下肢原地屈曲，臀头同高；两手支撑，胸离床；身体上部的前进运动、后爬；身体下部的前进运动、腹爬；两手两膝支撑，四爬动摇；四爬交互性差；规范地四爬，一侧上肢与对侧下肢在对角线上交互伸屈爬行；灵活前进运动，可用两手、两膝、两手单膝，两手两足等随意爬行。不会爬行的发育多停留在 4 项以前。

### 3.5.4　爬行的条件

两手支撑的完成（两肘支撑和抬头是两手支撑的前提），四爬位的实现，立直和平衡反应的进一步完善（迷路立直、视性立直、躯干立直是四爬位的前提），从俯爬位到四爬位再到俯爬位姿势变换的能力，四肢交互运动模式的完成，侧卧位单肘支撑的完成。

### 3.5.5　爬行训练的流程和训练条件与训练方法

见图 3-70，图 3-71，图 3-72。

下面详细分析上述条件的实现方法，其中立直和平衡反应的进一步完善已在竖头训练及翻身训练节中有详细描述。

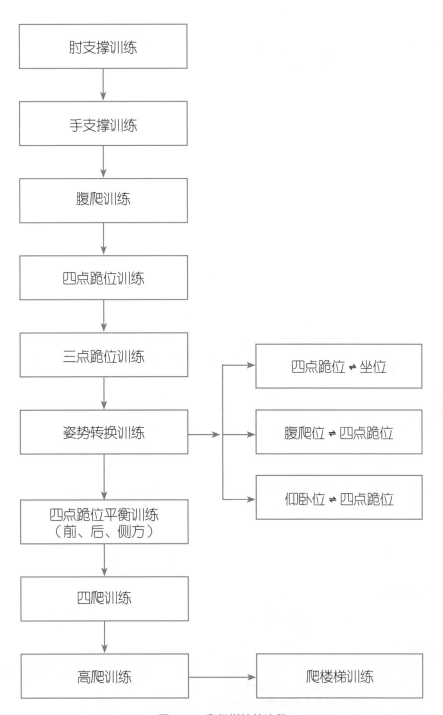

图 3-70　爬行训练的流程

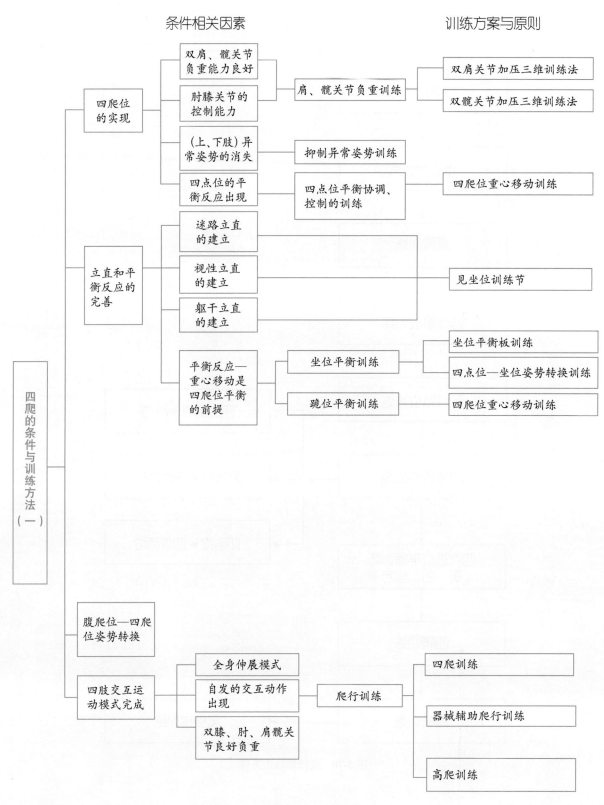

图 3-71　四爬的条件与训练方法（一）

**B　膝立位保护性伸展训练**

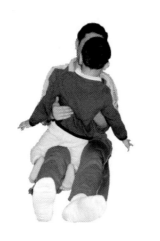

治疗师取长坐位，患儿面向治疗师，两膝分开跪立于治疗师一腿的两侧，治疗师的下肢固定住患儿负荷体重侧的下肢。缓慢叩击患儿侧后方，使患儿重心向一侧移动，诱发其出现保护性伸展反应。表现为躯干向叩击侧回旋、下肢外展、外旋，头部的回旋，上肢的伸展（图 3-89a，b）。

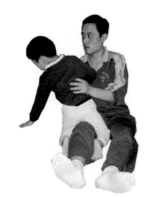

悬吊系统对髋关节控制能力低下的患儿进行减负训练，在跪位姿势下提升患儿的控制能力，在不稳定的情况下引导患儿募集更多的肌群肌力来完成动作，从而加强患儿的跪位控制能力（图 3-89c）。

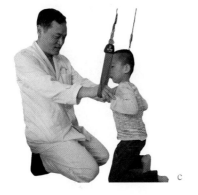

图 3-89　膝立位保护性伸展训练

本手技的目的在于诱发膝立位保护性伸展反应，训练过程中应注意避免头及躯干过度伸展。

## （四）跪位立直建立及跪位平衡出现

治疗的目的在于促通迷路立直、视性立直、躯干立直的出现及跪位前、后、侧方平衡的完成。

### Ⓐ 双膝立位训练

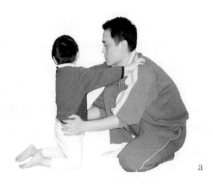

训练中患儿正确的双膝立位应该是：双膝关节屈曲 90° 跪地，双髋关节充分伸展（即挺直腰部）（图 3-90a）。

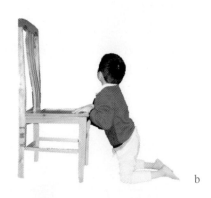

在训练初期，治疗师或家属可扶持患儿两侧髋部，以帮助他们保持正确的双膝立位姿势和维持身体的平衡。或者让患儿扶住栏杆或沙发等物体自己练习双膝立位动作，然后逐渐减少对患儿的扶持，让患儿尽量避免抓扶栏杆等物体，以达到独自直跪的效果。同时不断纠正患儿在练习中出现的各种异常姿势（图 3-90b）。

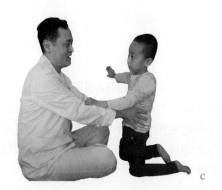

患儿双上肢扶物跪位建立后，我们可以换单手侧方支撑，给患儿跪位训练动作加大难度来提升控制能力（图 3-90c）。

图 3-90　双膝立位训练和侧方支撑训练

### Ⓑ 单膝立位训练

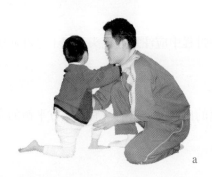

单膝立位是在双膝立位的基础上，在一条腿跪地的同时抬起另一条腿并使其足底着地。

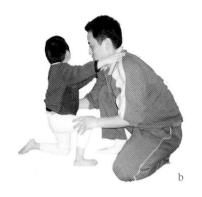

在治疗师或家长的帮助下进行，然后通过不断地练习和逐渐减少各种帮助，让患儿能够独立完成单膝立位的动作。

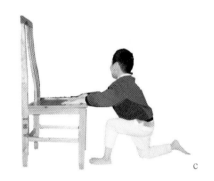

部分患儿由于髋关节过于屈曲，在单膝立位练习时可能会出现身体前倾和膝立位不稳，训练中要有意识地让患儿尽量挺胸抬头，并配合双肘关节伸展、外旋和上肢高抬等动作，以加强患儿伸髋的动作（图 3-91a，b，c，d）。

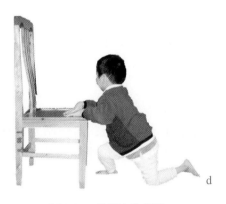

图 3-91　单膝立位训练

ⓒ　单、双膝立位转换训练

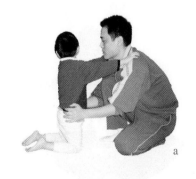

主要是训练患儿在两套动作转换过程中适应身体重心变化并保持身体动态平衡的能力。单、双膝立位的转换对于大多数患儿来讲都有一定的训练难度，并需要治疗师或家属的扶持和帮助，训练中可以根据患儿的具体情况，在患儿面前放一些栏杆、椅子等物，先让其在双手或单手抓扶的情况下进行练习，然后再逐步实现独站完成（图 3-92a，b，c）。

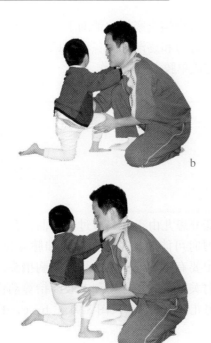

图 3-92　单、双膝立位转换训练

注意加强负重差一侧肢体的负重训练。

▶　跪位平衡板训练

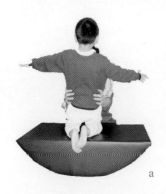

患儿跪于平衡板上，治疗师左右缓慢晃动平衡板诱发患儿跪位平衡反应的出现（图 3-93a，b，c）。

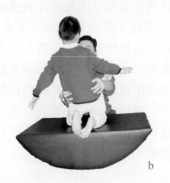

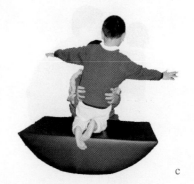

图 3-93　跪位平衡板训练

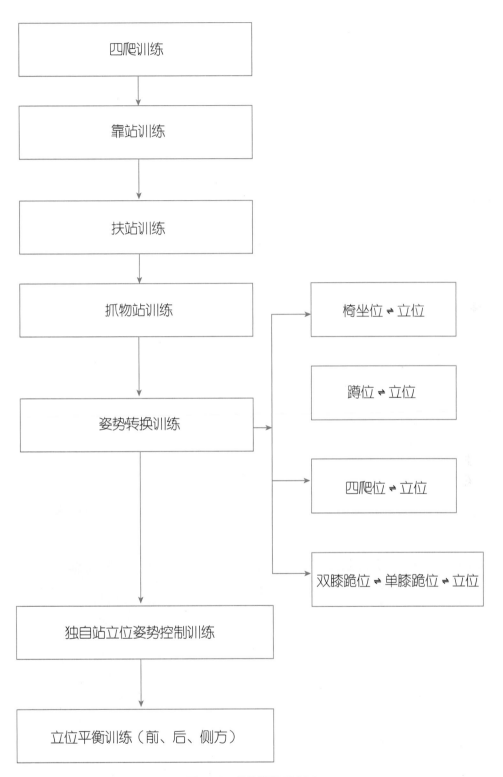

图 3-97　站位训练示意图

条件相关因素　　　　　　　　　　　　训练方案与原则

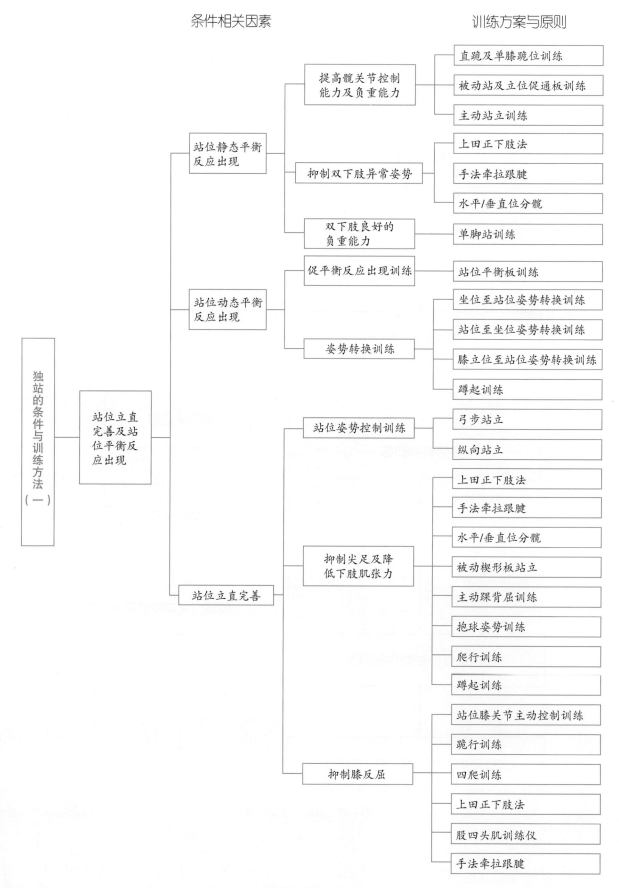

**图 3-98　独站的条件与训练方法（一）**

条件相关因素             训练方案与原则

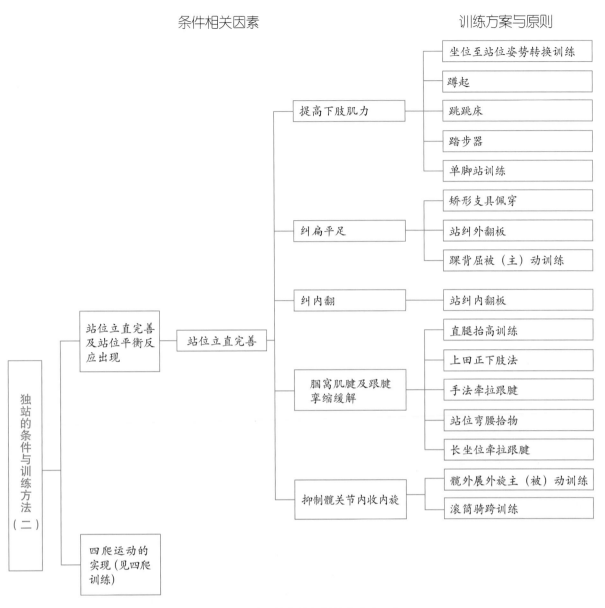

图 3-99 独站的条件与训练方法（二）

下面详细分析上述条件的实现方法，其中四爬运动完成在爬行训练节中已有详细描述。

## （一）站位立直及站位平衡反应出现

站位平衡反应是人体在站立状态下重心移动时防止跌倒的反应，即保持头、颈、躯干在空间的平衡状态，静态平衡是独站的前提，动态平衡是独行的前提。

运动发育迟缓患儿由于存在异常的下肢肌张力分布或髋关节控制能力差，往往在站位立直及站位平衡的完善上存在困难。

训练的重点在于：提高髋关节控制能力及负重能力，抑制下肢异常姿势，下肢硬直模式，尖足；纠正膝反屈；足内外翻；缓解腘窝肌腱与跟腱挛缩，髋关节内旋；促进下肢三关节的充分伸展，提高下肢肌力。

Ⓐ 手法牵拉跟腱

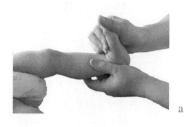
a

患儿呈仰卧位或长坐位，治疗师一手固定患儿的膝关节，另一手把患儿的足跟放于掌心，用手握住足跟（或以拇指、示指紧扣跟腱与足跟连合处），把前臂力量作用于足底（3-100a）。

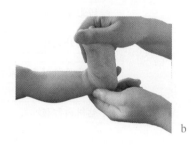
b

如果患儿存在足内翻，调节为踝关节轻微外翻，然后缓慢向患儿头部方向牵拉跟腱。牵拉的力度应从小到大，使踝关节背屈的程度应据患儿耐受程度逐步加大背屈度（3-100b）。

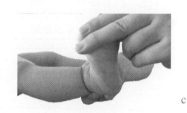
c

如果患儿存在外翻，调节为踝关节轻微内翻位，然后缓慢向患儿头部方向牵拉跟腱（图3-100c）。

图 3-100　手法牵拉跟腱

本手技重点在于缓解小腿三头肌痉挛，防止跟腱挛缩，注意手法宜由轻到重，避免造成局部组织拉伤。

Ⓑ 股四头肌训练器训练

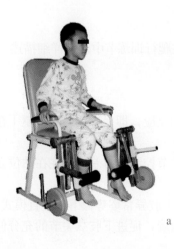
a

①选择合适重量；②踝关节与脚横杆做固定；③患儿主动抬腿训练（图3-101a）。

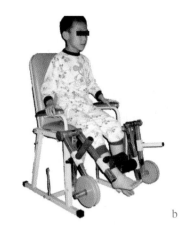

本技法可提高股四头肌肌力，抑制膝反屈。注意患儿抬腿时摆动幅度不宜过大，速度要慢。（图3-101b）。

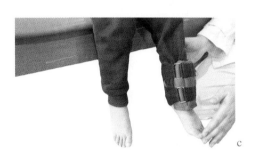

患儿坐于床边，下肢悬空，脚踝处加1.5kg沙包做踢腿运动，此运动可以提升股四头肌肌力，促使患儿膝关节伸展能力提升。（图3-101c）。

图 3-101 股四头肌训练器训练

ⓒ 纠内翻板站立训练

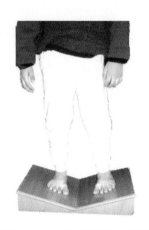

方法：患儿呈直立位，保持髋、膝伸直，可予绑带固定，脚尖向前，以纠内翻板（呈"∨"状）置于足下，令足跟着地，保持足外翻姿势站立（图3-102）。

图 3-102 纠内翻板站立训练

本技法可缓解胫骨前后肌痉挛，让患儿体会正常站立的姿势，纠正足内翻。

▶ 纠外翻板站立训练

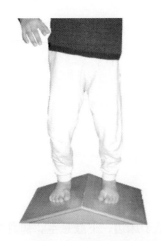

方法：患儿呈直立位，保持髋、膝伸直，可予绑带固定，脚尖向前，以纠外翻板（呈"∧"状）置于足下，令足跟着地，保持足内翻姿势站立（图3-103）。

图 3-103　纠外翻板站立训练

本技法可缓解腓骨长短肌痉挛，让患儿体会正常站立的姿势，纠正足外翻。

③ 主动踝背屈训练

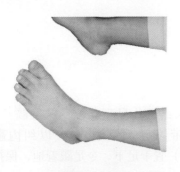

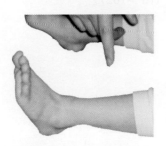

方法：患儿取仰卧位，主动背屈踝关节，刚开始时可由治疗师稍帮助完成（图3-104）。

图 3-104　主动踝背屈训练

本技法可提高胫前肌肌力。

**F　直腿抬高训练**

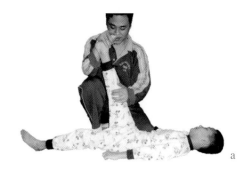

患儿取仰卧位，治疗师一手扶其膝部，使患儿踝背伸、膝伸直，反复屈髋 30～60 次，以牵拉患侧小腿三头肌和腘绳肌（图 3-105a，b）。

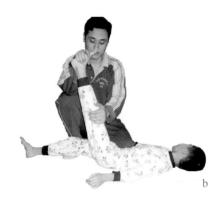

本手技的目的在于缓解小腿三头肌和腘绳肌痉挛，防止腘绳肌腱和跟腱挛缩。

图 3-105　直腿抬高训练

**G　立位牵拉跟腱**

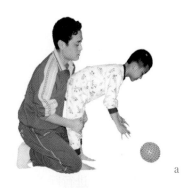

患儿取站立位，治疗师双手固定其髋或膝关节，由患儿弯腰取地面物体，整个过程注意保持下肢的持续伸展，足跟不离开地面（图 3-106a，b）。

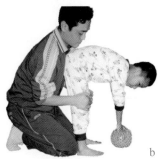

图 3-106　立位牵拉跟腱

本手技的目的在于牵拉腘绳肌腱和跟腱。注意根据患儿下肢痉挛程度确定弯腰程度，逐渐加大治疗力度。

### H 立位楔形板辅助主动跟腱牵拉训练

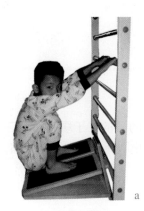

患儿站立于楔形板上，可双手扶持肋木等物体，主动进行蹲起训练，借助于身体重量及楔形板角度（约30°）牵拉跟腱（图3-107a，b）。

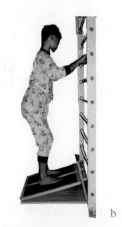

图 3-107　立位楔形板辅助主动跟腱牵拉训练

### I 足背屈训练器训练

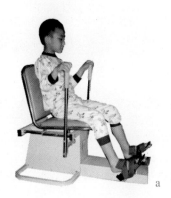

患儿坐于足背屈训练器上，双足固定于踏板上，双手拉动摇柄，进行踝关节主动被屈训练（图3-108a，b）。

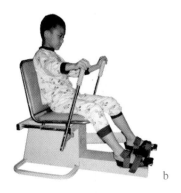

图 3-108 足背屈训练器训练

本方法可牵拉跟腱，提高踝关节主动屈伸能力。

**ɟ 单脚站训练**

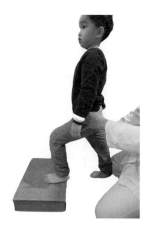

治疗师扶患儿髋部，或患儿扶肋木或椅背等物，保持躯干直立姿势，屈健侧膝关节使健侧足离地，令患侧下肢支撑全身体重，保持1 ~ 5min（图 3-109）。

图 3-109 单脚站训练

本手技可提高患侧下肢负重能力，提高下肢平衡协调能力。

**κ 儿童脚踏车训练**

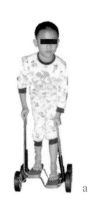

①检查脚踏车各连接点是否连接正常，双轴是否运作顺畅。②患儿双脚平踏相对应的脚踏板，双手扶两侧扶手。③双眼平视前方，缓慢控制向前转动（图 3-110a，b）。

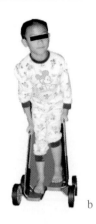

图 3-110　儿童脚踏车训练

目的：提高立位平衡及平衡协调能力，提高双下肢肌力。

∟　跳跳床训练

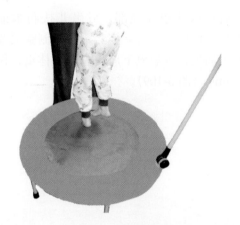

扶患儿站立于跳跳床上，扶或让患儿独自站立，跳跃（图 3-111）。

图 3-111　跳跳床训练

目的：提高踝关节控制能力。

Ⓜ　扶站位和游戏式骨盆控制训练

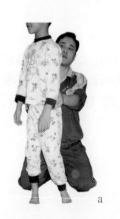

治疗师在患儿背后方，用双手扶住患儿骨盆的两侧，让患儿尽可能站直，使骨盆保持在功能位位置，然后诱导患儿进行骨盆的旋转训练，并施加适当的阻力，令髋部作抗阻力运动（图 3-112a，b，c）。

a

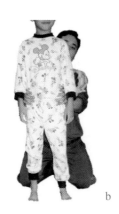

b

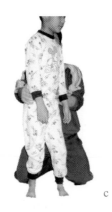

c

**②　站位动态平衡训练**

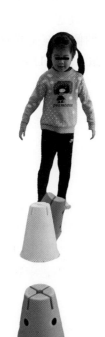

a

患儿会行走后大多都不稳定，我们利用游戏踢障碍物来加强患儿在游戏中完成单腿控制能力与向前迈腿的交互动作出现，以此来提高患儿的控制能力，对改善行走控制能力疗效显著（图 3-113a，b）。

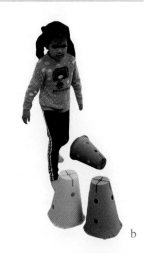

图 3-113　游戏式骨盆控制训练

目的：提高髋关节控制能力，加强行走平衡能力。
注意事项：骨盆回旋训练过程中，双足跟不能离地。

⊙　单膝立位骨盆控制训练

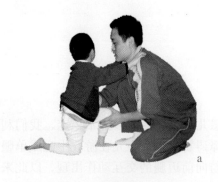

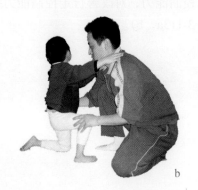

　　患儿取单膝立位，治疗师用手扶持双下肢，防止骨盆向负重侧过度倾斜而失去平衡，可抬起一侧下肢，注意保持屈髋侧下肢的髋、膝、踝三个关节尽可能成90°角度，并保持整个躯干的伸展。为了提高患儿髋关节的控制能力，可以交替予患儿两侧的髋关节或髋屈侧的膝关节一定的推压刺激（图 3-114a，b）。

图 3-114　单膝立位骨盆控制训练

目的：提高髋关节控制能力及负重能力。

Ⓟ 膝立位行走训练

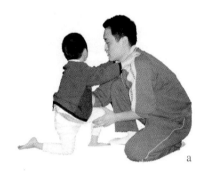

治疗师两手扶患儿的两侧髋部，轻轻地诱导患儿向前移动膝关节，经常反复练习。患儿具有独自进行膝立位行走能力时，让其独自完成（图 3-115a，b，c）。

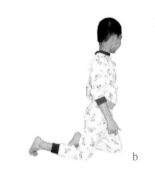

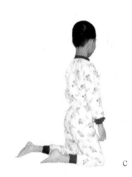

图 3-115　膝立位行走训练

目的：提高髋关节控制能力及负重能力。

注意：如患儿不能完成独自膝立位行走时，也可让患儿扶助行器，做向前推动训练。

Ⓠ 立位姿势控制训练

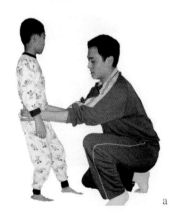

治疗师可以在患儿前方，让患儿纵向站立。治疗师用双手扶住患儿骨盆，诱导患儿身体重心向前、后移动而双脚不离开地面（图 3-116a，b，c）。

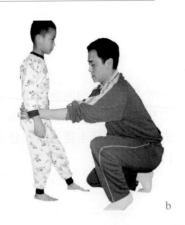
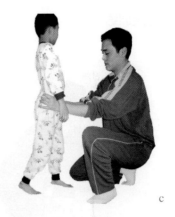

图 3-116　立位姿势控制训练

目的：提高髋关节控制及下肢负重，让患儿学习立位下重心的前后移动，为步行做准备。

Ⓡ　立位平衡板训练

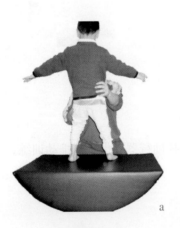

患儿立于平衡板上，双脚间距保持与肩同宽，治疗师以双手轻扶其髋部，治疗师轻轻左右晃动平衡板使患儿重心左右移动，诱导出患儿的体轴回旋向失去重心侧，自行调整保持平衡（图 3-117a，b，c）。

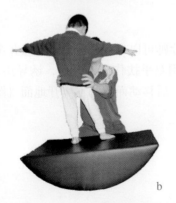
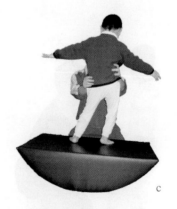

图 3-117　立位平衡板训练

本手技的目的在于提高患儿维持平衡的能力。

注意训练时患儿双眼应平视前方，逐渐诱导其重心的自我控制，速度不宜过快。

### Ⓢ 被动站训练

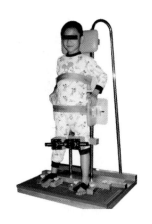

患儿取站位，以宽布带固定胸或腰段；或以宽布带固定双膝，被动固定于立位促通板上，也可固定在暖气片等物体上（图3-118）。

图 3-118　被动站训练

本技法可提高腰部及髋关节的控制能力；提高下肢负重能力。

注意有膝反屈者需在双腘窝处垫支撑物以防膝关节过伸。

### Ⓣ 单膝立位向立位的姿势转换训练

患儿取单膝跪位，首先让患儿身体重心移向前方的屈曲侧下肢，然后诱导患儿身体前倾，将身体的重心移到脚掌前侧，同时身体躯干、腰、骨盆向前方上抬，后面跪位的下肢慢慢伸直向前迈出，使身体呈立位（图3-119a，b，c，d）。

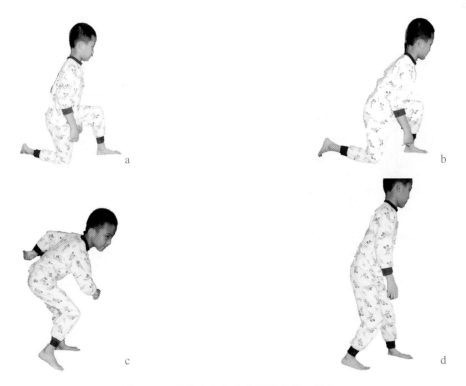

图 3-119　单膝立位向立位的姿势转换训练

本手技的目的在于提高髋关节的控制能力及姿势转换能力。

## 3.9　下肢肌力提高训练

### 3.9.1　腰部肌群训练方法

Ⓐ　桥式运动

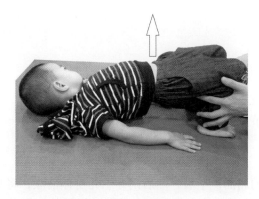

　　患儿仰卧，双腿屈曲，然后抬起臀部，并保持。如图 3-120 所示。

图 3-120　桥式运动

Ⓑ　飞燕式

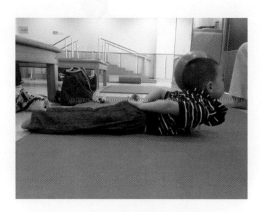

　　患儿俯卧床上，双臂置于身体两侧，双腿伸直，让患儿将头、上肢和下肢向上抬起，如飞燕状。如图 3-121 所示。

图 3-121　飞燕式腰部肌群训练

**ⓒ　捡球-扔球训练**

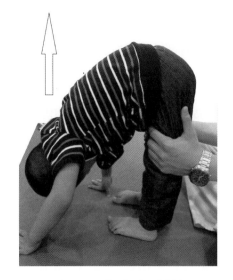

患儿站立，双脚与肩同宽，在患儿双脚前方 10cm 处放置一皮球，在前方 2m 处放置一目标（筐或桶）。让患儿将球捡起，高举过头，并将球扔向目标，在此过程中家长坐于患儿后方，帮助其保持膝关节伸直。如图 3-122 所示。

**图 3-122　捡球 - 扔球训练**

**ⓓ　背滚圆筒训练**

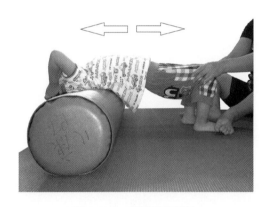

患儿仰卧位，双肩下枕一圆筒，双手抱头，双腿屈曲，家长助其固定双膝、踝关节，让患儿肩、骨盆保持同一水平线，前后滚动圆筒。如图 3-123 所示。

**图 3-123　背滚圆筒训练**

**ⓔ　床边和滚筒上抬起训练**

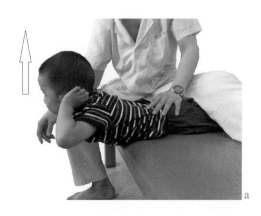

患儿俯卧位，将患儿上半身伸出床外，双手抱头或置于背后，家长助其固定骨盆及下肢，让患儿抬高上半身。如图 3-124a 所示。

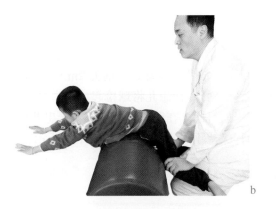

患儿俯卧在滚筒上，促使患儿做伸展躯干运动，通过滚筒的前后移动来加强与减弱患儿的背部伸展动作，也可在患儿前方引导向上抬高躯干来完成背部的伸展力。如图 3-124b 所示。

同时，可以将一皮球放在患儿头部正上方，让其头触皮球以提高患儿训练的积极性。

图 3-124　床边和滚筒上抬起训练

## 3.9.2　腹部肌群训练方法

### A　仰卧起坐

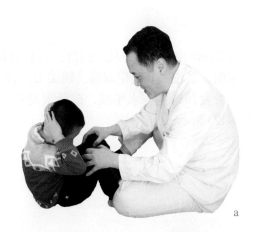

患儿仰卧，双手置于身体两侧或抱头，家长轻压其双膝关节，让其坐起。如图 3-125a，b 所示。

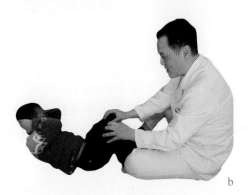

图 3-125　仰卧起坐

### B　仰卧举腿
患儿仰卧，将带声音的玩具置于患儿骨盆正上方，让患儿抬高双腿，踢响玩具。

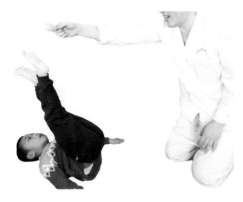

图 3-126 仰卧抬腿

ⓒ 交叉摸脚

患儿仰卧，在其双脚处放置按压会响或闪光的玩具，让患儿坐起，左手触压右脚的玩具或右手触压左脚的玩具，交替进行。

### 3.9.3 下肢肌群训练方法

Ⓐ 抬腿训练

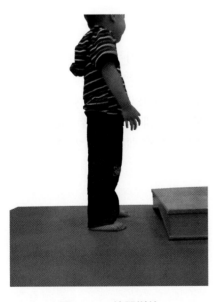

患儿站立位，在双脚前方 10cm 处放置一约 10cm 高的凳子，放一皮球在凳子上，让患儿抬腿提高皮球。如图 3-124 所示。平衡欠佳患儿可手扶固定物。经过一段时间训练肌力提高者，可在小腿处绑一沙袋加强训练（图 3-127）。

图 3-127 抬腿训练

Ⓑ 倒踢皮球训练

患儿站立位，在脚后跟处放置一皮球，让其向后用力踢动皮球。平衡欠佳患儿可手扶固定物。经过一段时间训练肌力提高者，可在小腿处绑一沙袋加强训练。

ⓒ 踢可乐瓶训练

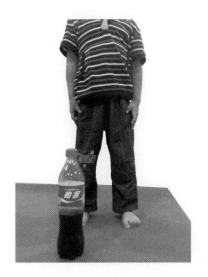

患儿站立位，将一 500ml 的可乐瓶装满清水置于患儿双脚前方、内侧或外侧，让患儿向前、向左或向右踢倒瓶子。如图 3-128 所示。

图 3-128　踢可乐瓶训练

Ⓓ 捡玩具训练

将患儿喜欢的玩具随意扔到地上，并在高处放置一收纳篮，让患儿将玩具捡起放到篮子里。经过一段时间训练肌力提高者，可在肩膀处绑一沙袋加强训练。

Ⓔ 上下楼梯训练

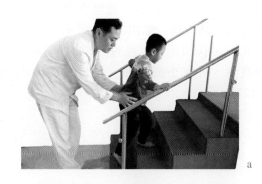

a

患儿站立位，让其单脚交替上下楼梯。平衡欠佳患儿可手扶栏杆。左右下肢肌力不平衡患儿，让其弱侧肢体先上，强侧肢体先下。经过一段时间训练肌力提高者，可在其小腿或腰部绑一沙袋，加强训练（图 3-129a，b）。

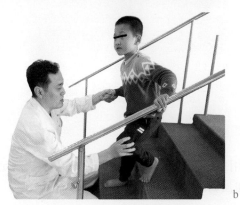

b

图 3-129　上下楼梯训练

**F** 倒走训练

患儿站立位，让患儿向后倒退走路。训练初期可由家长牵着患儿双手，经过一段时间锻炼后，放手让其自行行走。

注意事项：①以上训练需在治疗师的指导下制订符合个体的方案进行家庭康复训练，家长随时反馈患儿训练情况，以便治疗师根据具体情况修改方案。②训练过程避免过度疲劳，注意运动强度，在患儿提出不适时，应停止治疗，并到医院就诊。③训练过程中，应注意适度地表扬患儿，以加强其训练积极性。④在康复训练过程中一定要补充高能量、高维生素、多种微量元素的食物，如牛奶、芝麻糊、多种维生素。维持患儿机体的正氮平衡，利于康复的效果。

在康复训练过程中配合艾灸可以提升训练效果，方法：选择健脾益气补肾壮骨的穴位，神阙、关元、气海、足三里、三阴交、肾腧、命门、脾腧及督脉灸。每周 2～3 次。也可以配合中医食疗调理以提高孩子的肌肉力量，选择健脾益气的食疗，小儿健脾丸、醒脾养儿冲剂、桂附地黄丸、补肾壮骨汤等。还可食用营养八宝粥：青豆（或黑豆）50 克，桂圆肉 10 克，核桃仁 6 个（去皮），薏苡仁 5 克，花生 15 克，芡实 10 克，红枣 15 个（去皮，去核），淮山药 20 克，炒黑芝麻 20 克，粳米 100 克。煲粥，每天早晚可饮一小碗，可以连服 2～3 个月。适于脾胃虚弱、瘦弱、出汗较多、不思饮食、四肢软弱无力的患儿。如有条件最好配合中药浴，有舒经活络，改善肌肉微循环及营养作用，对提高肌力及肌容积有帮助。药浴每次 15～20min，每天 1～2 次。可以全身或局部药浴，水温在 36～37℃。20 天为一个疗程，疗程间隔休息 7～10 天。

## 3.10 行走训练

正常婴幼儿 1 岁左右开始独立行走，这时婴幼儿已能控制自己的部分动作，能够到处走动，也就有了一定的独立性和自主性。正确的行走训练不仅可以帮助患儿尽早探索这个世界，同时对于维持协调的步态，为以后发育的跑、跳等动作打下扎实的基础。

### 3.10.1 行走训练的目的

独立行走，步态协调正常。

### 3.10.2 行走训练的意义

直立行走是人类抗重力伸展姿势达到的最高阶段。能否立位行走、步态是否正常是脑性瘫痪患儿家长最关心的问题。独立行走为患儿以后的生活自理奠定了坚实的基础。

### 3.10.3 独行的发育

独行的正常发育时期 11～15 个月，其发育顺序为：新生儿步行即阳性支持反射和自动步行反射；抑制期，阴性支持反射，下肢屈曲不能持重；移行期，即立位上下跳跃；牵手可迈步走；独走开始，步幅宽，步距少，手抬高，股膝屈伸缺乏连续性；先用足跟着地，再用足尖离地，连续步行；综合步行，上下肢配合协调步行，也称成熟步行。

### 3.10.4 独行的条件

具有两下肢持重能力及立位静态平衡反应；立位动态平衡反应及两下肢交互伸展能力；四爬运动完成良好。

### 3.10.5 行走训练的流程，行走的条件和训练方法

行走训练的流程，行走的条件和训练方法见图3-130，图3-131。

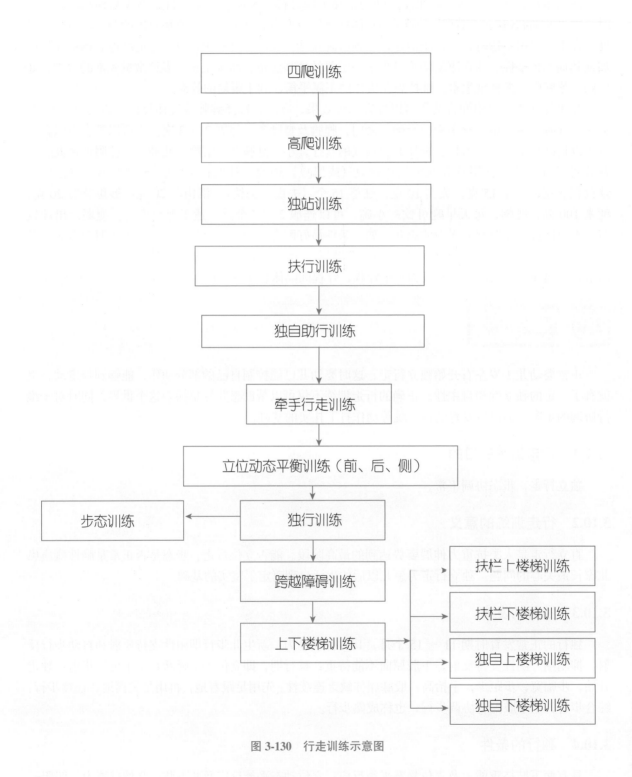

图3-130 行走训练示意图

条件相关因素　　　　　　　　　　　　　　　　　　训练方案与原则

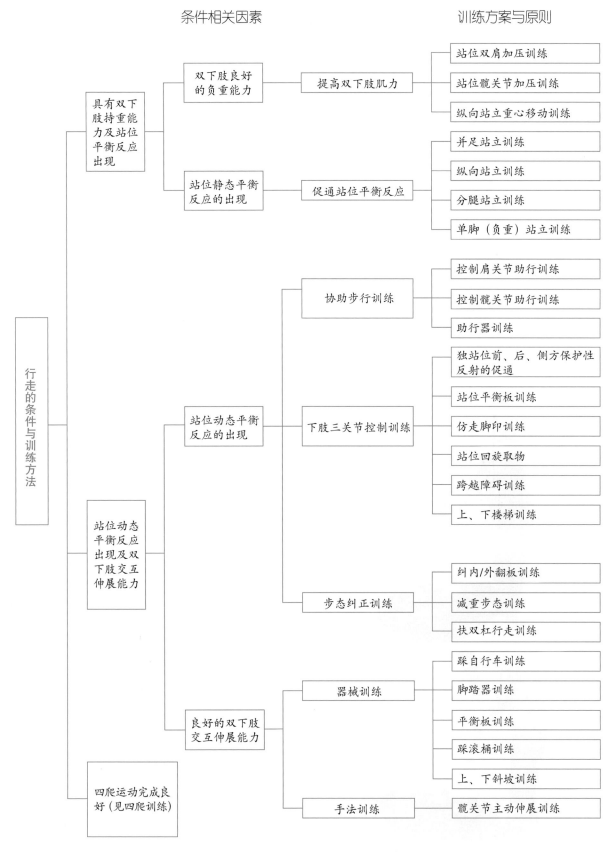

图 3-131　行走的条件与训练方法

下面详细分析上述条件的实现方法，其中四爬运动完成良好已在爬行训练节中有详细描述。

## （一）具有双下肢持重能力及立位平衡反应

在独站训练中我们已叙述了一些提高双下肢负重能力的方法，在这里重点介绍提高立平衡反应的方法：

### Ⓐ　站位加压训练

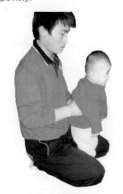

患儿取立位，躯干及下肢保持直立，治疗师以一定压力沿垂直方向反复加压，增加其躯干及下肢的负重感觉（图 3-132）。

图 3-132　站位加压训练

本手技可提高下肢的负重能力，在训练中也可适当加以体轴回旋以提高疗效，力度宜适中。

### Ⓑ　纵向站立重心转换训练

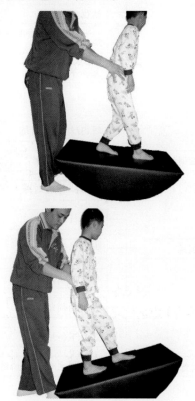

患儿双脚前后分开站立于平衡板上，步距为与肩同宽，身体直立，缓慢摆动平衡板，使重心前后移动（图 3-133）。

图 3-133　纵向站立重心转换训练

本手技的目的在于训练患儿姿势转换能力，提高躯体的平衡协调能力。

ⓒ 并足站立训练

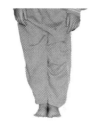

图 3-134 并足站立训练

令患儿双足并拢，足尖向前站立（图 3-134）。

本手技能提高存在扁平足或足外翻的患儿的立位平衡协调能力，但不适用于足内翻患者。

ⓓ 齐肩站立训练

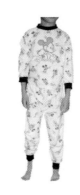

图 3-135 齐肩站立训练

患儿双足向两侧分开，双足之间的距离等同于肩宽，脚尖向前，髋膝关节伸展，呈站立姿势，保持数分钟，为正常站立位（图 3-135）。

ⓔ 分腿站训练

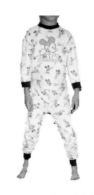

图 3-136 分腿站训练

患儿双足向两侧分开，双足之间的距离大约 2 个肩宽，脚尖向前，髋膝关节伸展，呈站立姿势，保持数分钟，反复训练（图 3-136）。

本手技的目的在于提高髋内收肌肌力，以诱发患儿内收肌主动收缩为宜，双足之间的距离不宜过宽。

**F** 纵向站立训练

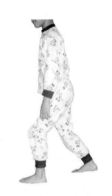

患儿双足前后分开站立，前脚脚尖向前，后脚脚尖斜向外侧，身体保持直立，两脚不能交叉（图3-137）。

图3-137　纵向站立训练

本手技可提高髋膝关节的控制能力。

**G** 弓步站立训练

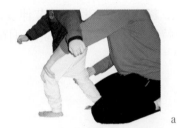

a

在纵向站立的基础上可进行弓步站立训练。患儿在治疗师的帮助下，重心前移至一侧腿负重，两侧交替进行，当患儿髋关节控制能力提高后，可独自进行（图3-138a，b，c）。

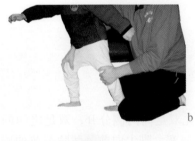

b

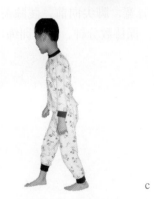

c

图3-138　弓步站立训练

本手技可提高髋膝关节的纵向控制能力及重心转移能力，为行走打基础。

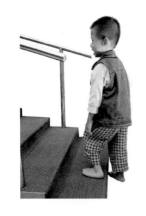

慢慢地患儿就可以独自上下楼梯了（图 3-148）。

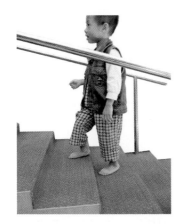

图 3-148　上下楼梯训练

## （三）步态纠正训练

步态训练是行走训练的关键。

所谓步态也就是指我们在走路时所表现出来的姿态。许多运动发育迟缓患儿由于肌肉痉挛、肌张力的异常以及共济失调等症状，在练习行走时会表现出各种各样的异常步态，而这些异常的步态必须在行走训练中不断予以矫正，才有利于患儿行走训练的顺利进行。譬如在痉挛型脑性瘫痪患儿中，由于肌肉痉挛或肌张力异常出现髋、膝以及踝关节的过度屈曲或伸展，并引起患儿身体过于前倾或后仰、下肢僵直或过度屈曲、足外翻背屈或内旋和下垂等情况，在患儿进行行走练习时出现抬腿、跨步以及脚底着地等动作困难。由于患儿对下肢各种动作的控制能力降低以及行走时各种异常步态的出现，影响了患儿对身体平衡性与稳定性的维持。

对于这些异常动作和姿势的矫正，需要训练者或家属分析原因，并针对引起不同肌群肌张力异常的原因制订出相应的训练措施进行矫正。如先让患儿进行牵拉、按摩、理疗等治疗；或在训练者及家属的帮助下让患儿进行伸髋、膝、踝关节的练习；或让患儿在下肢悬空和不接触床面的情况下练习协调的蹬踢动作；或者让患儿先坐在椅子上，练习双腿交替性地向前和向后滑动；或练习双足底平踏地面等。

总之，要逐步对不同部位和不同性质的局部运动障碍进行矫正训练，最终达到整体运动功能的协调和平衡。另外，对于一些控制能力差的患儿，则要侧重患儿对四肢和整个躯体的控制能力的训练。如让患儿练习走直线或在地面上画些脚印让他们按脚印的画线来进行练习；也可让患儿原地练习踏步或摆动上肢等。

Ⓐ 纠内翻步行板行走训练

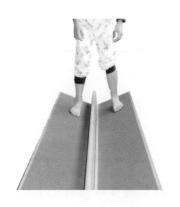

患儿双脚分立于"V"形板上,沿"V"形板走向向前行走(图3-149)。

图 3-149　纠内翻步行板行走训练

本手技可持续牵拉腓肠肌内侧头及胫骨前、后肌,以缓解其痉挛,纠内翻。注意足外翻患儿禁用。

Ⓑ 纠外翻步行板行走训练

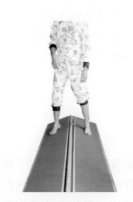

患儿双脚分立于"∧"形板上,沿"∧"形板走向向前行走。双足不能过中线(图3-150)。

注意足内翻患儿禁用。

图 3-150　纠外翻步行板行走训练

Ⓒ 走直线训练

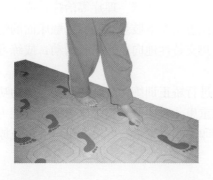

患儿沿直线脚印前行训练(图3-151)。

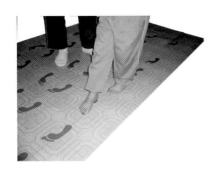

图 3-151　走直线训练

目的：加强下肢三关节控制训练，提高平衡协调能力。

注意：所踩脚印步距应与患儿年龄正常步距相仿。

▶　减重步态训练器

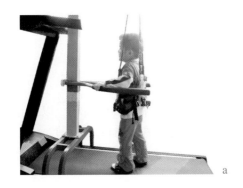

①根据患儿的体重及需减少的负荷量，调整吊带的高度；②根据患儿行走的能力，确定踏板移动速度，并根据患儿的适应性，速度逐渐递增；③患儿双手扶扶手，随着踏板的移动，向前迈步行走；④训练师必要时可扶其双足，调整行走的姿势。训练师在旁监护下进行（图3-152a，b）。

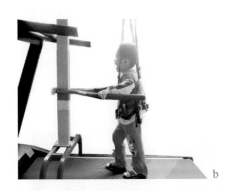

图 3-152　减重步态训练器

目的：促双下肢向前迈步出现，建立正常的步行、步态模式，纠正异常的步态模式。

注意：①行走时注意吊带是否牢固；②注意踏板移动速度不宜过快；③必须有训练师在旁监护下进行。

**E 纠外八字步态训练**

患儿沿呈内八字形脚印前行，以纠正患儿外八字步行模式（图 3-153a，b，c）。

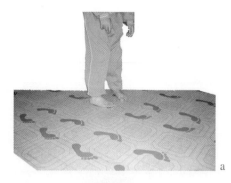

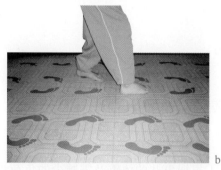

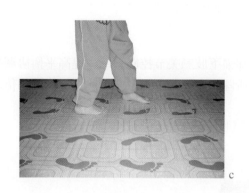

图 3-153 纠外八字步态训练

**F 纠内八字步态训练**

患儿沿呈外八字形脚印前行。以纠正患儿内八字步行模式（图 3-154a，b，c）。

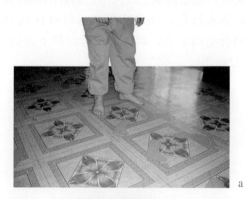

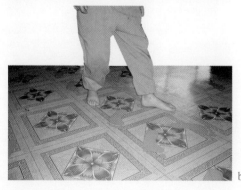

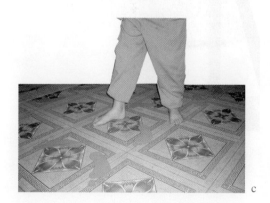

图 3-154 纠内八字步态训练

注意进行纠正内 / 外八字训练时所踩脚印步距应与患儿年龄的正常步距相仿。

## 3.11 异常姿势控制的训练

所谓异常姿势就是患儿身体的各种姿势异常，稳定性差，在运动或静止时姿势别扭，多见于大脑受损伤的病例中，尤其以小儿脑瘫最为多见。异常姿势的控制是物理治疗中第一重要的因素，只有解除了这一束缚正常运动发育的枷锁，婴幼儿的发育才能真正步入正轨。

### 3.11.1 异常姿势控制训练的目的

用正常的卧位姿势、坐位姿势、爬行姿势、跪位姿势、站位姿势来置换异常的动态或静态姿势，达到促进大运动的正常发育。

### 3.11.2 异常姿势控制训练的意义

患儿家长能否认识、能否接受、能否坚持保持儿童最长时间的居中对称的正常姿势；在日常生活活动中，家长能否使患儿保持较久的正常的卧姿、坐姿、跪姿、走姿，是康复的关键。所以姿势矫正训练其意义重大。

以下是异常姿势控制训练的方法

#### 1. 头部异常姿势的矫正

许多患儿常会使头向后仰，双肩向后缩，这种异常姿势的矫正不能用将手放在患儿脑后硬拉回来的方法，这样不但不能起到矫正的作用，反而会更加强化这种异常姿势。

头后仰纠正方法

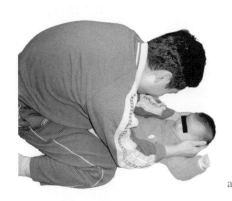

脑性瘫痪患儿常会使头向后仰，双肩向后缩，这种异常姿势的矫正不能用将手放在患儿脑后硬拉回来的方法，这样不但不能起到矫正的作用，反而会更加强化这种异常姿势。

a

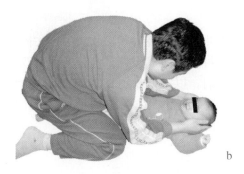

治疗师用双手贴在患儿头的两侧，往上方使其颈部牵引，同时可用前臂压住患者双肩，以增加拉力，逐渐纠正头后仰（图 3-155a，b）。

b

**图 3-155** 头后仰纠正方法

### 2. 异常坐位姿势的矫正

痉挛型脑性瘫痪患儿常取跪坐位或 W 型坐位，这是一种异常的坐位姿势，应给以矫正（图 3-156a，b）。

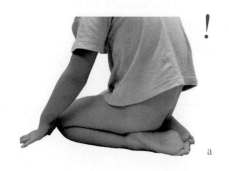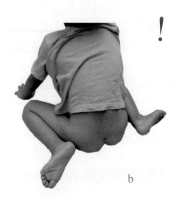

图 3-156　痉挛型脑性瘫痪儿的异常坐位姿势

正确的坐位姿势应该是先让患儿弯曲髋关节后再坐，训练者将患儿双下肢轻轻分开且外旋，使身体向前屈促使髋关节屈曲。不少患儿常伴有膝关节屈曲，影响坐位稳定，可用手将其下肢压直，使其学习正确的坐位姿势，保持长坐位。

Ⓐ　痉挛型脑性瘫痪患儿正确的坐位姿势

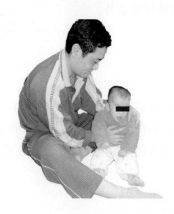

治疗师立于患儿一侧，用一手绕过患儿颈部扶其另一侧肩部，再用手和前臂向前方推，以控制头部回到正中位（图 3-157）。

图 3-157　痉挛型脑性瘫痪患儿正确的坐位姿势

Ⓑ　弛缓型脑性瘫痪患儿正确的坐位姿势

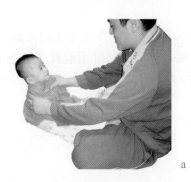

患儿全身肌肉过于松软，头无法固定在正中位。将患儿扶成坐位，训练者可用双手抓住患儿双肩，以大拇指顶在其胸前而将肩膀往前拉，给患儿较大的稳定性协助其抬头，保持头的正中位（图 3-158a，b）。

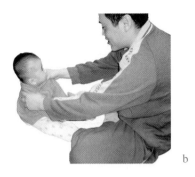

图 3-158　弛缓型脑性瘫痪患儿正确的坐位姿势

ⓒ　手足徐动型脑性瘫痪患儿坐位姿势训练

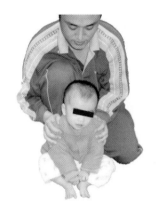

手足徐动型脑性瘫痪患儿坐位姿势常表现为髋关节过度伸展，但两腿伸直、分开，同时头部后仰，肩部向后伸，上肢上举，以致无法用双手支撑身体。训练时可将患儿两腿并拢、屈膝使患儿坐下，训练者从患儿背后握住患儿双肩，使其肩膀向前内方旋转，这样双手便可放到身前，患儿可运用双手做支撑动作或抓握物体（图 3-159）。

图 3-159　手足徐动型脑性瘫痪患儿坐位姿势训练

3. 上肢异常姿势的矫正

Ⓐ　痉挛型脑性瘫痪患儿上肢后伸异常姿势的矫正

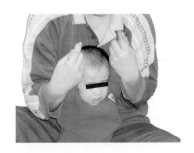

痉挛型脑性瘫痪患儿典型屈曲模式表现为头部前屈，两臂在肩部内旋，肘、腕关节及指关节均呈屈曲位。这时可将患儿手臂抬高，伸展肩和肘关节，做外旋动作训练（图 3-160）。

图 3-160　痉挛型脑性瘫痪患儿上肢后伸异常姿势的矫正

**Ⓑ** 前臂屈曲痉挛的脑性瘫痪患儿上肢异常姿势的矫正

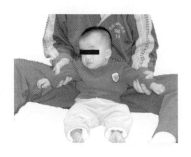

对前臂屈曲痉挛的患儿，如强硬拉起前臂时则可使患儿手臂变得更加屈曲。训练者应将手放在患儿肘关节下方来扶持患儿手臂，轻拉伸直肘关节，同时做内旋、外展的摆动动作以缓解肌紧张（图 3-161）。

图 3-161　前臂屈曲痉挛的脑性瘫痪患儿上肢异常姿势的矫正

**Ⓒ** 手足徐动型脑性瘫痪患儿上肢异常姿势的矫正

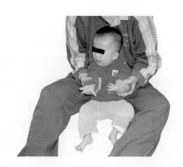

患儿常出现头部后仰，肩部和手臂外展，而且常伴有髋部过度伸展，训练者用手握住患儿两上臂，在将患儿双臂放到身前的同时，使患儿双肩关节内旋，身体背靠训练者，然后，再将患儿的双臂慢慢上抬，但不超过肩关节水平位（图 3-162）。

图 3-162　手足徐动型脑性瘫痪患儿上肢异常姿势的矫正

**4.** 下肢异常姿势的矫正

**Ⓐ** 痉挛型患儿下肢异常姿势的矫正

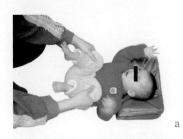

痉挛型患儿常表现为下肢硬性伸展、内收、交叉、尖足的异常姿势，矫正时绝不能握住踝关节用力强拉，这样反而会加重。

a

正确的方法：

①治疗师握住患儿的双膝关节向上屈腿，当髋关节屈曲时，腿就会被轻轻分开，然后固定牵拉数分钟，每日训练 4 ~ 5 次，能缓解内收肌的痉挛（图 3-163a，b）。

b

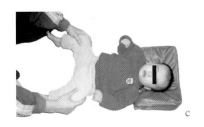

②伸展双腿：当患儿双腿分开后，治疗师轻轻使患儿屈曲的膝关节牵拉呈伸展位并固定数分钟（图 3-163c）。

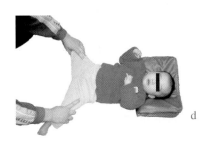

③保持双腿充分分开，使痉挛的内收肌得到缓解，使挛缩的腘绳肌得到有效的牵拉（图 3-163d）。

图 3-163 痉挛型患儿下肢异常姿势的矫正

#### Ⓑ 痉挛型患儿足部异常姿势的矫正

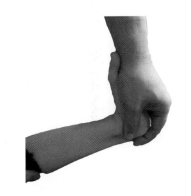

痉挛型脑性瘫痪患儿双下肢腓肠肌痉挛，尖足明显，足主动背屈受限，矫正时不要强行牵拉足踝，先将下肢外展，足充分背屈，使足趾保持背屈状（图 3-164）。

图 3-164 痉挛型患儿足部异常姿势的矫正

### 5. 手的异常姿势的矫正

痉挛型脑性瘫痪患儿典型的手姿势是手腕屈曲、拇指内收、手指紧握在一起。矫正时不应该直接拉开大拇指而使手腕伸展，这样不仅会使手腕和手指更弯曲，而且易导致拇指关节的拉伤。

正确的方法：

（1）伸直上肢：治疗师握住患儿的双肘，向前拉并外旋其双上肢。

（2）张开手：握住患儿的双手，使其手掌与拇指分开，然后屈患儿的腕，同时将双手慢慢打开。

（3）有些脑性瘫痪患儿由于伸肌痉挛使手指不能抓握，训练时可借助一些大小适中、轻重适当、容易抓握的玩具来让患儿练习抓握。抓握时，诱导患儿五指伸开，均匀用力，抓握后再慢慢放下，反复练习。

（4）有的患儿由于原始的握持反射不消失，拇指长时间紧握在手掌内，不能主动外展，从而影响手的功能。训练时，训练者可用手轻揉大鱼际肌，并把大拇指稍用力向外推，连续几次后，再诱导患儿拇指向上翘，在训练过程中可先把患儿其余四指握住，再诱导患儿拇指外展，反复进行。

①使上肢保持充分的伸展位，治疗师握住患儿肘关节以上的部位轻轻外旋、外展（图3-165）。

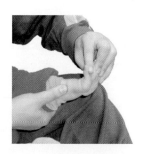

图 3-165　手的异常姿势的矫正（一）

②握住患儿的手，使其手掌与拇指分开，然后轻屈患儿的手腕，同时将双手慢慢打开（图3-166）。

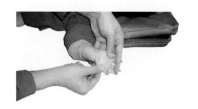

图 3-166　手的异常姿势的矫正（二）

### 6. 异常步态的矫正

许多运动发育迟缓患儿步态异常，应注意在纠正异常姿势的同时，纠正异常步态。如患儿有交叉步态可用外展步行板训练，步幅异常可用平行梯子训练。总之异常步态矫正应着眼于步行之前的预防，如防止尖足形成、防止异常站立姿势等。不应在正确站立及爬行之前，过早地使患儿勉强行走。

## 3.12　脑瘫患儿康复实例训练与解析

### 3.12.1　不随意运动型脑性瘫痪

病例基本情况：患儿男，1岁，出生时有高胆红素脑病史，生后3个月发现不能竖头，易紧张，常有不对称姿势，考虑"缺钙"，予补钙治疗后无明显疗效。1岁人来我科就诊。现患儿不能竖头、翻身、坐，存在手足徐动，肌张力不稳定，易紧张。GMFCS为V级（图3-167）。

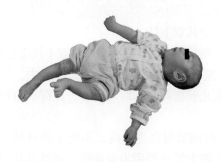

主要障碍：

（1）大动作：不能竖头、翻身、坐，不能完成肘、手支撑。

（2）精细动作：双手不能主动抓物，不能居中活动。

（3）异常姿势及姿势反射：紧张时存在角弓反张模式，存在ATNR，手足徐动。

（4）平衡及立直：颈立直、坐位立直未建立。

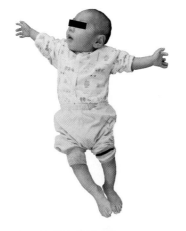

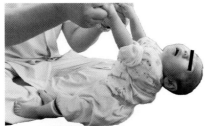

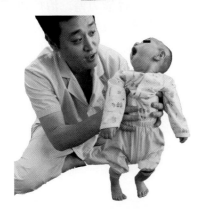

（5）肌张力：四肢及躯干肌张力不稳定。

（6）肌力：四肢肌力Ⅲ级。

（7）关节活动度：放松状态下各关节活动度正常。

（8）伴随障碍：伴有咀嚼及吞咽障碍。

近期目标：抑制 ATNR，促通竖头。

远期目标：缓解手足徐动，促通坐位立直及平衡，促通手眼协调出现。

图 3-167　不随意运动型脑性瘫痪

运动训练方案

Ⓐ 仰卧位拉起训练

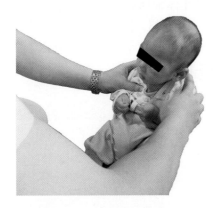

仰卧位拉起训练：因患儿肩胛带紧张，治疗师双手控制患儿双肩缓慢拉起，引导患儿做出向上抬头居中的动作，在躯干与床面45°角时可做短暂停留，加强患儿对头的控制（图3-168）。

图 3-168　仰卧位拉起训练

Ⓑ 俯卧位头控训练

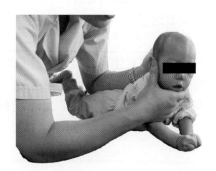

图 3-169　俯卧位头控训练

俯卧位头控训练：患儿头控能力差，治疗师帮助其完成俯卧位头的上下左右回旋运动来提高患儿俯卧位头的控制（图 3-169）。

Ⓒ 上肢支撑训练

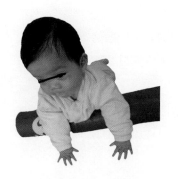

图 3-170　上肢支撑训练

该患儿上肢支撑能力差。治疗师可用滚桶于其胸部进行支撑，减少身体重力给上肢带来的负荷，以利于头控能力的提高（图 3-170）。

Ⓓ 体轴回旋训练

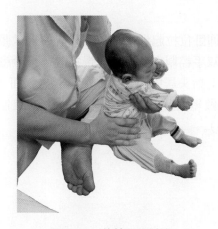

图 3-171　体轴回旋训练

该患儿体轴回旋能力差。治疗师可一手固定患儿一侧腰部，另一手固定患儿同侧肩部，向对侧旋转患儿躯干，以提高患儿体轴回旋能力（图 3-171）。

**E** 抱球姿势训练

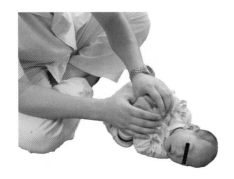

图 3-172　抱球姿势训练

该患儿存在不对称姿势，治疗师辅助患儿完成双手抓握双足，采取抱球姿势，促进四肢对称性屈曲及仰卧位平衡反应，抑制不对称姿势及异常伸展模式（图 3-172）。

**F** 患儿头控训练

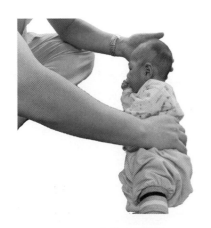

图 3-173　患儿头控训练

该患儿头控能力差，不能完成翻身。治疗师一手辅助患儿头部控制，另一手辅助患儿躯干旋转，予患儿在体轴回旋的情况下，获得头部控制的感觉，以提高其头部的控制能力及翻身能力（图 3-173）。

### 3.12.2　痉挛型四肢瘫

基本情况：患儿女，10 个月大，系第 2 胎第 2 产，出生时有早产及严重窒息史，生后 4 个月家长发现患儿头常后仰，四肢紧张，未重视及诊治。至 9 个月开始诊治，诊断脑性瘫痪（痉挛型四肢瘫）。现 10 个月，可竖头，俯卧位能抬头至 90°，左右回旋能力差，肘支撑完成欠佳，仅能翻身至侧卧位，不能完成手支撑，可撑手坐片刻；双手握拳、拇指内收，不能主动伸手抓物，反应迟钝。GMFCS 为 V 级（图 3-174）。

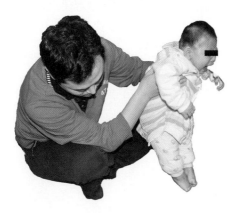

**1.　主要障碍**

①大运动：不能完成翻身，不能完成独坐。

②精细动作：双手不能主动抓物。

③异常姿势及姿势反射：存在头后仰，存在双下肢硬模式，表现为双下肢交叉、尖足；存在双上肢前方跪位伸展支撑模式，表现为肩关节内旋、后伸。

④平衡及立直：颈立直、坐位立直未完善。

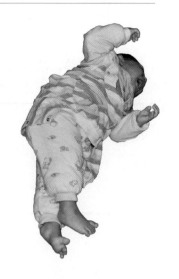

⑤肌张力：四肢肌张力增高，达2级（改良 Ashwort 分级）。

⑥肌力：四肢肌力Ⅲ级。

⑦关节活动度：四肢关节活动度差。

⑧伴随障碍：伴有咀嚼及吞咽障碍。

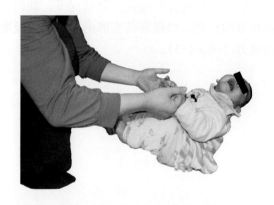

**2. 康复目标**

近期：抑制异常姿势，降低肌张力，促翻身及坐位立直平衡建立。

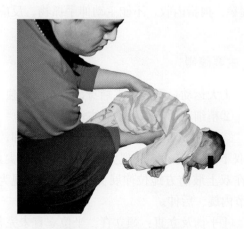

图3-174　痉挛型四肢瘫

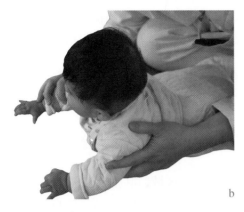

图 3-187　TLR 反射整合

向前的反射多表现头控差，颈部肌力低下，上肢无力，整合时多采用俯卧位姿势锻炼头的控制与上肢的支撑，促进脊柱的伸展（图 3-187b）。

目的：锻炼患儿的平衡与协调能力

Ｆ　侧弯反射整合

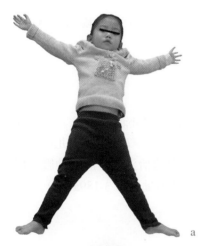

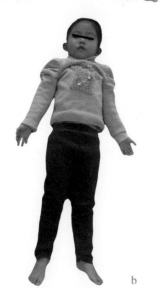

图 3-188　侧弯反射整合

患儿取仰卧位于床上，引导患儿做四肢伸展与收拢的动作，像滑雪的孩子，降低因四肢的伸展与收拢带来背部的不对称侧弯反射出现（图 3-188a，b）。

目的：侧弯反射多会表现在手足徐动型，共济失调型，肌张力不稳定等脑损伤患儿，多表现坐不稳，刺激背部会有向一侧弯曲。整合不对称的反射对患儿坐立，爬行，站立，包括对膀胱控制为主要目的。

## 3.13　脑瘫患儿的核心稳定性训练

核心部位指的是肩关节以下、髋关节以上，包括骨盆在内的区域，其主要功能是维持脊柱和髋关节的稳定性，在运动过程中帮助产生和传递能量，并从大关节传送到小关节。核心肌群主要由腰、腹、骨盆、髋关节周围相关肌肉构成，包括腹横肌、腰方肌，腹内、外斜肌，腹直肌、竖脊肌、多裂肌和臀部肌肉等。

核心稳定性是核心肌群对腰 - 骨盆 - 髋结构活动的控制能力。核心稳定性训练能够提高人体在非稳定下的控制能力，增强平衡能力和增强运动能力。良好的核心稳定性有利于患儿四肢运动的发育，根据小儿的运动发展规律，从近端到远端的发育，及中枢侧向末梢侧发育。如上肢的功能是先获得肩胛带的稳定性以后，手的精细动作才得以发育，下肢的功能是在取得髋关节的稳定性以后，足的运动才得以发育。

因此，在运动发育迟缓的患儿中，核心稳定是患儿获得步行等大运动功能的基础，并对步行的稳定性及协调性起着不可或缺的作用。

患儿俯于 Bobath 球上，治疗师用胸腹部抵压住患儿下肢，双手托住患儿胸腹部，辅助并鼓励患儿主动抬头、挺胸、伸腰，以训练患儿腰部的伸展力量（图 3-189a，b）。

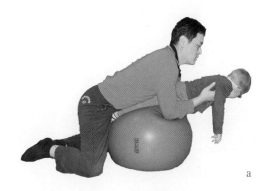

a

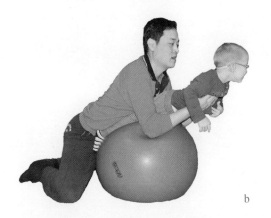

b

图 3-189　腰部伸展力量训练

续表 4-1

| 功能性活动 | 自我照顾活动 | 相关的活动 | 休闲活动 | 家务活动 |
|---|---|---|---|---|
| 握持和携物运动 | 学习进食与营养 | | | 整理清洁床褥洗涤、晾干、烫熨、储 |
| 提举和放置运动 | 学习安全转移或移动 | | 学习如何设定目标 | |

## 4.3 肩关节训练

### 1. 目的

提高肩胛带肌群的肌力，改善肩关节的活动度。提高双上肢精细动作稳定性、协调性。

### 2. 意义

双手抓物、取物、穿脱衣服、解系纽扣、用勺用笔等生活自理的精细动作完成，必须依靠肩、肘大关节的活动能力、自主控制能力。因此肩关节的活动训练是精细动作良好完成的前提。

### 3. 方法

Ⓐ 肩关节的负重训练

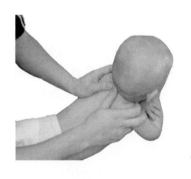

a

让运动发育迟缓患儿以肘支撑进行三维加压的训练以提高肩关节的负重能力（图 4-1a）。

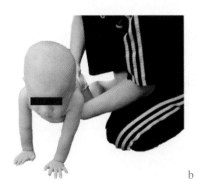

b

家长也可以双手托起患儿双下肢及腰臀部，让患儿俯卧位，练习用双手支撑行走，以更好地提高肩胛带的自主控制能力（图 4-1b）。

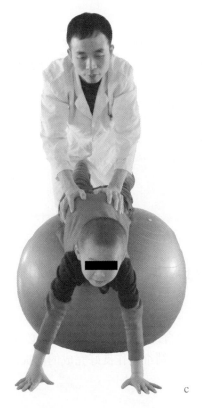

将患儿俯卧位趴在 Bobath 球上，治疗师双手扶住患儿的髋关节，并做向前俯冲的动作，鼓励患儿双手撑地负重。治疗师可根据患儿的具体情况调整其俯冲的角度和力度，此方法用以锻炼患儿肩关节的负重能力，同时对于手部的感知觉及压力感受器起到刺激作用（图 4-1c）。

图 4-1　肩关节的负重训练

Ｂ　肩关节活动训练

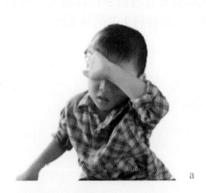

治疗师让患儿进行主动或被动的肩关节上举外展训练，相似于用手背去摩擦前额部，由内向外，反复多次练习（图 4-2a）。

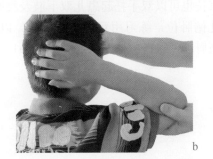

对肩关节活动障碍者，治疗师可让患儿进行主动或被动的肩关节上举训练，相似于用手从头后侧去摸对侧耳朵的动作（图 4-2b）。

图 4-2　肩关节活动训练

肩关节活动障碍的患儿，可进行肩关节充分的内收与外展的主、被动训练，以增大肩关节的活动范围。有持久强烈的肩关节内旋内收位异常姿势的患儿训练时需进行主动或被动的肩关节外旋、外展训练。也可让患儿做双臂伸直、外展后伸动作，利用拉锯、投篮与传球动作进行肩关节的屈伸训练。

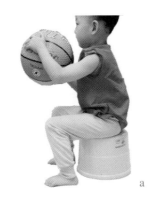

利用传球动作进行肩关节的屈伸训练（图4-3a）。

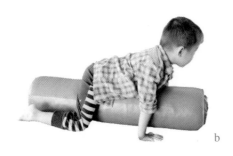

让患儿俯卧在滚筒上，双手交替支撑，做向前、向后爬行的动作（图4-3b）。

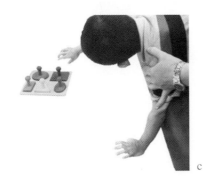

让患儿俯卧在滚筒上，一手支撑于地面上，并在支撑臂的肩部施以适当的压力，另一手从事某一作业活动（图4-3c）。

图4-3  肩关节的屈伸训练

ⓒ  肩关节牵拉训练

可利用吊环、单杠、拉力器等器材，对患儿进行肩胛带、肩关节的牵拉训练，以提高肩胛带肌群的肌力（图4-4）。

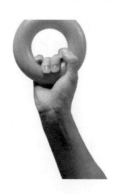

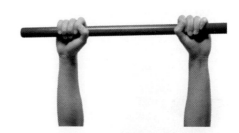

图 4-4 肩关节牵拉训练

（1）肩关节后伸内旋异常姿势（图 4-5）的矫正（图 4-6）

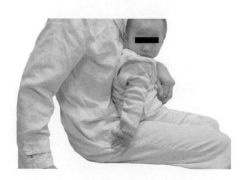

可让肩关节后伸内旋的患儿取坐位，稳定其髋关节，引导其伸展上肢做前屈外旋动作，鼓励主动动作，不能完成时由治疗师进行辅助（图 4-5，图 4-6）。

图 4-5 肩关节后伸内旋异常姿势

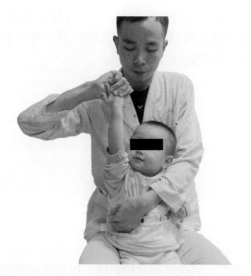

图 4-6 肩关节牵拉训练

（2）肩关节内收内旋异常姿势（图 4-7）的矫正（图 4-8）

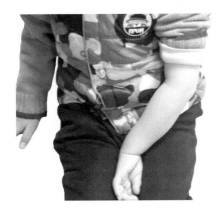

图 4-7　肩关节内收内旋异常姿势

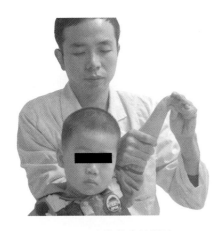

图 4-8　肩关节牵拉训练

肩关节内收内旋的患儿可让治疗师或家长坐在其身后，呈稳定坐位，一只手固定肘关节，保持肘关节伸展位，另一只手牵拉腕关节至背伸位，引导患儿做外展外旋动作（图 4-8）。

## 4.4　肘关节训练

### 1. 目的

增大关节活动度，提高患儿对肘关节的自主控制力。矫正肘关节的屈肌痉挛，达到关节的屈伸、旋前、旋后功能正常为目的。

### 2. 意义

没有正确的上肢粗大运动功能的患儿是不可能完成手的精细功能的。所以首先进行粗大运动技能的训练，直到能很好地维持精细运动的进行。同时给患儿提供手部不同感觉体验机会，并加强对手、眼的认知训练。

### 3. 方法

**Ⓐ 肘关节的屈伸训练**

治疗师帮助患儿进行被动或主动的肘屈曲与肘伸展训练，训练的力度逐渐增大，关节屈、伸的幅度逐渐加大，屈曲与伸展训练的次数逐步增多。对痉挛型脑性瘫痪患儿和运动发育迟缓患儿则应以肘关节伸展训练为主。

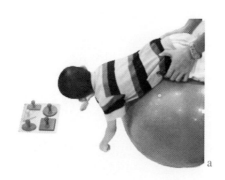

让患儿俯卧在 Bobath 球上，肩胛带前伸，伸肘取物，或手握一硬的形状嵌板主动其诱导肘屈曲位向肘伸展位触碰桌前方某一目标（图4-9a）。

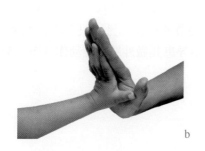

对年幼患儿，可将其抱坐于腿上，让其肘关节充分伸展，伸手去推治疗师的手掌，注意训练过程中要保持坐位姿势稳定（图4-9b）。

图 4-9　肘关节的屈伸训练

**Ⓑ 肘关节负重训练**

肘关节屈曲位挛缩的负重训练

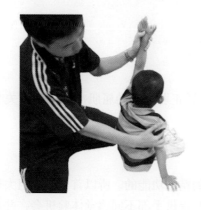

患儿取坐位，治疗师位于患儿体侧，用一只手通过掌心握住患儿的手，将这侧上肢拉至外展45°，用另一只手辅助患儿使其屈曲的肘关节充分伸展，然后用辅助其肘关节的那只手，握住手的拇指，使拇指伸展并外展，其余四指伸展平放在患儿体侧的台子上，最后将对侧上肢抬起，使重心移向支撑侧的上肢，以增加屈曲的肘关节的负重（图4-10）。

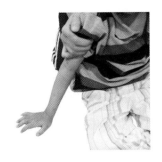

**图 4-10　肘关节屈曲位挛缩的负重训练**

© 肘关节屈曲肌力训练——肘关节相关肌肉力量训练

　　肱二头肌、肱肌、肱桡肌是屈肘动作中重要的肌群，这三块肌肉的力量影响了屈肘动作的完成，因此，锻炼这三块肌肉非常重要。

　　（1）肱二头肌训练方法

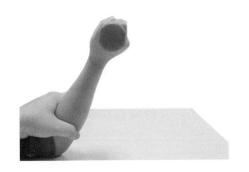

　　　　　　　　　　　　　　　　　　让孩子坐在椅子上，双下肢尽量放松，肘关节放置在桌面上，掌心朝上，使其前臂呈旋后位。治疗师坐在孩子对面，固定肘关节，让他抓住好拿的物品屈曲肘关节，这个动作可以锻炼孩子的肱二头肌肌力，在操作的时候注意肘关节的位置不要离开桌面，根据患儿能力逐渐增加重量，随时给予纠正（图 4-11）。

**图 4-11　肘关节屈曲肌力训练**

　　（2）肱桡肌训练方法

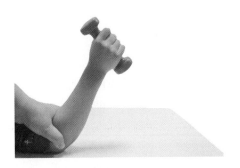

　　　　　　　　　　　　　　　　　　坐位同（肱二头肌），固定肘关节，使其前臂呈中立位，拇指朝向自己，让孩子屈肘，这个动作可以锻炼其肱桡肌的力量（图 4-12）。

**图 4-12　肘关节屈曲肌力训练**

（3）肱肌训练方法

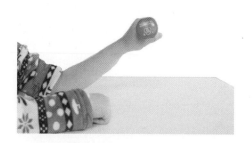

图4-13　肘关节屈曲肌力训练

坐位同（肱桡肌），固定肘关节，掌心朝下，使其前臂呈旋前位。抓住重物，屈肘，这个动作可以锻炼肱肌的肌力（图4-13）。

（4）肘关节肌力训练

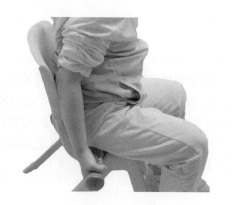

图4-14　肘关节肌力训练起始位

患儿取坐位，双下肢放松，上肢自然下垂于体侧，防止肩关节外展，上臂不能移动代偿，肘关节伸直位屈曲至最大。肌力Ⅱ级时进行抗自身重力训练，肌力达到Ⅲ级以上时可逐渐进行抗阻力训练；此方法可以锻炼屈肘肌群，还可以锻炼肘关节的屈伸协调性（图4-14，图4-15）。

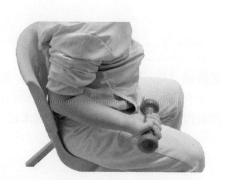

图4-15　肘关节肌力训练终止位

Ⓓ 推物伸肘肌力训练

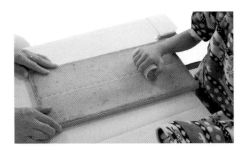

图 4-16　推物伸肘训练法

患儿取坐位，将圆柱棒放在靠近患儿的一侧，让患儿通过伸肘的方式将圆柱棒推到治疗师方向伸肘向前推，可逐渐增加难度，此方法可以改善上肢伸肌肌力及协调性，注意肩关节耸肩代偿（图 4-16）。

Ⓔ 手屈曲挛缩牵拉训练

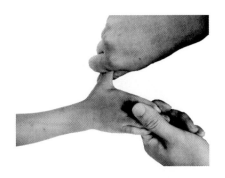

图 4-17　手屈曲挛缩牵拉训练

治疗师首先对患儿手背部由尺侧向桡侧轻轻敲击，待手部张力稍缓解后，治疗师用一只手握住患儿拇指向外牵拉，另一只手握住其余四指，使其伸展（图 4-17）。

## 4.5　前臂训练

目的：矫正前臂旋前屈曲痉挛，提高其生活自理能力。 旋后对许多运动发育迟缓的患儿都比较困难，因为前臂旋后障碍常伴有躯干及其他上肢关节的异常姿势；前臂旋后功能不能完成或者旋后功能完成得不充分直接影响患儿的日常生活。

Ⓐ 旋前旋后被动训练

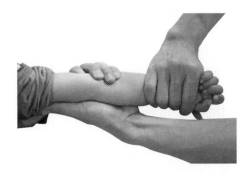

图 4-18　旋前旋后被动训练——固定肘关节

患儿取坐位，治疗师或家长坐在孩子对面，一只手固定住孩子的肘关节（图 4-18），另一只手握住患儿前臂远端尽量屈曲肘关节至生理最大角度（图 4-19），再将患儿前臂旋后至最大生理角度（图 4-20），环转 7～10 次。早期进行被动牵拉时注意关节运动时动作缓慢、均匀，根据患儿情况逐渐扩大关节活动范围，注意防止过度活动造成损伤。

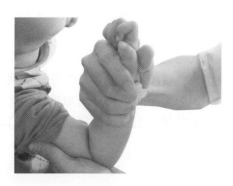

**图 4-19　旋前旋后被动训练——屈曲至最大生理角度**

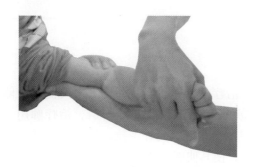

**图 4-20　旋前旋后被动训练——旋后到最大生理角度**

Ⓑ　前臂旋后辅助主动训练

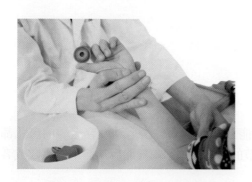

**图 4-21　前臂旋后辅助主动训练**

患儿取坐位，治疗师坐在患儿对面固定其肘关节，积木放置在患儿的前方正中位，鼓励患儿从前臂旋前位独立拿取积木，运动至前臂旋后位，将积木放置在碗里。必要时给予帮助，注意在肘关节屈曲位比较好诱导出现前臂旋后姿势（图 4-21）。

Ⓒ　前臂旋后主动训练

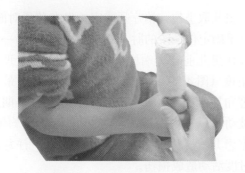

**图 4-22　前臂旋后主动训练**

患儿取坐位，上肢自然下垂于体侧，防止肩关节代偿，肘关节屈曲 90°，使木棒与地面垂直（图 4-22），用语言引导患儿前臂旋后，使木棒尽量与地面平行（图 4-23）。治疗师可根据患儿具体能力，增加木棒配重。

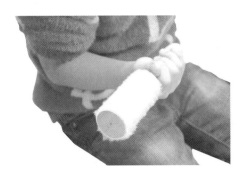

图 4-23 前臂旋后主动训练

▶ 肘关节旋前、旋后训练

患儿通过拧开房门的把手进行前臂旋后、旋前的主动训练，反复多次，会取得更佳的效果（图 4-24）。

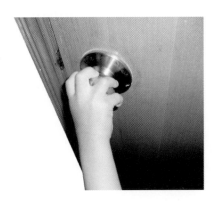

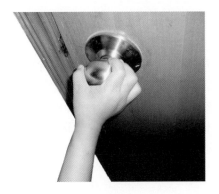

图 4-24 前臂旋前、旋后训练

## 4.6 腕关节训练

**1. 目的**

增加腕关节的灵活性，改善垂腕。

**2. 意义**

进行复杂的精细运动，腕关节必需能在各个方向活动。腕关节不稳定及不灵活直接影响手技巧及手部精细运动的质量与速度。

**3. 方法**

Ⓐ 腕关节背伸训练

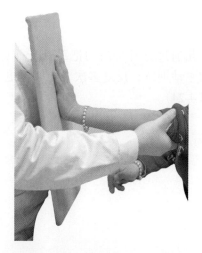

方法一：患儿取坐位，患儿面前可放置以平面物品，治疗师将其肘关节伸展固定，要求患儿全手掌接触平面，并对平面施以压力。此方法可以牵伸腕关节掌屈肌群（图 4-25）。

图 4-25 腕关节背伸训练——平面施压

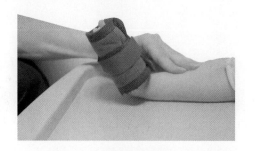

方法二：患儿取坐位，由治疗师或家长固定前臂远端，以防止前臂移动代偿；掌心朝下，鼓励孩子进行腕背伸，治疗师的另一只手可根据具体情况增减负重（主动运动）进行背伸，提高腕关节背伸肌群的肌力（图 4-26）。

图 4-26 腕关节背伸训练——负重

**B** 腕关节掌屈肌力训练

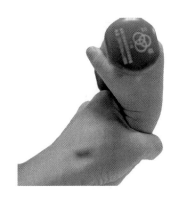

图 4-27　腕关节掌屈肌力训练

方法一：患儿取坐位，肘关节屈曲，治疗师固定患儿前臂远端，使其掌心朝上，握住小哑铃，在腕背伸位引导患儿做掌屈动作，提高掌屈肌力（图 4-27）。

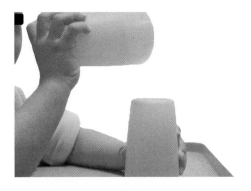

图 4-28　腕关节掌屈肌力训练

方法二：患儿取坐位，在患儿前方放置套杯，腕关节在背伸位将其套杯套入目标，肘关节不离开治疗平面。此方法可以增加腕关节掌屈灵活控制性（图 4-28）。

**C** 腕关节环转训练

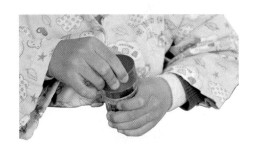

图 4-29　拧瓶盖

（1）拧瓶盖

患儿取坐位，环状抓握瓶盖，顺时针方向转动到终点后再逆时针方向转动，此法可以提高腕关节的灵活性，通过拧开和拧紧，控制物品，建立独立性和自信心（图 4-29）。

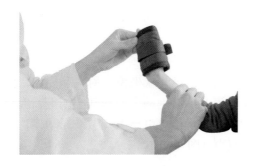

图 4-30　腕关节环转训练

（2）腕关节环转训练

患儿取坐位，肘关节固定且屈曲50°～80°，可在患儿掌骨绑小沙袋，增加负重，引导孩子"上、下、左、右"进行活动，从而进行环转活动。此方法可以提高腕关节各个方向的灵活性（图4-30）。

▶ 腕关节屈、伸、旋转训练

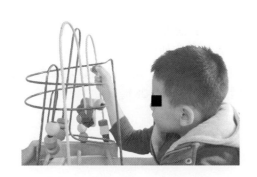

图 4-31　腕关节屈、伸、旋转训练

患儿取坐位，在其面前放置一上肢精细运动训练器，治疗师可根据患儿上肢情况选择需要的铁丝轨道，要求患儿将铁丝一端的串珠移动到另一端（图4-31）。

## 4.7　综合性手部动作能力的训练

### 1. 手部动作训练的目的

手部动作训练的最终目的是可以做综合性、连续性、具有功能性的动作，达到用手做事的目的。

### 2. 手的作用及意义

我们的手臂和手指随时都听从自己意志的指挥，但有些运动发育迟缓的患儿动作的节奏及协调受到干扰，即使一些简单的工作都不能完成，妨碍日常劳作和学习。

手一般需要依赖躯干与手臂肌肉联系的固定力来完成动作，精细和粗大动作都需要固定力。如写字，拉小提琴，吹笛子等。有时躯干的活动是由手部带动的，如我们从仰卧到起坐，从坐着到站起，都需要手支撑着身躯，又如踏着石头或跃走溪涧，我们都会抓住树枝来稳定自己的身体。

儿童正常发育程序中，大肌肉和小肌肉动作是平衡发展的，到学龄期时，已能完全控制手部活动。当儿童在成长的过程中建立了眼、手及足之间的充分联系时，一些简单的技能，如脱袜子便在不知不觉中做到。

正常婴儿手指发育如下：生后 2 到 3 个月婴儿因为手指紧张性强，存在把握反射。稍触手掌就有强把握，握着的手张开而小指仍有抵抗。4 到 5 个月时能用小指侧去抓取和夺取动作。6 个月时，如身体前倒用两手前伸扶撑着。并能把身体一侧的东西用一只手转换到另一只手去，握持有用全手抓的倾向。到 8 个月时抓的动作虽不灵活，但能双手操作。到 10 个月的时候，就能用手指尖很好地抓捏来把容器中的物品拿出、放入，并能张开手指去抓拿大的物品。最精细的手指活动是手指分离运动即用指来计数，以及拇指和示指间抓握东西的动作。

"手"也是一个很重要的感觉器官，它能分辨软硬、大小、方圆、干湿、冷热、轻重等，这些活动由手部传至大脑感觉中枢，然后使我们考虑如何着手去做一项工作及用多少力量完成。

当语言不能正常发展时，我们会利用手语及符号等帮助儿童发展沟通技能，手势是人类沟通的重要一环，可分为偶然性、表达性、模仿性、象征性动作等，但运动发育迟缓儿童只能利用小量手势，而且属于以刻板的动作模式与外界沟通。

因此，对运动发育迟缓儿童的治疗应谨记住：手部是感觉器官、重量的反应器、行动的诱发器、同时也是沟通工具。

## 3. 运动发育迟缓患儿的手功能障碍

我们知道：随意动作是大脑皮质指挥的；所有动作都是有意识的组合，即"动作模式"；每个手指都能各自灵巧地活动；大部分技巧都是依靠手及眼睛的密切合作（手眼协调）和在身体的中线上进行的。

我们观察运动发育迟缓患儿，就会发现许多患儿有不同的动作模式。这些模式不是由大脑控制，而是反射作用的结果。而且都是全然的、刻板的及无意识的，这些模式表现的强弱则决定于脑部受损的严重程度。

什么是全然的、刻板的模式动作呢？当我们让运动发育迟缓患儿举起双手时，他会向后倾，可能同时会提高双脚；叫他举高一只手，他则会同时举起两只手来。让他向左或向右望，可能引出不对称性紧张性颈反射（僵直反射）。如果使其向上或下望时，他的身体会跟着向前或向后，因为他不能单独地活动颈部，假如我们告诉他一个好消息，或突然发生响声惊动他，则会表现出全然模式，手臂提高，双脚离地，身向后倾。这些是在严重运动发育迟缓的孩子身上常看到的模式，若是轻微患者，则不易看到这些情况。

无意识模式，是指不随意的指挥，是为达到某功能或动作模式所需而组成。孩子举手可能是全然性僵直手臂内旋、拳头紧握（拇指向掌心内收）而不能张开，肘、腕屈曲，手指伸直而不能抓握。很明显，这些动作模式是没有功能作用的。

运动发育迟缓患儿手是否有问题，应该观察患儿在仰卧、俯卧、独坐及站立时的双手功能，看他们是否有抓握反射，手能否移动，手能否抓握、紧握及放松，能否用手指做环状（对指），拇指是否常收藏在手掌内等。

## 4. 运动发育迟缓患儿手的训练方法

（1）训练原则

训练是为了促进手的自由活动和手指功能的发育。简单的关节运动是从中枢向末梢（尖端的方向）进行。基本的抓握、握紧及放手动作训练最为重要，是将来进行日常动作的基础。

完成持续训练最重要的是想办法诱发患儿的兴趣，例如用玩具做训练时，要根据患儿的智力和要求在具有同样训练作用的玩具中来选择玩具。

当其能完成一个动作，不管这个动作是多么简单，为了增加患儿自信心和积极性，要多表扬，就是做不成，也不要进行指责，那样会使儿童丧失自信心，产生自卑感，不能收到好的效果。

其次，要鼓励参加集体活动，到外边玩，要有伙伴，集合几个年龄相仿的孩子，增加其竞争心，能产生一定程度的社会适应能力和自信。家长们组织星期天活动日、交谈日等和正常儿童一起活动是十分好的做法。

（2）训练步骤和方法

早期上肢训练中，注意纠正错误的动作和不良的姿势习惯是绝对必要的，否则将来难以纠正。直接地使用手的训练，以能完成独坐时开始。与上述的坐位训练平行进行为好，上肢基本训练如下：按功能抓握进行的分类，可分为：非抓握动作和抓握动作；非抓握动作包括按压，触摸，钩状抓握等（图4-32）；抓握动作包括：力性抓握（球形抓握、柱状抓握等）（图4-33），和精细抓握（指腹捏，指尖捏，三指捏，侧捏等）（图4-34）。这些抓握的动作在日常生活中运用得较多，比如：非抓握动作有利于日后的拎书包，敲击电脑键盘，弹琴等；力性抓握及精细抓握对日后握球拍、书写文字，拧螺丝等功能非常有帮助。在日常生活当中，拇指、示指和中指的应用是最多的，并且这三个手指在整个手功能的运用中所占比例也是相当大的。

抓握的动作，都先从眼睛的"看到"开始，进而伸手触摸到物品，再抓握物品，最后才是放开物品。有能力控制手指时，优先尺侧手指的控制能力，再发展至手掌的抓握，后面发展之前三指的抓握。"四抓、五握、七换手，九对示指，周乱画"，是描述精细运动发育常用的口诀。我们在进行手部精细运动训练时，可以按照发育顺序进行训练，同时也要注意患儿的姿势，无论是仰卧位、俯卧位、侧卧位还是坐位下进行训练，都应避免肌肉紧张，并让患儿把注意力放在上肢。现从功能抓握训练、抓握发育训练、精细运动发育顺序训练进行初步描述：

Ⓐ 抓握示意图

（1）非抓握动作示意图（图4-32）

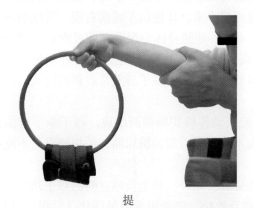

提

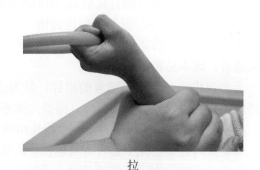

拉

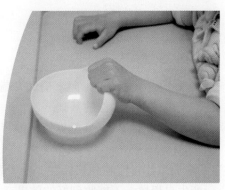

钩状抓握

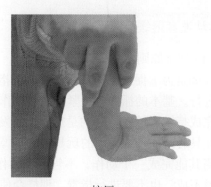

按压

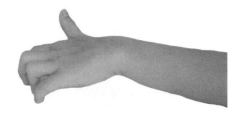

指尖叩击

图 4-32 非抓握动作示意图

（2）力性抓握动作示意图（图 4-33）

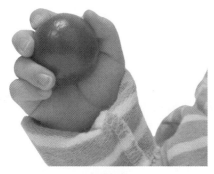

球形抓握

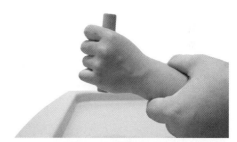

柱状抓握

图 4-33 力性抓握

（3）精细抓握动作示意图（图 4-34）

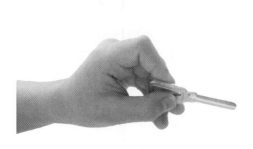

指尖捏物

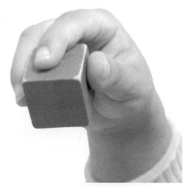

三指捏物

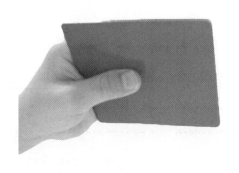

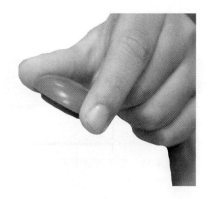

侧捏　　　　　　　　　　　　　　　　指腹捏物

图 4-34　精细抓握

**B** 按照发育顺序进行训练

（1）进行尺侧抓握

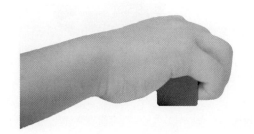

可以让患儿从小指一侧去抓爸爸妈妈的手，或者其他颜色鲜艳的物品（图 4-35）。

图 4-35　尺侧抓握

（2）全手掌抓握

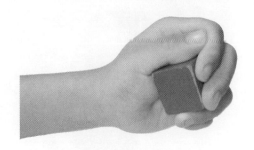

当患儿能够有意识打开整个手掌时就可以练习全手掌抓握了，可以给其准备和手掌大小差不多的球或者积木块，鼓励他自己抓住（图 4-36）。

图 4-36　全手掌抓握

ⓒ　海浪鼓

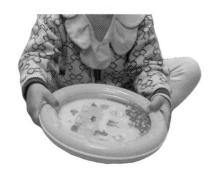

图 4-95　海浪鼓演奏

治疗师鼓励患儿双手握住海浪鼓两侧，用双手协调运动，控制鼓内小珠子的走向，根据音乐节奏发出海浪的声音（图 4-95）。

ⓓ　钢琴

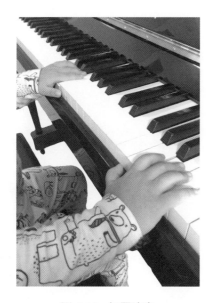

图 4-96　钢琴演奏

治疗师引导患儿十指放置在琴键上，从示指按键开始，逐渐分离十指运动。一方面可以协调双手手指协调运动，另一方面也可以陶冶儿童情操（图 4-96）。

## 2. 手眼协调

音乐作业治疗中的手眼协调训练，主要是选择音色特别且体型较小的乐器（如音条乐器等），鼓励患儿将乐器演奏发出声音，同时注意手部操作与眼睛及注意力的配合。

Ⓐ 鱼蛙

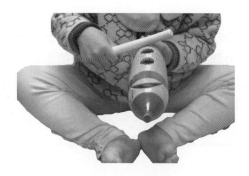

图 4-97 鱼蛙演奏

患儿一只手拿鱼蛙，另一只手拿槌。鼓励患儿敲击或用槌沿鱼蛙上的沟壑刮响，发出模拟青蛙的声音（图 4-97）。

Ⓑ 木鱼

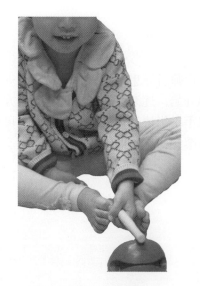

图 4-98 木鱼演奏

将木鱼放在患儿前方地板上，让患儿用一只手拿槌敲击木鱼，发出声响（图 4-98）。

Ⓒ 牛角铃

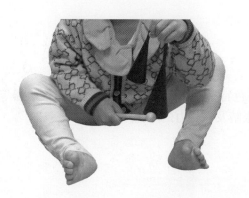

图 4-99 牛角铃演奏

让患儿一只手拿牛角铃连接杆，另一只手拿槌，分别敲击牛角铃的两个铃，发出不同的声响（图 4-99）。

Ⓓ 音块

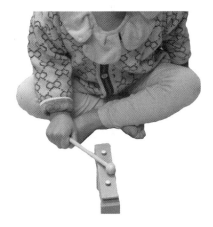

图 4-100　音块演奏

音块形态细长，具有不同的音高，合理安排后可演奏出不同的曲子，让患儿两只手分别拿槌交替敲击音块，既能够训练其手眼协调能力，又可以培养音乐能力（图 4-100）。

Ⓔ 中音木琴

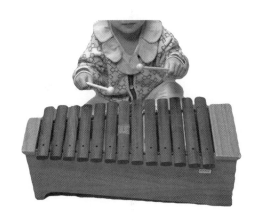

图 4-101　中音木琴演奏

中音木琴由多个长短不一的中音琴板组成，能够敲击出简单的乐曲，让患儿双手拿槌，按照循序渐进的原则，逐渐演奏简单的儿歌（图 4-101）。

## 3. 主动肌与拮抗肌协调运动

让屈伸的肌群、内收与外展、内旋与外旋得到了锻炼，从而增加肌群的协调平衡控制性。

Ⓐ 响板

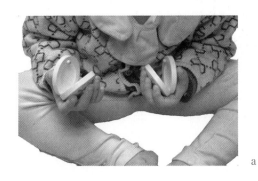

a

将响板放在患儿手中，使拇指与其余四指呈对指姿势。鼓励患儿做"捏""放"，结合音乐演奏出声响。此方法可训练掌指关节的屈伸协调（图 4-102a，b）。

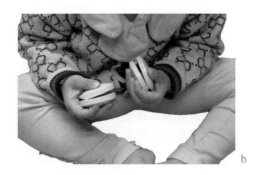

**图 4-102　响板演奏**

ⓑ　甩琴

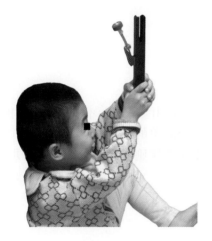

　　每个甩琴具有固定的音高，通过甩动使得甩琴上的音槌敲击音板发出声响。患儿须控制上肢力量甩动甩琴进行演奏。此方法可改善上肢的屈伸、收展的协调控制性（图4-103）。

**图 4-103　甩琴演奏**

ⓒ　哑铃

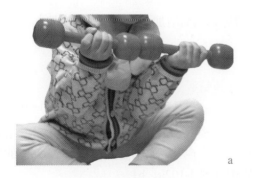

　　患儿双手握住哑铃中间部位，治疗师可引导患儿前臂同时（或交替）旋前旋后，根据音乐节奏将哑铃敲击出声音，以协调双手（图4-104a，b）此方法可以使前臂旋前、旋后肌群得到协调性控制的作用。

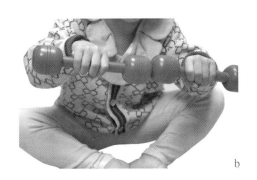

图 4-104  哑铃演奏

## 4. 肩、肘、腕三大关节活动度训练

音乐作业治疗中必不可少的训练目标也包括肩、肘、腕三大关节活动度的训练，在选择乐器时，可以选择一些需要活动这三大关节的乐器进行训练。

Ⓐ  铃鼓

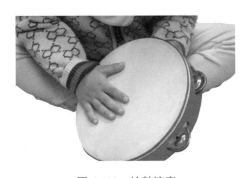

图 4-105  铃鼓演奏

患儿一只手固定铃鼓，另一侧上肢肘关节固定，利用腕关节的掌屈和背伸将铃鼓拍响。此方法可改善腕关节的活动度（图 4-105）。

Ⓑ  非洲鼓

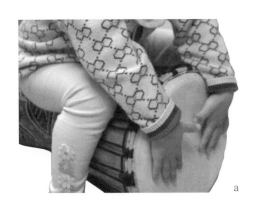

患儿可以骑坐在非洲鼓上，或将非洲鼓放在患儿前方，根据音乐节奏鼓励患儿拍响非洲鼓。此方法可使肩肘腕关节的活动度及控制能力得到锻炼（图 4-106a，b）。

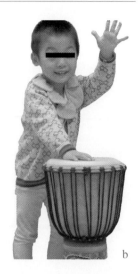

图 4-106　非洲鼓演奏

ⓒ　手柄摇铃

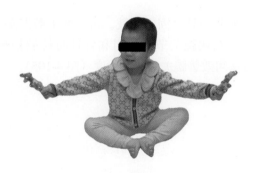

图 4-107　手柄摇铃演奏

　　患儿双手各拿一手柄摇铃，根据音乐节奏或治疗师口令（变换方向等）摇响演奏（图4-107），此方法可训练三大关节在各个方向的活动度。

# 5 运动发育迟缓患儿的家庭护理

　　许多运动发育迟缓的患儿恢复期较长，其功能康复是一项长期艰苦的工作，对患儿的父母来说，做好日常生活的护理是至关重要的。这些患儿的康复靠的是三分治疗七分护理，在抱患儿和患儿进食、穿衣、睡眠、如厕、营养、教育等方面，家长该如何进行正确、良好的护理，对患儿的全面康复有着不可替代的重要的作用。

## 5.1　运动发育迟缓患儿的抱法

　　不能独坐、站、走的运动发育迟缓患儿，母亲常将其抱在怀里。如果抱的姿势不正确，异常姿势得以强化，阻碍了正确姿势的形成，会影响患儿的康复效果。

　　以下介绍几种抱运动发育迟缓患儿的正确方法和注意事项，家长每次抱患儿的时间不宜过长，以便使患儿有更多时间进行运动康复等训练。抱患儿时要抑制其异常姿势，使患儿头、躯干尽量处于或接近正常的位置，双侧手臂不受压。

Ⓐ　运动发育迟缓患儿的抱法

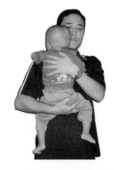

　　怀抱患儿时，应避免其面部靠近家长胸前，防止患儿丧失观察周围环境的机会。头控差而双手能抓握的患儿，可令他用双手抓住家长的衣服，搭在家长的肩、颈部（图5-1）。

图 5-1　运动发育迟缓患儿的抱法

Ⓑ　痉挛型脑性瘫痪患儿的抱法

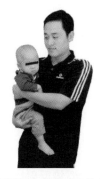

　　家长一手托住患儿臀部，一手扶住其肩背部，将患儿竖直抱在怀里，将其两腿分开，分别搁置在家长两侧髋部或一侧髋部的前后侧，从而达到缓解下肢痉挛的目的（图5-2）。

图 5-2　痉挛型脑性瘫痪患儿的抱法

© 手足徐动型脑性瘫痪患儿的抱法

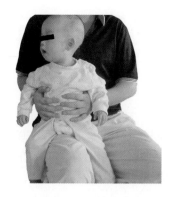

怀抱患儿时，应注意保持其姿势对称，头居正中位，防止因头部姿势变换导致的刺激性紧张出现（图5-3）。

图 5-3　手足徐动型脑性瘫痪患儿的抱法

Ⓓ 软瘫患儿的抱法

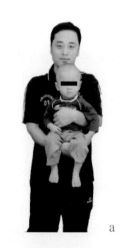
a

怀抱软瘫患儿时，同样要使患儿的头、躯干竖直居中，家长用双手托住患儿臀部，使其背部依靠在家长胸前，以防发生脊柱后突或侧弯畸形，也有利于训练患儿的正确躯干立直姿势（图5-4a）。

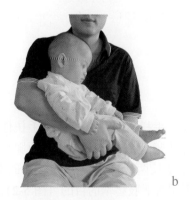
b

患儿仅头和躯干的侧面得到依靠的抱姿，由于患儿身体获得的支持面积小，有助于自己逐渐学会维持躯干平衡的能力（图5-4b）。

图 5-4　软瘫患儿的抱法

Ⓔ 由床上抱起的抱法

将患儿抱起和放回床上的方法是否恰当，对是否强化或抑制异常姿势反射影响很大。

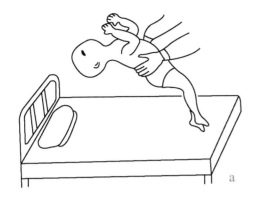

错误的抱起方式会导致患儿在被抱起过程中，伸肌张力进一步增高（图5-5a）。

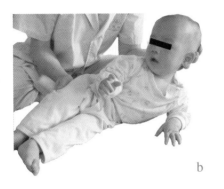

抱起伸肌张力增高的患儿时，先将患儿的头和身体侧转，面部朝向家长，然后再将患儿抱起。同样的原因，将患儿放回到床上时，也应采取先将患儿转换成侧方悬空位，然后再放下（图5-5b）。

图5-5 肌张力高患儿由床上抱起的抱法

## 5.2 运动发育迟缓患儿的睡眠姿势

正常患儿可以随心所欲地躺在床上，而许多运动发育迟缓儿童由于紧张性颈反射的影响，头很难摆在正中位，常是倾向一面，并且头紧紧地贴在枕头上，长久地保持这种异常姿势将会发生脊柱关节的变形，所以不良的睡眠姿势会影响儿童的正常发育。

痉挛型脑性瘫痪患儿睡眠一般不宜长期采用仰卧姿势。由于仰卧位姿势会导致患儿运动不对称，加重肌肉痉挛，所以痉挛型患儿以侧卧位姿势较好。采用侧卧位姿势的患儿可以比较容易地将双手放在身体前面，可在患儿的前方放置一些带响声或色彩鲜艳的玩具，这样患儿可以看到并用手玩这些玩具，使患儿经常受到声音和颜色的刺激。

Ⓐ 侧卧位睡姿

侧卧位姿势令痉挛肌肉的张力得到改善，有利于动作的对称（图5-6）。

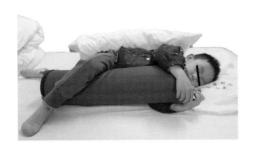

图5-6 侧卧位睡姿

Ⓑ 俯卧位睡姿

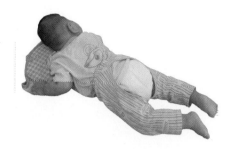

对屈曲性痉挛脑性瘫痪的患儿，让他俯卧位睡，在其胸前部放一低枕头，使其双臂向前伸出，当患儿头能向前抬起或能转动时，可以撤去枕头，取俯卧位姿势睡（图5-7）。

图 5-7　俯卧位睡姿

有些患儿在仰卧位时容易出现耸肩屈肘，髋关节和膝关节屈曲，如长期保持这种体位，会有导致这种姿势硬性固定的危险。

Ⓒ 手足徐动型脑性瘫痪患儿的睡姿

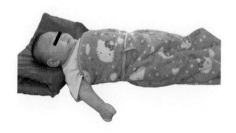

手足徐动型脑性瘫痪患儿睡眠时紧张消失，活动时肌紧张与手足徐动增多，通常盖被子困难，所以可以穿长袖睡衣或在毛毯上系带子固定在床上（图5-8）。

图 5-8　手足徐动型脑性瘫痪患儿的睡姿

Ⓓ 仰卧位睡姿

对于身体和四肢以伸展为主的运动发育迟缓婴幼儿，除了上述姿势外，也可采用仰卧位，但必须将患儿放置在特殊的悬吊床内，为避免患儿的视野狭窄，可在床上方悬挂一些玩具，来逗引患儿，使患儿的头部保持在正中位置，双手放到胸前来，有利于上肢及手部的功能恢复。

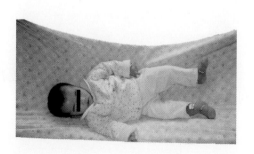

悬吊床中间的凹陷形状能够使患儿躯干及四肢过度伸展的情况得到改善。同时还限制了患儿的头部向侧后方向旋转，保持头部在中线位置（图5-9）。

图 5-9　仰卧位睡姿

## 5.3　运动发育迟缓患儿的进食方法及护理

　　给正常的婴儿喂食几乎是每一个做家长的必修课。但家长也许很少会过问正确的喂食与患儿的正确生理发育有什么关系，其实，正确的喂食方式是患儿以后语言发育的重要基础。

　　对于运动发育迟缓患儿的家长来说，在给患儿喂食时会遇到种种麻烦，特别是那些颜面部肌肉痉挛、口腔闭合困难、咀嚼、吞咽运动不能很好完成的患儿，喂食时更是困难重重。那么给这些患儿喂食要注意些什么呢？

　　首先要注意的是给运动发育迟缓婴幼儿喂食的姿势：

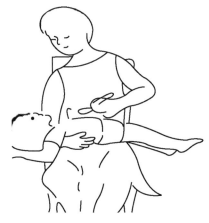

　　错误的喂食姿势下患儿的头部后仰，全身肌肉肌张力升高、痉挛，姿势不对称。这样，吞咽动作肯定不能很好地完成（图 5-10）。

图 5-10　错误的喂食姿势

Ⓐ　正确的喂食姿势

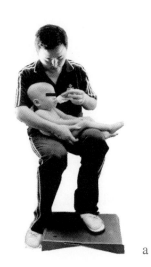

　　患儿在家长的怀里处于半卧位，头部搁在家长的胳膊肘上，肩背部由家长的前臂承托，双手放在身体的前面，整个身体姿势相对对称，全身的肌张力相对正常，喂食也就比较容易进行（图 5-11a）。

a

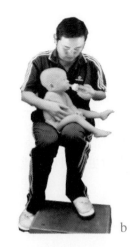

图 5-11　正确的喂食姿势

　　如果患儿已具有一定的头部控制能力和躯干直立能力，家长可以让患儿坐在自己的一条大腿上，患儿的膝关节屈曲并搁在家长的另一条大腿上（图 5-11b）。

**Ⓑ　口腔闭合困难的患儿的喂食**

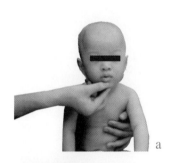

　　对于一些口腔闭合困难的患儿，当用调羹将食物放入其嘴内后，可用拇指与示指夹住患儿的下巴并稍用力缓缓上抬，使患儿的嘴闭合（图 5-12a）。

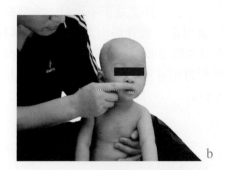

　　也可以用示指和中指轻按患儿上颌，使患儿的嘴闭合（图 5-12b）。

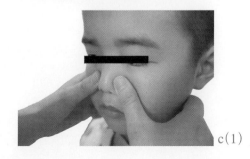

进食前口腔肌群放松手法（图 5-12c）。

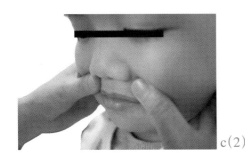

c(2)

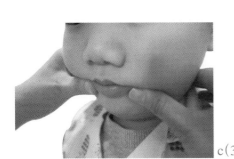

c(3)

图 5-12　口腔闭合困难患儿的口腔闭合训练

如果患儿仍将食物含在嘴里不吞咽，家长可用两个手指刺激患儿舌根来促使他产生吞咽动作。

这里要重点说明一下的是：有一些患儿有强烈的咬牙反射，当调羹一放进他的嘴里时，他会反射性地立即用牙将调羹牢牢咬住。在这种情况下，家长千万不要采用暴力将调羹抽出，因为这样会损伤患儿的牙齿，也会刺激患儿咬得更牢。正确的操作手法是：耐心等待患儿松口，然后迅速取出。当然，家长如果知道自己的患儿有这样的反射，就应该避免使用坚硬的金属调羹，而选用塑料调羹给患儿喂食，以保护患儿的牙齿。

## 5.4　穿脱衣服及护理

穿脱衣服是每一个家长每天的必修课，可是许多家长却没有注意到不恰当的方法将加重患儿的病情，了解下面的知识将有助于日常护理。

**1. 正常儿童的发育程序，引导患儿自己穿脱衣服的原则**

生后 12 个月正常婴儿开始有穿脱衣服的协同动作。如脱鞋伸脚，伸出手穿袖子。

生后 18 个月可保持独坐的正常姿势，故可用手脱鞋、脱袜或脱帽子，他可能会甩掉它们，但那多是无心的举动。

18 个月到两岁，可以作出各种协同动作，2 岁时可以自己脱衣服。先记住脱的方法，手的动作逐渐灵活而能穿上。

到四五岁时除扣纽扣、系鞋带外，可以穿脱衣服。

**2. 运动发育迟缓患儿的穿脱衣服**

痉挛型脑性瘫痪的患儿生后 8 到 9 个月或再小一点时，在穿、脱衣服过程中家长都会感到患儿有种抵抗，例如换纸尿布时分腿难，伸袖子时胳膊伸直困难，但手足徐动型脑性瘫痪患儿并不是这样，往往是在能坐时，表现为头不能抬，身体控制不好，或硬直时，家长才感觉到穿脱衣服困难，如注意观察其姿势可发现其在仰卧时头和肩紧贴床，髋关节强直，下肢呈交叉位倾向，这时要注意培养患儿穿脱衣服的兴趣，如将玩耍贯穿到穿脱衣服的过程中去，斥责是没有任何意义的。

Ⓐ 俯卧位穿脱衣服

重症患儿困难更多，最好用俯卧位穿脱衣服的方法。可用硬枕头放入头下，托其肩膀从床上抬起，两臂易向前方伸出，髋关节亦易屈曲了。

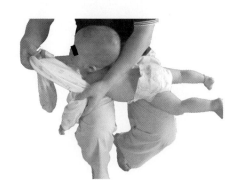

患儿俯卧在家长腿上，让肩稍向前伸，将手臂向前拉使之伸直，阻力少一些，抵抗少了，两臂易穿进袖子里（图5-13）。

图5-13　俯卧位穿脱衣服

Ⓑ 侧卧位穿脱衣服

穿衣服时或之前使患儿从一侧翻向另一侧，因为患儿不能长时间保持在一定的体位，要经常翻身，这样的话就可以使身体和四肢不致变为僵硬而不易于穿脱。

当患儿侧卧位时向后弯曲倾向缓解，头和两肩亦前伸，故容易套头和不绕缠肩膀，背部系带也方便。

多数患儿在侧卧位时，髋、膝、踝都容易屈曲，不用太费劲可以穿裤子，穿短袜、鞋子等。

侧卧位时，由于四肢僵硬减少，可增加头和眼及手的控制，患儿能看周围事物，他会开始配合，矫正自己的动作，共同穿着衣服（图5-14）。

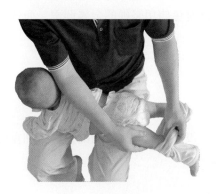

图5-14　侧卧位穿脱衣服

Ⓒ 坐在膝上穿脱衣服

穿脱衣服最重要的是使患儿坐在一个平坦安全的地方，易滑的地方或放在高垫的箱子上都不好，患儿一旦倾斜，或体重放在一侧臀部则可能失去平衡而导致穿脱衣服障碍。

多数患儿在坐着穿衣服时往往是伸不上袖子而滑落，这是由于身体和肩部在后方，髋关节伸开时手臂前拿非常困难所致。对支持不住的运动发育迟缓患儿，脊柱对着母亲身体充分向前倾是比较简单的方法，把婴儿抱在膝上坐着穿更为合适。坐在地上或桌上，从背后来控制，你可以帮助患儿臀部弯曲，身体充分前倾。这样抬他的头，拉他的手，或弯他的脚，都不会立刻失去平衡而倒下。小儿能看到母亲在做什么，穿衣服时会配合。

**▶ 帮助他们克服困难**

注意患儿向某侧歪头，面朝向侧的上下肢难以屈曲，同时对侧的肩和髋关节有向后方屈曲的倾向，造成手臂伸展困难，手也难以张开。故应注意开始能否左右对称坐下，这样可以在一定程度上防止这种现象的发生。

患儿如果有肩膀向后缩，使手臂通过袖子有困难时，则应尽可能使上半身前倾，这样可以使他的手臂容易拉出。

患儿坐着容易向前倾倒，在穿衣服的同时，必须避免对他头和臂加向下的压力。

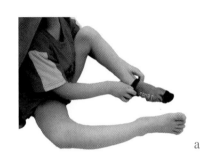

小儿髋关节和膝关节一伸，脚脖和脚更为僵硬，脚趾易下屈，故在穿袜子和鞋前经常保持膝和髋关节的适度弯曲（图5-15a）。

a

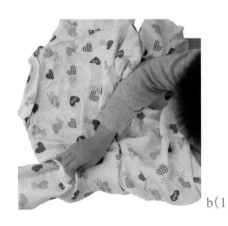

小儿自己穿衣服，整理衣服（图5-15b）。
穿衣服［图5-15b（1）］。

b(1)

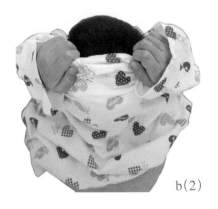

穿衣服［图5-15b（2）］。

b(2)

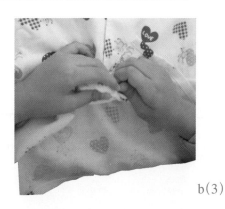

b(3)

扣扣子 [图 5-15b（3）]。

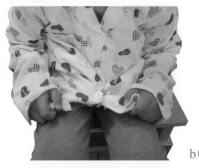

b(4)

整理衣服 [图 5-15b（4）]。

**图 5-15　患儿自己穿衣服**

### 3. 运动发育迟缓患儿开始合作和自己穿衣服时应注意几点

患儿穿衣服必须经过自己试穿的过程，因为微小的动作他都要付出很大努力，有些母亲常不耐烦而进行制止，或加以帮忙都是非常不好的，尤其是学龄前和学龄儿童更应该鼓励什么都应该自己做。首先要儿童知道身体部位，其次区别裤子、衣衫的名字和作用，进一步明白穿到哪一部位，此外能够前倾而不倒下，不但能保持平衡，而且能伸展屈臂，手能有操作和协调运动的能力。一个不能维持坐位姿势平衡，但头、手控制不错的患儿可以侧卧位自己穿脱衣服。侧卧易于屈曲髋关节、膝关节和踝关节，一边用患儿手一边将头和肩移向前方，这种姿势穿衣服时要求髋关节活动良好。

当患儿做以下动作时，母亲应尽可能按以下方法进行帮助：

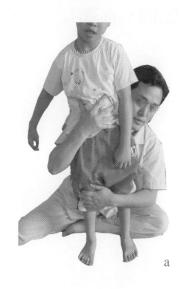

手足徐动型脑性瘫痪患儿无论说话、穿衣服、抬手都费力，一用力时脚会离地，两腿劈开而失去重心，所以要一边并拢两腿，一边在足部上面施加压力（图 5-16a）。

a

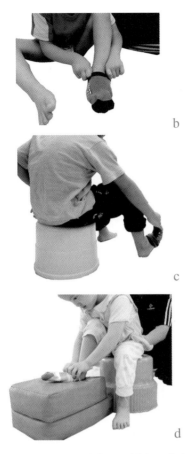

痉挛型脑瘫患儿抬举手时，会使下肢伸展向后倒下，这种情况家长要用手在脊柱下部顶住向前推（图5-16b）。

简单的脱袜子和鞋的方式，患儿坐在高台或椅子上，使脚牢固地着地（图5-16c）。

偏瘫患儿用手脱袜子，会给患侧上肢和手带来影响。瘫痪侧脚放盒子上，患侧手前置则可抑制"联合作用"（图5-16d）。

图5-16  协助运动发育迟缓患儿动作

### 4. 运动发育迟缓患儿自己穿脱衣服的困难

自己对自己的动作看不到，开始两手难以保持平衡，如常发生"联合作用"手和手臂的动作常使痉挛型脑性瘫痪患儿双腿变得更硬直。手足徐动型脑性瘫痪的患儿脚常会从地面抬起而失去平衡。两手及手指的协调动作不好。当用一侧手去抓，另一侧手常会紧握拳头。穿套头衣服时，必须将衣服抬高，常使身体向后跌倒。打开衣服要用双手，穿袜子时必须弯腰并能够摸到脚处然后用手拉，而对于痉挛型脑瘫患儿来说，这些都存在的明显困难。

患儿坐着自己穿衣服时，两手虽可以自由使用，但尚不能保持平衡有后倾倒的情况，这时需要用墙角来支撑。把衣服放在他手能抓到的地方，必要时在旁边放椅子让他抓住。

利用墙的两种方法

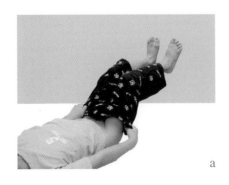

患儿用脚蹬住墙，在提裤子时来抬起屁股，这对于手足徐动型脑性瘫痪患儿来说，可以得到必要的稳定性（图5-17a）。

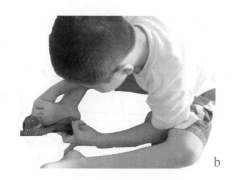

由于背靠墙坐着，手支持身体，痉挛型脑性瘫痪患儿穿鞋时可以保持身体前倾，脚屈曲姿势来穿鞋（图5-17b）。

图5-17 利用墙的两种方法

当患儿自己穿脱衣服时，为了使患儿获得自信，在患儿前面放置椅子以支持。

## 5.5 如厕护理

患儿排尿、排便的训练失败原因之一为训练过早开始。新生儿膀胱刺激弱，有尿立即排出。实际上许多运动发育迟缓患儿相当长时间持续为婴儿膀胱，这个时期的训练常是无效的或效果甚微。

正常小儿要在1岁才多少明白一点如何使用便器，有尿时身体抖动"打冷战"表示便意。会走时才懂便器，到2岁多才开始做一些上厕所的训练。在游戏时用逃哒来弊住尿，或抖动身体来说明有尿，到4岁大时才会独立上厕所。

上厕所训练绝非一朝一夕完成，需要慢慢来，当情绪方面有应激时，兴奋，换新环境，或入学后头几天等情况，是可以退缩如前的。连正常婴儿尚且如此，何况运动障碍儿童呢？这需要长时间忍耐，不能怕麻烦、不能叱责、使其不安，应及时予之鼓励。

最好的训练方法为从婴儿时起就在一定时间叫其坐便盆，培养他乐意坐便盆，给予帮助使之有安全感。使其理解本训练非常重要，最大的困难是患儿恐惧便盆，或不会做排便时的下腹用力动作。因此便器的形状、摆法和患儿如何坐上十分重要。如小婴儿应坐在母亲膝上来消除恐惧，特别是对头不能控制和身体保持不了平衡的儿童更要注意。

两种适合脑性瘫痪患儿的便桶形状，便桶的前面可以给予支持，后面可以使患儿靠住。

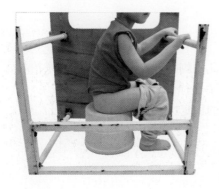

将便器放入带有握棒的箱中，前面可设横木以利于支持身体平衡（图5-18a）。

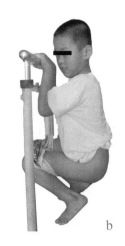

使用把手，男性患儿可以用这种姿势完成无需他人辅助下的排尿、排便（图5-18b）。

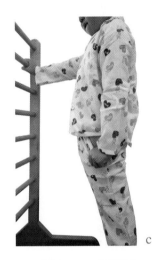

利用牢固的支持，患儿可以很好地上下提拉裤子（图5-18c）。

图5-18　如厕帮助

**训练上厕所的一般注意点**

许多患儿皮肤通常易过敏，要防止皮肤湿润，尿布一定要柔软吸水的，必要时尿布的内侧可以垫上一层薄的棉布。例如小儿四岁还不会坐马桶，或尚未完成上厕所，自然仍要用尿布了。当患儿带尿布而情绪不稳定时，再来锻炼其用马桶。

运动发育迟缓患儿便秘者较多，必须注意防止形成习惯性便秘，必要时要找医生商量。当看到患儿脸红憋气，或有的患儿仰卧位呈屈膝压腹的样子，可短时间来按压或揉腹部，多有助于便出。

男孩比女孩训练时间要长，白天比晚上容易训练。

排便的控制方面比排尿为早，这与母亲注意训练有关，男患儿除障碍太重，不能坐着外一般不挂排尿瓶，因其妨碍生活动作。脑性瘫痪患者假如头和躯干不能保持平衡，不能髋关节屈曲坐下和不能两脚平放和左右劈开之前是不能独自坐在马桶上的。因此，两脚要确切地踏在台上或地上。为了保持平衡要依靠两手来帮助，故在其手抓到的范围内放一些支撑杠给予抓握是必要的。

## 5.6　日常姿势（卧、坐、跪、站、行）护理

正确的姿势对运动障碍患儿来说，相当于是一种治疗。事实上，患儿一天所接受的治疗时间并不会太多，而却有很多的时间需要摆体位。所以，一个患儿若平时注意给予正确的姿势，对其动作

的发展及治疗的效果会有很大帮助。每一天运动障碍的患儿都需在不同的姿势下生活一段时间，最好每 45 ～ 60min 就变换一次姿势。在执行一般的日常生活活动时，如携抱、喂食、穿衣、洗澡、卫生训练、游戏、睡觉，甚至和患儿交谈，都要注意使患儿保持一个正确的姿势。

### 1. 错误的姿势

一些患儿，因不正常反射的影响，容易有一些错误的姿势。若是父母不予以注意，可能刚开始时，一些不正常的姿势还不会很明显，但过了一段时间，这些姿势就会愈来愈明显。请注意，这并不一定就表示患儿的病情在恶化。事实上，而是患儿对这种错误的动作方法使用得愈来愈习惯。这也是为什么一开始就要注意不让任何不正确的姿势、动作影响未来正确动作的发展的原因。

Ⓐ 可能会有的错误姿势

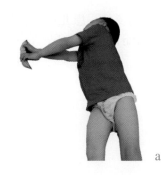

仰卧：头会习惯性地歪向一边；背会反弓（图 5-19a）。

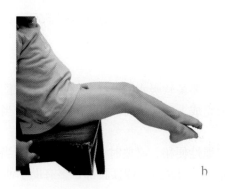

坐：椅子高度太高时，脚踝僵直下垂（图 5-19b）。

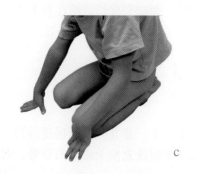

跪坐容易造成髋关节变形（图 5-19c）。

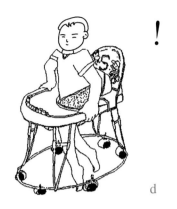

图 5-19　可能会有的错误姿势

有的患儿坐在学步车中，他们会以脚尖踮地前行，这也不利于患儿错误姿势的矫正（图5-19d）。

## 2. 如何帮助保持正确的卧位姿势

病情严重和不能保持坐位的患儿往往长时间躺在床上，如果卧位姿势不正确，会使异常姿势和肌张力强化。治疗师要帮助患儿翻身，变换体位，白天应尽量减少卧床时间。以下卧位方法有助于纠正和防止患儿的原始姿势反射和异常肌张力。

Ⓐ　侧卧位

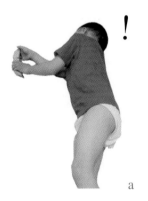

图 5-20a　侧卧位

侧卧适合各种类型的脑瘫患儿，侧卧位有以下优点：痉挛型脑瘫患儿侧卧位时，痉挛症状可有改善。有 ATNR 异常姿势反射的患儿在侧卧位时，抑制了此原始反射。可在患儿卧具两边悬挂一些玩具，吸引患儿伸手抓玩。为了抑制 ATNR 异常姿势反射，可以将能够发出响声的玩具悬挂在患儿面部经常朝向侧的对面床架上，吸引他经常将头转向对侧（图5-20a）。

患儿在侧卧位时，两手易伸向中线位，有利于伸展肘关节和促进上肢运动的发展。

Ⓑ　俯卧位

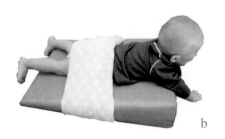

图 5-20b　正确的卧位姿势

俯卧位可使患儿抬头，训练患儿头控能力，但有严重 TLR 异常姿势反射持续存在时，不宜长时间采取俯卧位姿势（图5-20b）。

### 3. 如何帮助运动发育迟缓患儿保持正确的坐位姿势

正常的小儿6～7个月便不需要妈妈的扶持，能独自地坐在地上了。但是，运动发育迟缓患儿由于腰背部和髋部的控制能力差，往往不会独自坐在地上。有的家长可能会发现自己的患儿髋关节不能自如地屈曲，所以，当将患儿放在地上处于坐的姿势时，大腿与身体所成的角度会超过90°，这样，患儿的重心就明显地落在臀部的后方，患儿会立刻向后倾倒。有一些患儿身体向前屈曲来弥补髋部的屈曲不足，使重心落在支面内。这样的话，患儿虽然能坐在地上，却导致了脊柱的后凸。同时，由于腿部屈肌的痉挛，使膝关节无法伸直，只能保持屈曲。

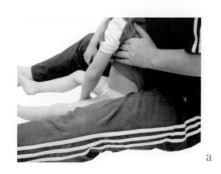

a

为了使患儿有较稳固的支持，家长可将患儿坐于自己的大腿之间，并用耻骨及小腹部顶住患儿的腰背部，使患儿的髋部屈曲呈90°，同时还可以减轻脊柱的后凸（图5-21a）。

家长还可以用手轻柔地按压患儿的膝部，使患儿屈曲的腿伸直。为了提高患儿训练兴趣，可在患儿面前放一些玩具，让患儿边训练边玩。

家长如果一时腾不出手来，也可以借助于其他物体的配合给患儿做坐的姿势训练。

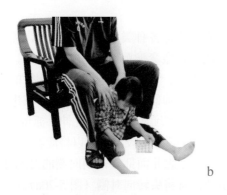

b

长坐在沙发上，将患儿放于沙发前面坐直，背部紧贴着沙发，使患儿的髋部保持直角。家长的双腿放在患儿身体的两边，防止患儿从侧面倒下（图5-21b）。

患儿坐着时还可以做各种游戏，如：让患儿玩识别红、绿圆棍的游戏。这种游戏不仅有利于手功能的训练，还有利于患儿的智力提高。

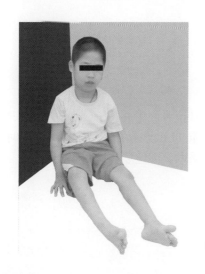

c

让患儿坐在墙角上，利用两个墙面来作为患儿背部的支撑物（图5-21c）。

如果根据墙角的直角的形状做成一个角椅，将对下肢痉挛的患儿的坐姿训练更合适些。角椅是一种极其简单的训练患儿正确坐姿的器具，由互成直角的三个扇形平面组成。患儿的腰背部紧靠着角椅的左右两个侧面，角椅的底面上安置了两个木柱，木柱的距离，可根据患儿下肢的情况来定，如双腿分开时腿部肌肉特别紧张，可适当缩小些。

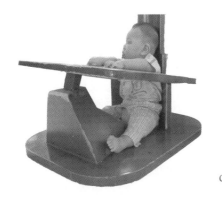

d

患儿坐在角椅上可以保持脊柱正直，髋关节屈曲成90°，两下肢叉开，而且两个手可以自由活动（图5-21d）。

利用箱凳保持正确姿势，正面图5-21e(1)，侧面图5-21e（2）。

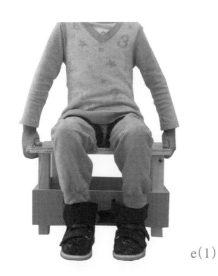

e(1)

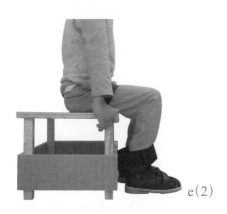

e(2)

图 5-21　辅助患儿维持正确坐姿

### 4. 如何帮助患儿保持正确的跪位姿势

Ⓐ 错误的跪位姿势

许多患儿往往习惯于错误的跪姿，由于平衡能力差，为了获得较大的支持面积，他们通常将双腿分开，以稳定身体的重心，形成所谓的"W"型跪姿（也称"W"形坐姿）。

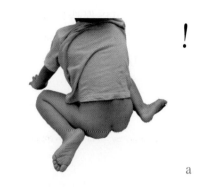

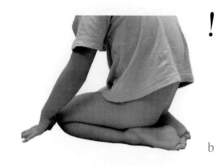

图 5-22　患儿错误的跪姿

"W"型跪姿双腿髋部及膝部屈曲，膝部向两边分开，大腿及小腿内侧着地，臀部着地，双腿的姿势，形成"W"形（图 5-22a）。

这种姿势对髋关节韧带及周围组织较为松弛的患儿最为不利，易导致髋关节脱位或半脱位。所以家长们必须引起重视，要阻止患儿以这种错误的姿势跪或坐。

另一种错误的跪姿是习惯于保持髋部和膝部的屈曲，两膝靠拢，臀部坐在两小腿和足后跟上（图 5-22b）。

患儿长期保持这种跪姿会造成下肢屈肌的更加痉挛。同时，这种跪姿使髋部得不到充分伸展，会影响髋部控制能力的发育和整个下肢运动能力的发育。

在运动康复中，髋部控制是一个极其重要的关键。患儿要能正确站立，正确行走，就必须要有良好的髋部伸展和髋部控制。家长在给运动发育迟缓患儿作运动训练时，必须要让患儿学会正确的跪姿。

**Ⓑ　直跪**

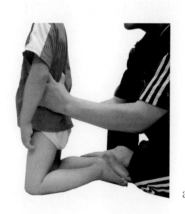

患儿双膝靠拢，大腿与小腿成直角，髋关节充分伸展，躯干与大腿呈一直线。开始的时候，如患儿不会自己主动伸展髋部，需要家长用手扶持（图 5-23a）。

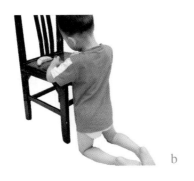

经过一段时间后，可以逐渐撤去家长的扶持，此时可以让患儿自己跪在桌前（椅前）玩耍（图5-23b）。

图上所示的那张椅子，对患儿来说仍然起着支持作用。最后，要求患儿没有任何支持能独立地直跪。而且直跪的时间应逐渐延长，使髋部更多地受到身躯重力作用的锻炼，逐渐提高患儿髋部的控制能力。

直跪的家庭训练方法很多，家长可以根据家里的设施，因地制宜，创造一些方法。

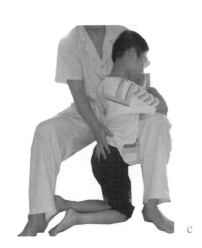

家长坐在沙发上，患儿直跪于家长的双腿之间。家长用一条腿给患儿上肢及胸部以支持，另一条腿可控制患儿的髋部，如患儿不能主动伸展髋部，可用此腿顶住髋部让它伸展（图5-23c）。

图5-23　直跪训练

如果患儿已能自我控制髋部伸展，家长就不必用腿去顶。总之，给患儿的支持越少越好，直至不要任何支持，独立地直跪。

在训练中，家长还要让患儿在能独立完成直跪的情况下训练半跪。半跪动作又是正常人从俯卧位到站立过程中常用的一个动作，因此，家长在训练患儿完成直跪动作的基础上，必须训练患儿的两条腿均能完成半跪，这一点很重要。

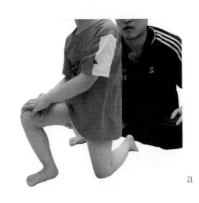

半跪是指患儿在直跪的基础上，一条腿髋关节屈曲成90°，膝关节屈曲成90°，并用脚掌着地，另一条腿保持原来姿势（图5-24a）。

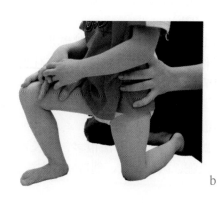

图 5-24　半跪训练

从直跪到半跪涉及一个将身体的重心从两膝部向一个膝部转移的问题。许多患儿由于重心转移调节困难，往往无法完成半跪动作。但是，半跪动作又是正常人从俯卧位到站立过程中常用的一个动作，因此，家长在训练患儿完成直跪动作的基础上，必须训练患儿的两条腿均能完成半跪，这一点很重要。偏瘫型的患儿运动障碍的特点是不对称性的，往往一侧肢体能做的动作另一侧不一定能做，家长只有注意了患儿的双侧训练，才能使患儿的运动、姿势变得对称。

当家长们在让患儿开始做半跪姿势时，必须给予足够的支持，特别要注意扶住髋部，使患儿的上身保持正直（图 5-24b）。

### 5. 如何帮助运动发育迟缓患儿保持正确的站立姿势

正确的站立姿势是正常行走的基础。一般来说，患儿到了 12 个月都能不需扶持独自站立。然而运动发育迟缓患儿却不行，他们往往由于肌张力的异常和异常运动模式的存在，运动功能发育落后，尤其是髋关节屈曲、跟腱紧张等导致足跟不能着地，加上内收肌紧张，造成两脚呈"内八字"，严重的甚至两腿交叉，这些情况均导致他们无法正确站立。对于如何使屈曲髋部伸展，已在直跪训练中做了说明。

下面的方法可使屈曲的髋部充分伸展，如髋关节较紧张，屈曲较严重，家长们可在操作前用双手手掌压在患儿的臀部做 2 ~ 3min 按摩，使髋关节放松后再操作。

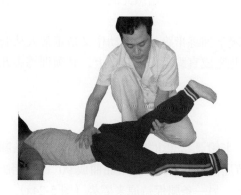

图 5-25　伸展髋关节

患儿处于俯卧位，家长一手按住患儿臀部一手握住患儿膝部，然后将大腿缓缓上提，使髋关节得到充分伸展（图 5-25）。

### 6. 对于内收肌紧张该如何办呢

首先要家长明白怎样才算内收肌紧张，简单地说，患儿采取仰卧位姿势，膝、髋关节屈曲，如果家长用手将患儿双腿分开，在双腿夹角小于 70° 时即有明显阻力，一般认为有内收肌紧张。这样的患儿站立时双足呈"内八字"，行走时会产生交叉步态。

Ⓐ　对内收肌紧张的训练

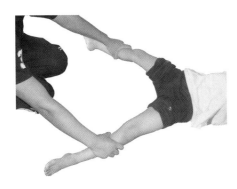

图 5-26　内收肌紧张的缓解训练

缓解内收肌紧张的操作手法，家长用双手逐渐将双腿夹角拉大，这种手法在早期就开始进行，内收肌紧张状况较易改变（图 5-26）。

对于跟腱紧张，站立时足跟无法着地的患儿，也可以用手法操作进行矫正。

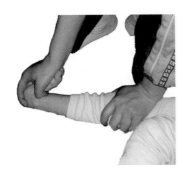

图 5-27　跟腱紧张的缓解训练

患儿仰卧床上。家长用一只手压住患儿一条腿的膝部使其伸直，另一手握住这条腿的整个前脚掌。慢慢用力使脚掌背屈与小腿成 85°～90° 夹角，并持续一定的时间。使紧张的跟腱得到拉伸（图 5-27）。

如患儿同时伴有足外翻或足内翻时，家长可在使脚掌背屈的同时注意做反向矫正。操作时不要施以猛力，要注意循序渐进。

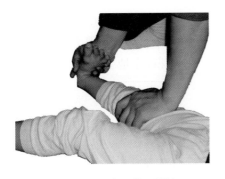

图 5-28　足内翻校正训练

患儿有足内翻，操作时可使患儿的足稍外翻（图 5-28）。

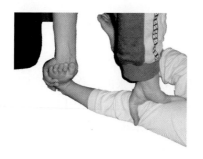

图 5-29　足外翻矫正训练

患儿有足外翻，操作时可使患儿的足稍内翻（图 5-29）。

在训练正确站立时，有一些简易的站立辅助器，对于那些髋部、膝部不能很好主动伸展和足跟不能完全着地的患儿有重要的作用。

**Ⓑ　站立跨步训练**

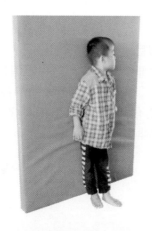

图 5-30　靠墙站立或者扶墙站立

在患儿的髋部、膝部均能充分的伸展，全脚掌能平放地面的基础上，家长可以让患儿靠墙站立或者扶站立。家长应该注意逐步撤除多余的支持，使患儿最终能独立地、稳定地站立（图 5-30）。

有了上述独站立的基础，家长还要训练患儿做跨步站立。

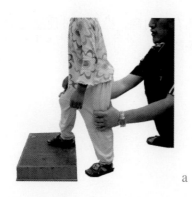
a

所谓跨步站立就是让患儿站立时双脚一前一后，但左右脚步不宜分得太宽，前脚踩在木台阶上，后脚踩在平地上（图 5-31a）。

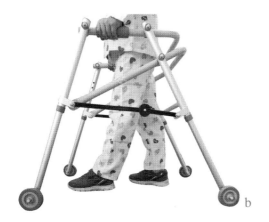
b

图 5-31　跨步训练

使用步行器的跨步训练（图 5-31b）。

　　这个动作对于刚刚学会站立的患儿来说较为困难，因为这又涉及一个重心转移的问题。由于患儿重心调节平衡差，所以一开始做这个动作时，易向侧面跌倒，家长必须注意保护。除了让患儿双手能有所扶持外，家长可跪在患儿身后，用双手扶住患儿的双膝。这样既保证了患儿两腿的正确姿势，又加强了患儿跨步站立的稳定性。患儿经过一定的训练，如果能不需要任何扶持，独立完成跨步站立动作，那么这个患儿就具备了独立行走的条件了。

## 7. 运动发育迟缓患儿在日常姿势护理中应注意哪些

　　对于四肢痉挛较重、常有后仰出现的患儿应避免平躺。可使用斜板让他趴着。晚上睡觉，也可让患儿慢慢习惯趴着睡。趴着睡只是一种习惯的养成，刚开始患儿可能不太习惯，但慢慢就会习惯，可能到最后，若不趴着睡，患儿还会不容易入睡！晚上睡觉时，母亲需偶尔起来帮患儿翻身（可改侧卧姿势，但要注意身体会不会反弓），因为他们自己活动不方便，所以若有人帮他们变换姿势，他们会睡得更舒服。

　　若是患儿已经会爬，则尽量避免他们用不正确的方式爬。因为若是他们一直在使用不正确的方式，就会影响正确动作的出现。所以，最好是在父母的控制下，用正确的方法爬。平常父母没有空的时候，就不要让他爬。有的患儿会以兔子跳来活动，这种方法也是错误的，需要禁止。爬或兔子跳以后的跪坐，也是不好的姿势。

　　有的妈妈会让患儿坐学步车，但是患儿常会用脚尖踮着走，所以也要避免。已经开始在学走路的患儿，家长需注意他们的步态，尽量不要让他们使用不正确的步态走太久。因为开始学走路，一开始时步态越正确越好，所以不必急着走。另外，有的患儿已经可以不用辅助器自行走路，但走路的步态有很明显髋内收的现象。长期以这种步态行走，到二三十岁以后，通常会有髋关节炎或脱臼的现象。如此一来，在他们以后的日子就无法再行走了。所以，对于这类小患儿若是平常可以不走路，就不要常走路。若是可行，尽量以脚踏车代替步行。有空的时候，做一些运动来加强步态。这些比较特别的运动可以请治疗师个别指导。可能你会觉得这样不行，那样也不行，可是患儿想活动要怎么办？当然，平常你可以帮助他们变换姿势；帮他们做一些简单的运动；如果他们想自己活动，同样可使用一些辅助器，如步行器、三轮车等。以三轮车代替步行（图 5-32）。

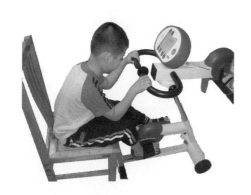

图 5-32　骑车训练

## 5.7　家庭教育

　　由于每个运动发育迟缓患儿的病情不同，所以每个患儿的教育方案和所需的特制器具也就不一样。每个患儿都需要个别的评估，而物理治疗师或职能治疗师可以帮助患儿做这类的评估和建议。

　　每个患儿可能需要物理治疗、职能治疗。而患儿的身体功能，在经过一段长时间的治疗后，大多数都会有改进。治疗师除了评估、治疗外，同时也需要帮助父母，使其能在家里帮助患儿做康复治疗。因为当运动状况改善以后，往往患儿的学习情形也会跟着改善，我们的家长该如何及时、早期地对他们进行特殊教育，如何选择或制作适合患儿的桌子、椅子及教具的修改呢?

**Ⓐ　桌子调整**　适当的桌子高度，应该是当患儿的手臂放于桌面时，不会造成耸肩或肩下垂的现象。桌子需要平稳、不倾斜。桌缘需要平滑，以减轻万一患儿跌倒时的伤害。

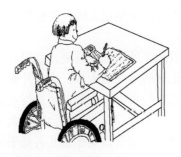

图 5-33　桌子调整

　　　　　　　　　　坐轮椅的患儿，需要更高一点的桌子，以使轮椅的椅臂可以滑进桌子的下方，如果桌子有抽屉，则需要将抽屉拿掉，以使椅子能和桌子靠拢（图 5-33）。

**Ⓑ　椅子调整**　比较重而规则的椅子会比较稳。椅背的高度需要达到学生的上背。椅子的高度，应能使髋、膝及踝保持于90°的位置。因为如果这些关节没有放在正确的位置，会造成不正常的肌肉张力，并影响学生的学习。

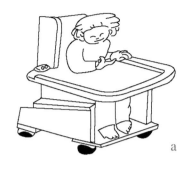

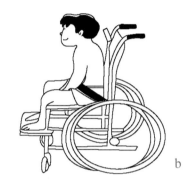

图 5-34 椅子调整

有的学生可能需要有适合他大小的特制的舒适椅。可以放一块桌板在椅子上，因此就不需要桌子了（图 5-34a）。

运动发育迟缓患儿的轮椅的坐椅和椅背，需要比一般的轮椅硬一些。可以各用一块由硬海绵包着的木板，垫在坐椅和椅背上。坐椅的深度（臀部到膝盖之间的距离）则以大腿的长度来决定。如果太短，会引起患儿僵硬，而从椅子上滑落。但若太长，又会妨碍患儿的膝盖弯曲成 90°。

轮椅的脚踏板，需要调整到可使髋、膝和踝保持 90° 的位置。

为了要使患儿坐得更端正、更安全，可以使用从 45° 角斜上来的椅背带，交叉于骨盆固定（图 5-34b）。

ⓒ 在教室中座位的分配　会分心的患儿，最好坐在前排，以减少分心。如果患儿有听觉或视觉的问题，也最好坐在前面。有些学生有视野狭窄现象，则需依尽可能补救的原则来调整座位，或在中间，或在旁边。

ⓓ 在教室中变换姿势　对于运动障碍患儿，他们比正常患儿需要更多的能量，来维持直立的姿势。所以，改换姿势可以帮助他们保持足够的能量，用于专心学习。若是缺少姿势的变换，会造成注意力不集中，学习能力减低，不正常的肌肉张力和畸形。一定至少要每隔45～60min更换一次姿势。

ⓔ 写字纸的固定　有一些患儿，在写字时，不能固定纸张。所以需要替他们想个办法来固定纸张。可以用防滑的桌面；或是有磁铁的构造；有的可以用有较重底面积的阅读书架，用来固定书，以便阅读。

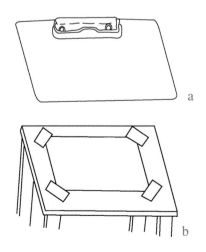

使用特制的夹板固定纸张（图 5-35a）。

使用胶带将纸固定（图 5-35b）。

图 5-35 写字纸的固定

☞ 笔的控制　对于许多运动障碍患儿而言，要学习拿笔是一种很困难的精细动作技巧。所有的孩子，都需要经过四个握笔发展阶段（图5-36）。

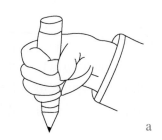

整个手臂一齐动（图 5-36a）。

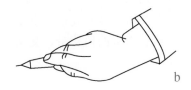

整个前臂一齐动（图 5-36b）。

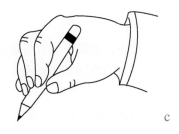

整个手一齐动（图 5-36c）。

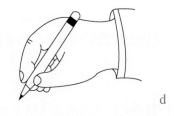

手指的动作（图 5-36d）。

图 5-36　笔的控制的四个握笔发展阶段

一个正常孩子，通常于小学一年级，就进入第四个握笔阶段。但一个运动障碍患儿，通常仍停留在第一或第二个握笔阶段。所以，父母和老师必须接受这个事实，并依患儿实际发展的情况来训练他。因为没有一个孩子能从第一阶段直接进到第四阶段，而是需要从一个阶段，慢慢进展到下一个阶段。

经过一段长时间的训练后，在帮助发展精细动作技巧的同时，可以开始让他们于一较大格子内写字，慢慢的，格子越来越小。但是不要期待他们会写得很整齐。

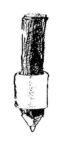

使用一小截的塑胶水管，从切面切开，套在笔杆上，可以让小患儿容易握笔（图5-37）。

图 5-37　加工过的铅笔

可以让小患儿画水平线、垂直线、曲线及圆圈来帮助训练患儿写字前的运动技巧。对于病情较重的患儿，我们并不鼓励多练习写字，因为写字会消耗能量，当能量消耗多时，患儿的身体会僵硬，若是这样，不但不能建立他们的耐力，反而使之退步。有些智力正常的患儿，因为精细动作控制不良，手无法握笔。所以，启智教育界已开始利用电脑配合软件和特殊输入开关，来帮助这些特别的患儿。

## 5.8　脑瘫儿童的姿势管理

姿势管理的目的是将人体丢失的姿势功能，希望通过辅助工具重新串联起来，形成一个有序的整体。

良好的姿势使小儿能以正常的方式独立做更多的事情，允许他做一些动作，而不要用护具完全固定他。支持过多会不利于他学习移动，要有规律地变换小儿的姿势。

### 1. 对称性姿势

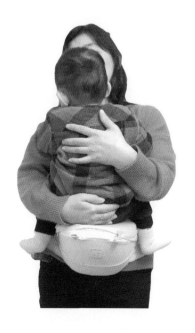

怀抱患儿时，应时刻注意保持患儿上肢居中，下肢屈曲，姿势对称，头居正中位，略前屈，防止因头部姿势变换导致刺激性紧张。从而抑制非对称性异常姿势（图5-38）。

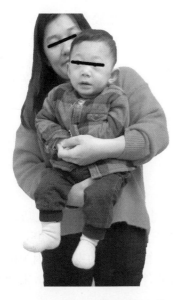

图 5-38　对称性姿势怀抱小儿

## 2. 头的管理

Ⓐ　应当避免的方式

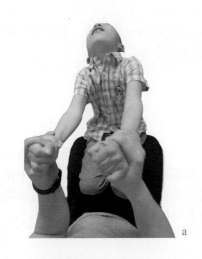

头向后挺（图 5-39a）。

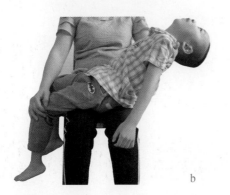

头向后仰（图 5-39b）。

图 5-39　头的管理，应当避免的方式

Ⓑ 应当鼓励的方式

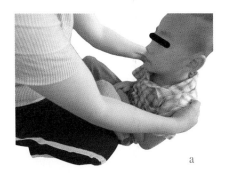

向下压他的肩，并前挺他的头（图 5-40a）。

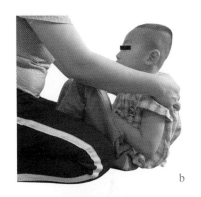

把小儿的两臂放在前面，下压他们胸部并前挺头部，用护理者的膝盖屈小儿的双髋（图5-40b）。

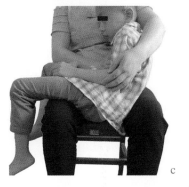

握住他的肩慢慢地抬起，在抬他的时候把他转向一侧，这有助于将他的头向前带（图5-40c）。

图 5-40　头的管理，应当鼓励的方式

## 3. 躯干的管理

Ⓐ 应避免的方式

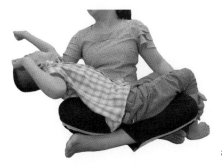

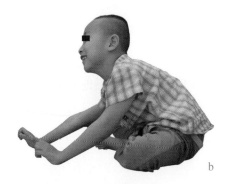

图 5-41　躯干管理应避免的方式

**Ⓑ　应鼓励的方式**

向两侧扭转小儿的躯干（图 5-42a），也可以在卧位进行扭转。

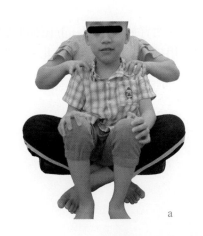

在小儿的两髋关节周围扶住他下压（图 5-42b）。

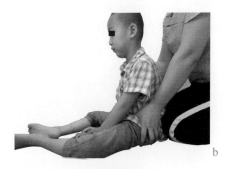

对较大的孩子可以把操作者的腿放在孩子双膝关节上，使膝伸直，挺直后背（图 5-42c）。

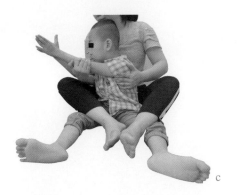

图 5-42　躯干管理应鼓励的方式

## 4. 卧位姿势

Ⓐ　俯卧位

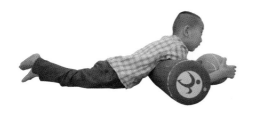

把小儿放在滚桶、契形板或垫子上，这样可保持小儿的上肢向前，帮助他抬头；用垫子或沙袋垫起小儿的下肢；用一个软质的圆滚分开小儿强直的下肢（图5-43）。

图 5-43　俯卧位

Ⓑ　侧卧位

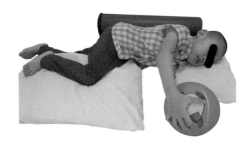

保持两上肢向前伸，两手放一起；屈曲一侧髋和膝，防止小儿的腿压在一起，并且能够放松躯干（图5-44）。

图 5-44　侧卧位

Ⓒ　仰卧位

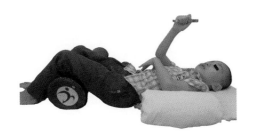

将小儿头和肩向前屈，屈髋屈膝，这样能防止小儿身体僵硬和伸直（图5-45）。

图 5-45　仰卧位

## 5. 坐位姿势

坐位延迟的孩子需要更多的支持，而且需要这种支持的时间要比其他孩子要长。可用特别的椅子来帮助完成正确的姿势，以便更好地使用双手，更容易咀嚼和吞咽。

Ⓐ 椅子的尺寸

椅背高：腋窝到臀部；

坐高：膝后到足跟；

椅子扶手高：坐面到肘；

椅子的深度：臀的后缘到腘窝，距腘窝小于 2 横指；

椅宽：臀宽外加 2 横指。

Ⓑ 不鼓励的坐姿

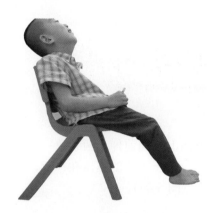

髋关节过伸展，小儿后挺滑出椅子髋关节过屈，小儿向前倾（图 5-46）。

图 5-46 错误的坐姿

Ⓒ 正确的坐姿

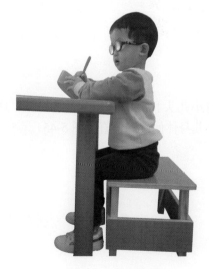

头稍向前；背挺直，不弯向侧方；臀部顶靠椅背；双膝垂直；两腿轻轻分开；脚平放在地板上，或用脚垫支持（图 5-47）。

图 5-47 正确的坐姿

## 6. 上肢和手的管理

Ⓐ 应避免的方式 痉挛型孩子的上肢可能屈曲并向后退缩，手可能握拳。不要在指尖处扳他的四指和拇指，这会使手握得更紧。

**Ⓑ 鼓励的方式**

伸直上肢，握住小儿双肘；向前拉的时候，外旋小儿的双上肢，如果上肢屈曲困难，握住小儿的双手肘，将双上肢旋前张开手：首先要伸直小儿的臂，握小儿的手，这样他的拇指会与手掌分开（图 5-48）。

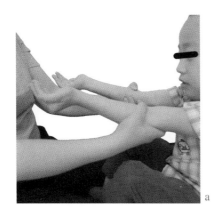
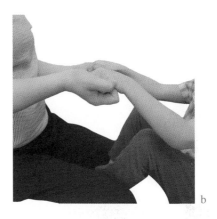
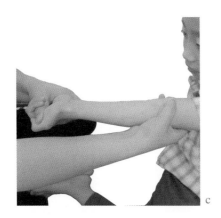
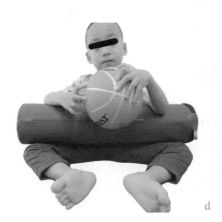

图 5-48　上肢和手的管理，鼓励的方式

## 7. 下肢的管理

**Ⓐ 应避免的方式**

肌张力低下的孩子仰卧时可能双下肢分开（图 5-49a）。

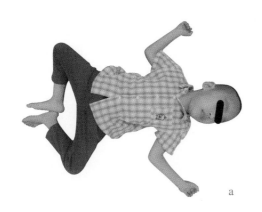

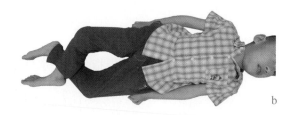

图 5-49　下肢管理，应避免的方式

痉挛型孩子的身体挺直，双腿压在一起或交叉（图 5-49b）。

Ⓑ　鼓励的方式

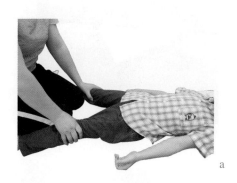

分开双腿，握住小儿的双膝关节向上屈腿（图 5-50a）。

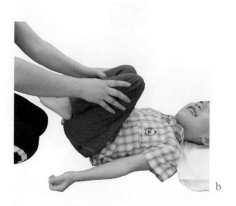

当髋屈曲时，腿就会分开，然后握住膝关节，当拉直小儿的腿时保持双腿分开，这样可以使小儿的足更容易背屈（图 5-50b）。

图 5-50　下肢管理，鼓励的方式

## 8. 抱起和携带

Ⓐ　抱起

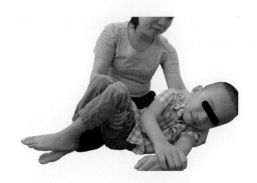

为使抱得容易，并防止异常姿势，应该将小儿翻到一侧并支持他的头，屈曲他的双腿；紧贴你的身体将他抱起；用同样的方法将他放下（图 5-51）。

图 5-51　正确的抱起方式

以能纠正异常姿势，并将他的双上肢向前放的方法携带他，较直立的姿势有助于小儿竖头和环视（图 5-52a，b，c）。

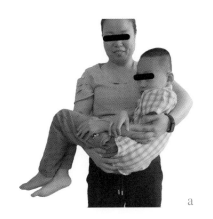

a

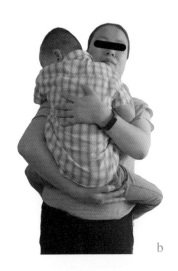

b

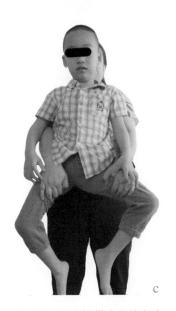

c

图 5-52　正确携带患儿的方式

ⓒ 平衡训练

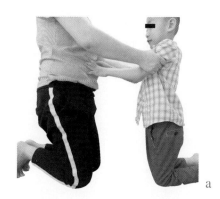

在各个方向轻轻摇晃孩子，当膝立时，轻轻地从一侧向另一侧推他（图 5-53a，b）。

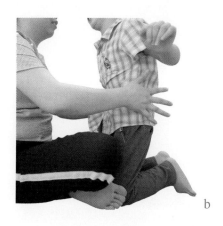

图 5-53 平衡训练

## 9. 自我护理

Ⓐ 进食的正确姿势

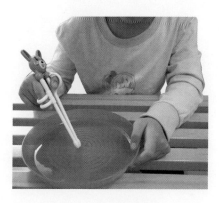

帮助孩子保持两上肢向前，双手平放在桌子上；脚应平放在地板上；帮助他向后屈腕来握匙；帮他保持另一上肢向前，手平放在桌上；用不容易碎的浅匙（图 5-54）。

图 5-54 进食训练

**Ⓑ 喝水时的正确姿势**

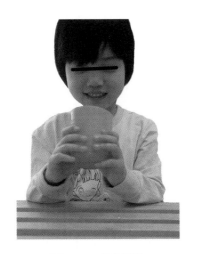

图 5-55 喝水训练

保持两上肢向前；用两手握杯，靠肘支持（图 5-55）。

**Ⓒ 用双手游戏**

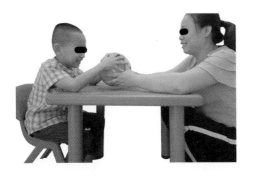

图 5-56 用双手游戏

鼓励小儿两上肢一起或分别移动。他需要学会抓住玩具和松开玩具，在坐、跪或立位进行游戏（图 5-56）。

**Ⓓ 洗浴**

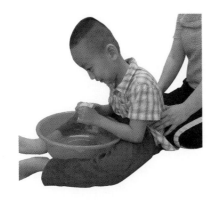

图 5-57 洗浴训练

教孩子自己洗浴，选择能促进孩子练习坐和站的姿势。如果孩子在学坐，那就坐着给他洗，鼓励他两手放在一起，抓住浴盆（图 5-57）。

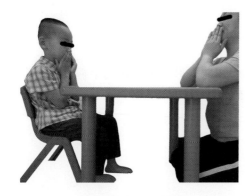

坐位是一个较稳定的姿势，坐位时他能很容易学会自己洗浴。如果孩子不能伸直膝部，应让他坐在凳子或低矮的椅子上（图 5-58）。

图 5-58　坐位训练

Ｅ　如厕

小儿到 18 个月时才开始训练用厕。小儿坐在便盆上的时间不应超过 10 min。小儿可以通过抓握木棒来支持平衡。鼓励小儿便后从便盆上蹲起站起。

## 5.9　脑瘫儿童书写绘画护理技巧

很多脑瘫患儿的精细动作是在坐位下完成的。因此，在开始手精细功能训练时，就要先训练儿童获得良好的坐位平衡与保持良好坐位姿势的能力，或在训练时，提供儿童适当高度的坐椅和桌子，以帮助其获得良好的姿势控制。

Ａ　桌椅高度适当

合适的桌椅高度是指儿童取坐位时，要求儿童的髋关节、膝关节和踝关节都保持在 90°（图 5-59）。

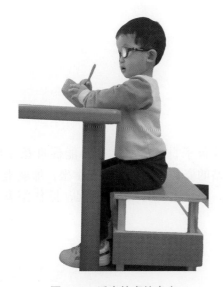

图 5-59　适当的桌椅高度

## 2. 抓握动作训练

Ⓐ　全手掌抓握训练（图5-60）

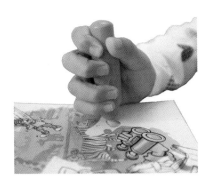

Ⓑ　桡侧抓握训练

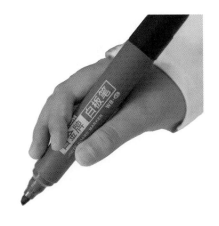

日常生活中很多动作中都是桡侧抓握，如写作、翻书等（图5-61）。

Ⓒ　三指捏训练

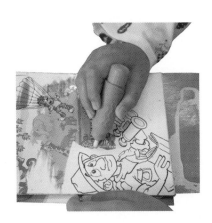

训练患儿用拇、示、中指抓握训练（图5-62）。

**3. 握笔模式**

用掌心握笔，在纸张上随意涂画。用手指握笔，在纸张上随意涂画。

**4. 握笔辅具**

为患儿添置合适的握笔辅具。

## 5.10　不随意运动型脑瘫患儿的家庭护理

**1. 抑制拇指内收**

家长缝一圆柱状的棉团让患儿抓握，或者选择大小适中、轻重适当容易抓握的玩具，选用橡皮筋或是其他物品固定于患儿手掌。该方法可使拇指张开，以抑制拇指内收，消除上肢握拳等紧张状态。

**2. 保持俯卧位**

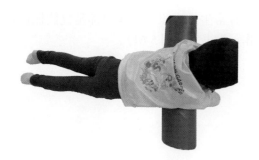

家长平时注意让患儿趴着玩，家长可放置一枕头于患儿胸前，以有利于患儿主动抬头，对于下肢紧张明显及原始反射残存的患儿可在患儿两腿之间、臀部放置沙袋（图5-63）。

图 5-63　俯卧位训练

**3. 坐位训练**

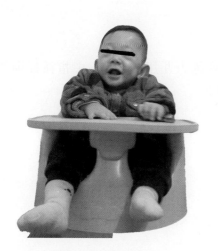

患儿坐在角椅上可以保持脊柱正直，髋关节屈曲成 90°，两下肢叉开，而且双手可以自由活动（图5-64）。

图 5-64　坐位训练

## 4. 脱敏疗法

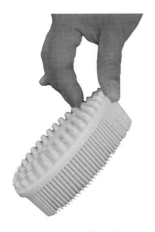

图 5-65 触觉刷

应用触觉刷（图 5-65）、触觉球（图 5-66）对患儿进行脱敏，以缓解患儿刺激性紧张。

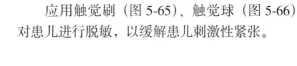

图 5-66 触觉球

Ⓐ 触觉刷刷患儿面部

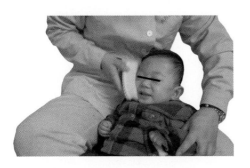

图 5-67 用触觉刷刷患儿面部

用触觉刷刷患儿面部，每次每部位 20 次，一日 3 ~ 5 次，每次 20 ~ 30 min（图 5-67）。

Ⓑ 用触觉球触碰

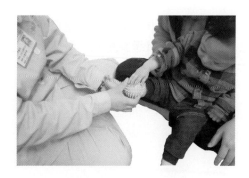

脊柱两侧和肩胛部敏感部位皮肤轻叩和抚触，每次每部位20次，一日3～5次，每次20～30 min（图5-68）。

图 5-68　用触觉球触碰

Ⓒ 用触觉刷（球）叩患儿口面部

轻叩患儿口周、面颊部每次每部位20次，一日3～5次，每次20～30 min。

**5.** 聆听中医五行音乐、佛经音乐、莫扎特弦乐小夜曲、肖邦小调夜曲、伏尔加瓦河等曲目，每天可进行3次，每次20～30分钟

## 5.11　脑瘫患儿的日常生活能力训练

**1.** 进食训练

Ⓐ 确保良好坐姿（图5-69）

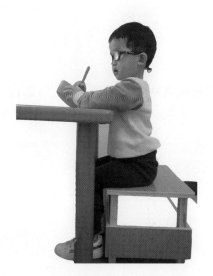

图 5-69　良好的坐姿示范

下肢位摆放：

Ⓑ 不拿汤勺的手伸直肘关节并抓住条台（图5-70）

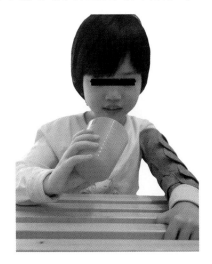

图 5-70 不拿汤勺的手的位置

Ⓒ 给予他足够的时间试着做每一步，需要时给予帮助

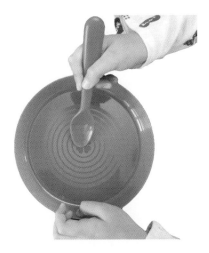

三指拿勺（图 5-71）。

图 5-71 三指拿勺

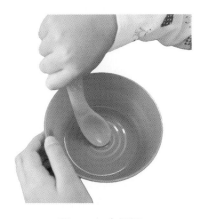

大把抓（图 5-72）。

图 5-72 大把抓

使用筷子（图 5-73）。

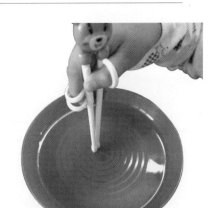

图 5-73　使用筷子

▶ 鼓励用患手，而用健手时，应保持患侧肘关节伸直，手握条台或扶手

▣ 选择适合脑瘫患儿的餐具（图5-74a，b，c）

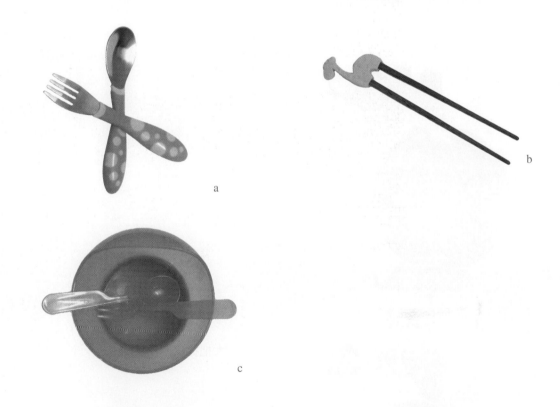

图 5-74　适合脑瘫患儿的餐具

## 2. 饮水训练

（1）这是一项帮助受非对称性颈张力反射影响的孩子把头保持于中线位的很好的活动。

（2）一旦有可能，让孩子自己选择喜欢喝的东西。

（3）当饮水时，如有可能帮助者可坐或站在孩子面前帮助他把肘关节固定于条台上（图5-75）。

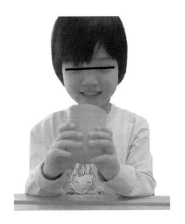

图 5-75　饮水训练

## 3. 抓握训练

Ⓐ　指保持外展方向（图5-76）

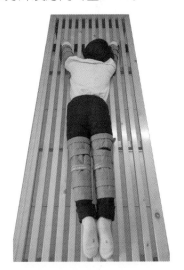

图 5-76　指保持外展方向

Ⓑ　双手放在中线的位置（图5-77）

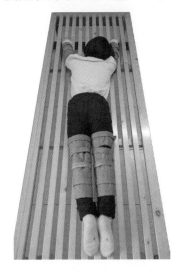

图 5-77　双手放在中线的位置

ⓒ 手心朝下（图5-78）

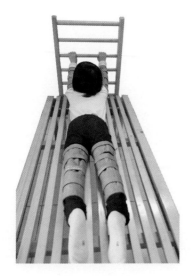

图 5-78　手心朝下

ⓓ 保持手肘伸直（图5-79）

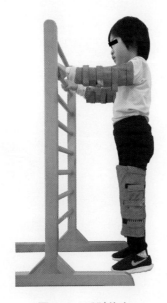

图 5-79　手肘伸直

## 4. 穿脱衣服方法

Ⓐ 把衣服在床上摆好，衣边朝向孩子（图5-80）

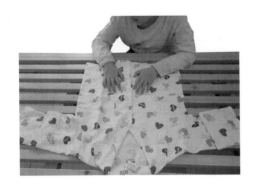

Ⓑ 学习衣服不同部分的概念"前""后""上""下""袖子"

Ⓒ 用言语引导孩子的活动，尽量减少手法帮助，但是把衣服套在头上时可能仍然需要帮助（图5-81）

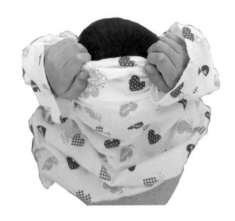

Ⓓ 给孩子足够的时间完成每一步骤（图5-82）

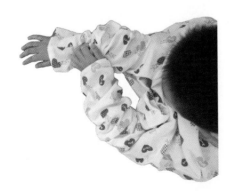

Ⓕ 如果衣服是基本色的，让孩子说出衣服的颜色

## 5. 穿脱袜子训练

### Ⓐ 坐姿训练

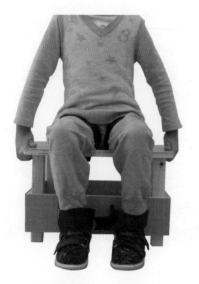

图 5-83　正确的坐位姿势

臀部尽量向后坐，背挺直，髋屈曲，稳妥地坐在箱凳上（图 5-83）。

### Ⓑ 动作

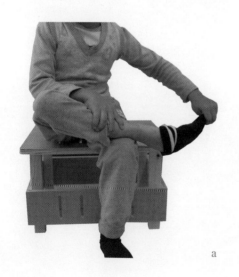

a

教孩子用左手脱右侧袜，右手脱左侧袜（图 5-84a）。

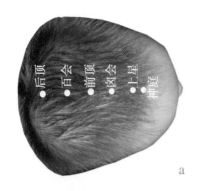

上星：在前发际正中直上 1 寸。

囟会：在前发际正中直上 2 寸。

前顶：在前发际正中直上 3.5 寸。

百会：在前发际正中直上 5 寸（或两耳尖连线的中点处）。

后顶：在后发际正中直上 5.5 寸。

如图 6-6a 所示。

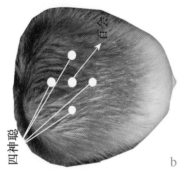

四神聪：在头顶部，在百会前后左右各 1 寸，共 4 个穴位。

如图 6-6b 所示。

图 6-6　头顶常用按摩穴位

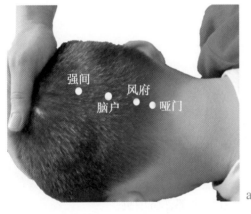

强间：在头部，在后发际正中直上 4 寸。

脑户：在头部，后发际正中直上 2.5 寸，风府穴上 1.5 寸，枕外隆凸的上缘凹陷中。

风府：在项部，在后发际正中直上 1 寸，枕外隆凸直下，两侧斜方肌之间凹陷中。

哑门：在项部，在后发际正中直上 0.5 寸，第一颈椎下。

如图 6-7a 所示。

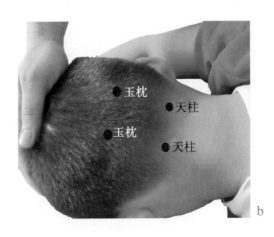

玉枕：在后头部，在后发际正中直上 2.5 寸，旁开 1.3 寸，平枕外隆凸上缘的凹陷处。

天柱：在颈部，大筋（斜方肌）外缘之后发际凹陷中，约在后发际正中旁开 1.3 寸。

如图 6-7b 所示。

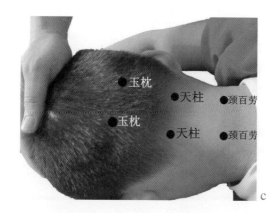

图 6-7　在头和后头部常用按摩穴位

颈百劳：大椎穴（第七颈椎棘突下凹陷中）上 2
　　　　寸，后正中线旁开 2 寸处（图 6-7c）。

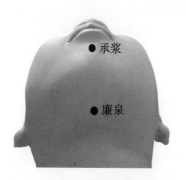

图 6-8　下颌、颈部常用按摩穴位

承浆：在面部，在颏唇沟的正中凹陷处。
廉泉：在颈部，在前正中线上，喉结上方舌骨
　　　上缘凹陷处。
如图 6-8 所示。

## 2. 腹部

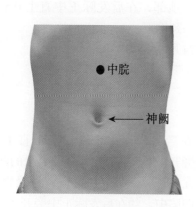

图 6-9　腹部常用按摩穴位

中脘：在上腹部，前正中线上，在脐中上 4 寸
　　　（注：前正中线，胸剑联合与脐中连线
　　　中点取穴）。
神阙：在腹中部，脐中央。
如图 6-9 所示。

## 3. 背腰部

**Ⓐ　督脉背腰部循行及穴位**

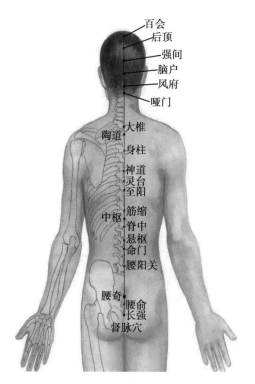

图 6-10　督脉背腰部循行及穴位

大椎：第七颈椎棘突下凹陷中。

陶道：第一胸椎棘突下凹陷中。

身柱：第三胸椎棘突下凹陷中。

神道：第五胸椎棘突下凹陷中。

灵台：第六胸椎棘突下凹陷中。

至阳：第七胸椎棘突下凹陷中。

筋缩：第九胸椎棘突下凹陷中。

中枢：第十胸椎棘突下凹陷中。

脊中：第十一胸椎棘突下凹陷中。

悬枢：第一腰椎棘突下凹陷中。

命门：第二腰椎棘突下凹陷中。

腰阳关：第四腰椎棘突下凹陷中。

腰俞：适对骶管裂孔。

长强：在尾骨端下，在尾骨端与肛门连线的中
　　　点处。

腰奇：属经外奇穴，不属于督脉，但位于督脉
　　　循行线路上。该穴位于骶部，在尾骨端
　　　直上 2 寸，骶角之间凹陷中。

如图 6-10 所示。

**Ⓑ　膀胱经背腰部循经线路及部分常用穴位**

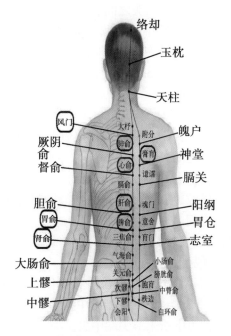

图 6-11　膀胱经背腰部循经线路及部分常用穴位

大杼：在第一胸椎棘突下，旁开 1.5 寸。

风门：在第二胸椎棘突下，旁开 1.5 寸。

肺俞：在第三胸椎棘突下，旁开 1.5 寸。

心俞：在第五胸椎棘突下，旁开 1.5 寸。

肝俞：在第九胸椎棘突下，旁开 1.5 寸。

脾俞：在第十一胸椎棘突下，旁开 1.5 寸。

胃俞：在第十二胸椎棘突下，旁开 1.5 寸。

肾俞：在第二腰椎棘突下，旁开 1.5 寸。

膏肓：在第四胸椎棘突下，旁开 3 寸。

如图 6-11 所示。

### 4. 上肢部

Ⓐ 心经循行路线及穴位

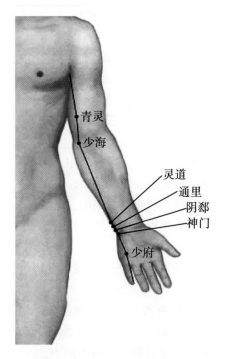

图 6-12　心经循行路线及穴位

极泉：上臂外展，在腋窝顶点，腋动脉搏动处。

青灵：在臂内侧，在极泉与少海的连线上，肘横纹上 3 寸，肱二头肌的内侧沟中。

少海：屈肘 90°。在肘横纹内侧端与肱骨内上髁连线的中点处。

灵道：在前臂掌侧，在尺侧腕屈肌腱的桡侧缘，腕横纹上 1.5 寸。

通里：在前臂掌侧，在尺侧腕屈肌腱桡侧缘，腕横纹上 1 寸。

阴郄：在前臂掌侧，在尺侧腕屈肌腱桡侧缘，腕横纹上 0.5 寸。

神门：在腕部，腕掌侧横纹尺侧端，尺侧腕屈肌腱的桡侧凹陷处。

少府：第四、五掌骨间，握掌时，在小指尖处。

少冲：在手小指末节桡侧，距指甲角 0.1 寸。

如图 6-12 所示。

Ⓑ 心包经循经路线及穴位

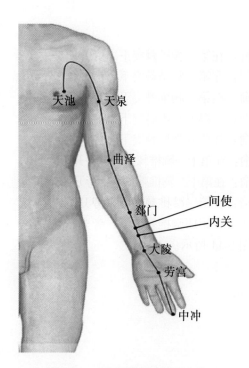

图 6-13　心包经循经路线及穴位

天池：在胸部，在第四肋间隙，乳头外 1 寸，前正中线旁开 5 寸。

天泉：在臂内侧，在腋前纹头下 2 寸，肱二头肌的长、短头之间。

曲泽：在肘横纹中，在肱二头肌腱尺侧缘。

郄门：在前臂掌侧，在曲泽与大陵的连线上，腕横纹上 5 寸，掌长肌腱与桡侧腕屈肌腱之间。

间使：在前臂掌侧，在曲泽与大陵的连线上，腕横纹上 3 寸。掌长肌腱与桡侧腕屈肌腱之间。

内关：在前臂掌侧，在曲泽与大陵的连线上腕横纹上 2 寸，掌长肌腱与桡侧腕屈肌腱之间。

大陵：在腕横纹的中点处，在掌长肌腱与桡侧腕屈肌腱之间。

劳宫：在手掌心，在第二、三掌骨之间偏于第三掌骨，握拳屈指时中指尖处。

中冲：在手中指末节尖端中央。

如图 6-13 所示。

ⓒ 其他常用穴位

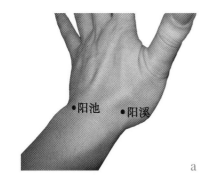

a

阳溪：在腕背横纹桡侧，手拇指向上翘起时，在拇短伸肌腱与拇长伸肌腱之间的凹陷中。

阳池：正坐或仰卧，俯掌。在腕背横纹中，在指伸肌腱的尺侧缘凹陷处。

如图 6-14a 所示。

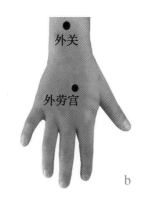

b

外关：在前臂背侧，在阳池与肘尖的连线上，腕背横纹上 2 寸，尺骨与桡骨之间。

外劳宫：手背中央，第 2、3 掌骨间，掌指关节后 0.5 寸。

如图 6-14b 所示。

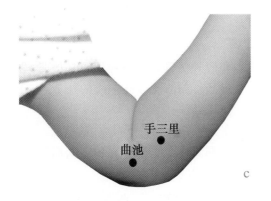

c

手三里：在前臂背面桡侧，在阳溪穴与曲池连线上，肘横纹下 2 寸。

曲池：在肘横纹外侧端，屈肘（90°），在尺泽与肱骨外上髁连线中点。

如图 6-14c 所示。

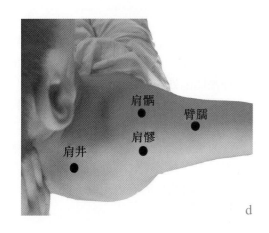

d

臂臑：在臂外侧，三角肌止点处，在曲池与肩髃连线上，曲池上 7 寸。

肩髃：在肩部三角肌上，臂外展，或向前平伸时在肩峰前下凹陷处。

肩髎：在肩髃后方，当臂外展时，于肩峰后下方呈现凹陷处。

肩井：在肩上，前直乳中，在大椎与肩峰端连线的中点处。

如图 6-14d 所示。

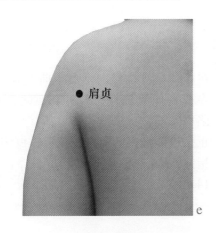

肩贞：在肩关节后下方，臂内收时，腋后纹头
　　　上1寸。
如图6-14e所示。

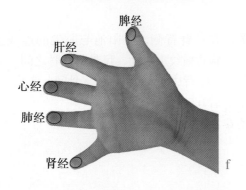

五经：为小儿推拿特有的穴位，自拇指至小指各
　　　指罗纹面分别对应脾、肝、心、肺、肾。
如图6-14f所示。

图6-14　其他常用穴位

## 5．下肢部

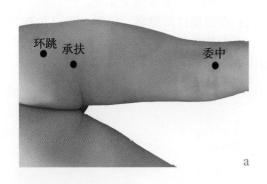

环跳：在股外侧部，侧卧屈股，在股骨大转子
　　　最凸点与骶管裂孔连线的外1/3与中1/3
　　　交点处。
承扶：在大腿后面，臀下横纹的中点。
委中：在腘窝横纹中点，在股二头肌腱与半腱
　　　肌肌腱的中间。
如图6-15a所示。

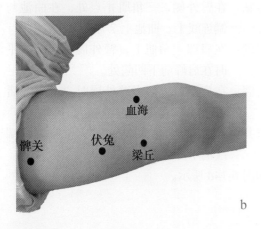

髀关：在大腿前面，在髂前上棘与髌底外侧端
　　　的连线上，屈股时，平会阴，居缝匠肌
　　　外侧凹陷处。
伏兔：在大腿前面，在髂前上棘与髌底外侧端
　　　的连线上，髌底上6寸。
梁丘：在大腿前面，在髂前上棘与髌底外侧的
　　　连线上，髌底上2寸。
血海：在大腿内侧，髌底内侧端上2寸。
如图6-15b所示。

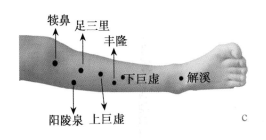

阳陵泉：在小腿外侧，在腓骨头前下方凹陷处。

犊鼻：在膝部，髌骨与髌韧带外侧凹陷中。

足三里：在小腿前外侧，在犊鼻穴下3寸，距胫骨前缘一横指。

上巨虚：在小腿前外侧，在犊鼻下6寸，距胫骨前缘一横指。

丰隆：在小腿前外侧，在外踝尖上8寸，距胫骨前缘二横指（中指）。

下巨虚：在小腿前外侧，在犊鼻下9寸，距胫骨前缘一横指（中指）。

如图6-15c所示。

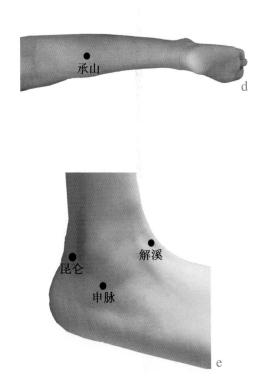

承山：在小腿后面正中，委中与昆仑之间，在伸直小腿或足跟上提时，腓肠肌肌腹下出现尖角凹陷处如图6-15d所示。

昆仑：在足部外踝后方，在外踝尖与跟腱之间的凹陷处。

申脉：在足外侧部，外踝直下方凹陷中。

解溪：在足背与小腿交界处的横纹中央凹陷中。

如图6-15e所示。

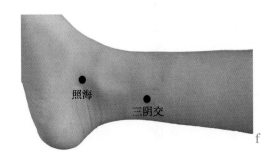

三阴交：在小腿内侧，在足内踝尖上3寸，胫骨内侧缘后方。

照海：在足内侧，内踝尖下方凹陷处。

如图6-15f所示。

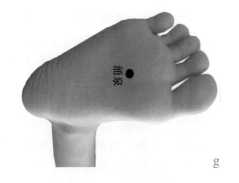

涌泉：在足底部，卷足时足前部凹陷处，约在
　　　足底二、三趾趾缝纹头端与足跟连线的
　　　前 1/3 与后 2/3 交点处。

如图 6-15g 所示。

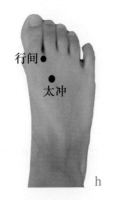

太冲：在足背侧，在第一跖骨间隙的后方凹
　　　陷处。
行间：在足背侧，在第一、二趾间，趾蹼缘后
　　　方赤白肉际处。

如图 6-15h 所示。

图 6-15　下肢部常用按摩穴位

## 6.3　小儿常用按摩手法

**1. 手部按摩常用体表部位及名称**

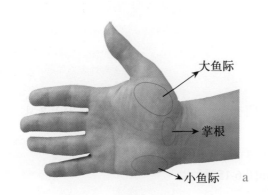

大鱼际、小鱼际：手掌内、外侧缘由一组肌群
　　　构成稍隆起的部位，拇指一侧称"大
　　　鱼际"，另一侧称"小鱼际"。
掌根：手掌近手臂端为掌根。

如图 6-16a 所示。

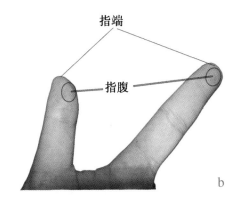

指端、指腹：手指末节近指甲部为指端，手指罗纹面为指腹。

如图 6-16b 所示。

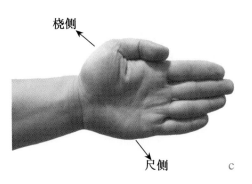

尺侧、桡侧：垂臂掌心向前，近身侧为手臂尺侧，远身侧为手臂桡侧；即小指一侧为尺侧，拇指一侧为桡侧。

如图 6-16c 所示。

图 6-16　手部按摩常用体表部位及名称

## 2. 推法

推法有直推法、分推法、合推法和旋推法四种（见图 6-17）。

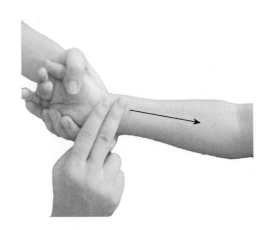

直推法：术者用拇指桡侧缘，或用示、中两指指面附着于治疗部位，做单方向的直线推动；动作要轻快连续，必须沿直线推动。手法频率每分钟约 250 ～ 300 次。本法常用于推拿特定穴中的"线状穴位"和手部"五经"穴等。

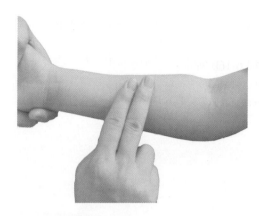

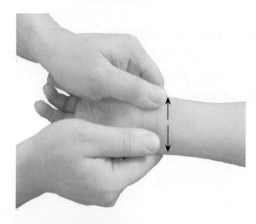

分推法：术者用双手拇指罗纹面以穴位为中心向
　　　　两侧做分向的推动，称为分推法，又
　　　　称为"分法"。本法运用时，两手用
　　　　力要均匀、柔和、协调。一般分推
　　　　120～200次。常用于额前、胸部、
　　　　腹部、背部、腕掌部。

合推法：本法是与分推法相对而言，又称合法；
　　　　动作要求同分推法，只是推动方向相
　　　　反。适用部位同分推法。一般合推
　　　　120～200次。常用于腕掌部。

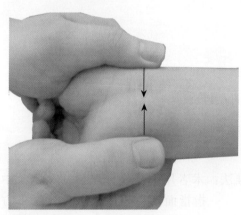

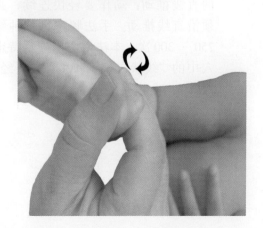

旋推法：术者用拇指罗纹面轻附于治疗部位，
　　　　做顺时针方向的环旋移动。旋推法仅
　　　　以拇指在皮肤表面作旋转推动，一
　　　　般不带动皮下组织。手法频率每分
　　　　钟150～200次。主要用于手部"五
　　　　经"穴。

图 6-17　常用推法

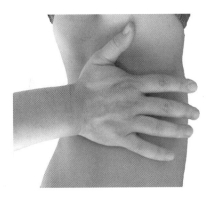

图 6-23 按法

掌根按法：五指张开，腕关节背屈，用掌根在一定的部位或穴位上，逐渐用力向下深压，按而留之。

## 9. 拿法

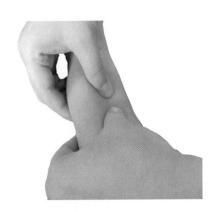

图 6-24 拿法

本法刺激量较强，使用时常配合其他手法，一般多用于颈项、背部、四肢等病变部位。操作时用大拇指和示指、中两指，或用大拇指和其余四指，在一定部位和穴位上，同时相对用力，进行节律性（如一紧一松）提捏。施术时，用劲要由轻而重，不可突然用力，而且要同时相对用力；动作要灵活缓和，而且要有连贯性，不宜断断续续，如图 6-24 所示。

## 10. 搓法

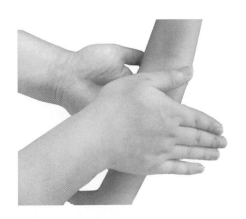

图 6-25 搓法

本法一般为结束手法，常用于腰背、胁肋及四肢部。操作时用双手的掌面挟住病儿的选定部位，相对用力作快速的旋转揉摩，且同时做上下往返移动。操作时双手用力要对称均匀，要求按"搓动宜快，移动宜慢"的原则操作，如图 6-25 所示。

## 11. 点穴法

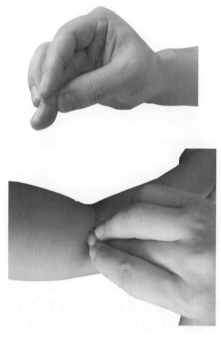

图 6-26　点穴法

术者的中指端点在患儿的穴位上，并以拇指端抵中指掌侧第一指关节，以示指与环指紧压中指第一指关节的背侧，以固定中指末节；然后，用中指端在穴位上反复压放，如图 6-26 所示。

## 12. 运法

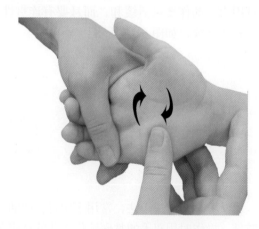

图 6-27　运法

以拇指面或中指的罗纹面，轻附于患儿的治疗部位或穴位上，做弧形或环形运动。操作时力度宜轻不宜重，要在体表滑动，不带动皮下肌肉组织，频率一般为 80 ~ 100 次 / 分，如图 6-27 所示。

## 6.4　脑性瘫痪基础按摩法

### 1. 通督补肾健脾按摩法

脑性瘫痪患儿病位在脑，病因多为先天禀赋不足。"肾"为先天之本，主生脑髓，督脉从其循行线路来看，与脑与肾均密切相关，由此，构成了"督""脑""肾"三位一体的关系。同时，先天不足，须后天培补，"脾"为后天之本，气血生化之源，因此，"脾"功能的强弱，直接影响到患儿的康复疗效。由此可见，通督、补肾、健脾在脑性瘫痪患儿按摩中是不可或缺的方法（图 6-28，图 6-29）。

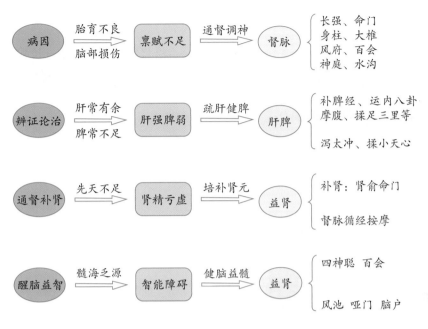

图 6-28　脑瘫患儿推拿治疗病因相关选穴示意图

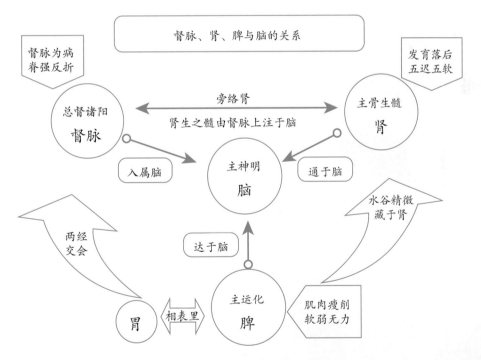

图 6-29　脑瘫患儿通督按摩示意图

### Ⓐ 通督

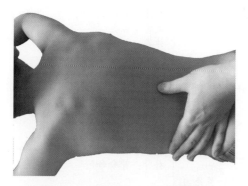

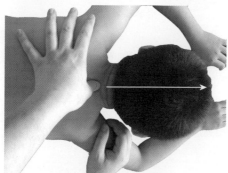

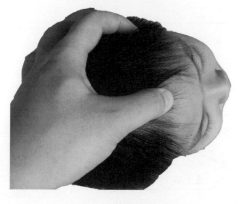

沿督脉循行路线，自长强穴点按至水沟穴，重点点按命门、至阳、身柱、大椎、哑门、风府、百会、神庭、水沟等穴（图6-30）。

图 6-30　通督按摩手法

### Ⓑ 健脾

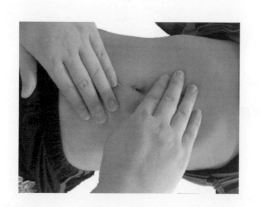

摩腹：患儿仰卧位，术者用一手四指指腹或全掌着力于腹壁，以脐部为中心顺时针旋摩 5min，此法可健脾消食，促进肠蠕动，见图6-31。

图 6-31　摩腹手法

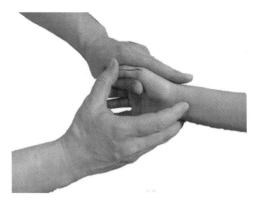

推脾土：术者用拇指桡侧或示指、中指二指指面沿指尖至指根方向直推患儿拇指桡侧，共300～500次，取左手或右手均可，此法可健脾和胃，见图6-32。

图 6-32　推脾土按摩手法

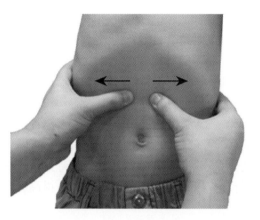

分推腹阴阳：患儿仰卧位，术者双手指自剑突下分沿肋弓下缘分推100～200次。此法可健胃消食，见图6-33。

图 6-33　分推腹阴阳按摩手法

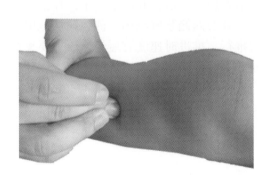

点按足三里、三阴交、脾俞、胃俞：每穴约1min。此法可健脾和胃，见图6-34。

图 6-34　健脾胃按摩手法

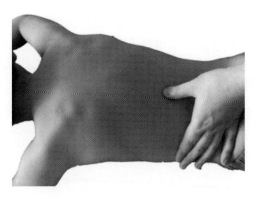

点按命门、肾俞、太溪穴，每穴约 1min，长期坚持，有补肾填精效果，见图 6-35。

图 6-35　点按命门、肾俞、太溪穴

### 2. 脊背六法

从阴阳来讲，"背为阳，腹为阴"，为一身阳气的主要所在；从经络循行来看，背部为督脉和足太阳膀胱经的主要循行部位，而督脉为"阳脉之海"，膀胱经为太阳经脉，为人体抵御风寒的首要屏障，且分布其上的背俞穴与脏腑密切相关。因此，整个背部为阳脉气血循行，调节脏腑功能的重要部位。脑性瘫痪患儿多伴有腰背肌无力，体质虚弱，影响康复疗效。由此，王雪峰教授在小儿捏脊的基础上发展起来"脊背六法"，将捏脊的一套手法系统化、规范化，并加入点、按、叩、拍等多种手法，使原有的捏脊手法得到进一步的扩充和完善。脊背六法包括了推脊法、捏脊法、点脊法、叩脊法、拍脊法和收脊法。将这六种手法顺次作用于背部督脉、膀胱经及夹脊穴，通过推、捏、点、按、叩等手法对经络、腧穴的刺激作用，以达到调节机体脏腑的功能、提高免疫力的效果，同时又借助推、捏、叩、拍等手法对背部的肌肉进行治疗以达到降低背部肌张力、提高腰背部肌力的效果。

### Ⓐ 推脊法

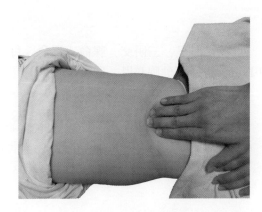

术者用掌根沿督脉或示、中、环指三指指腹沿督脉及两侧膀胱经第一侧线，从龟尾至大椎穴推行。推进时速度宜缓慢，压力要平稳均匀而适中（图 6-36）。

图 6-36　推脊法

ⓑ 捏脊法

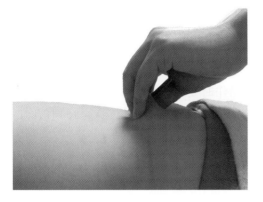

图 6-37　捏脊法

术者用双手拇指桡侧缘顶住皮肤，示指、中二指前按，三指同时用力提拿皮肤，沿督脉从龟尾穴双手交替向上捻动，直至大椎，每捻三下重提一下，即"捏三提一"法。初次对患儿施用时一般可捏 3 ~ 5 次，待患儿适应后可增至 6 ~ 9 次。捏拿肌肤的多少及力度应视患儿年龄的大小及承受程度而定（图 6-37）。

ⓒ 点脊法

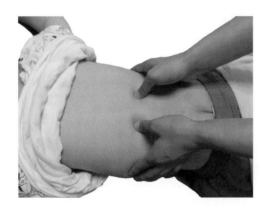

图 6-38　点脊法

术者用双手拇指指面点压背部督脉及两侧膀胱经穴位及夹脊穴，从上到下沿背部经脉穴位顺次点压，力度由轻到重、稳而持续，忌突然加力或突然撤力。常结合拇指揉法，使手法刚中带柔（图 6-38）。

ⓓ 叩脊法

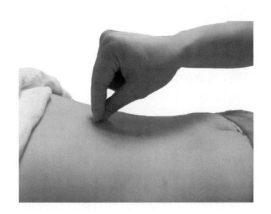

图 6-39　叩脊法

多采用三指叩击法。术者拇指与示指、中指两指指腹紧贴在一起，连续叩击背部督脉及两侧膀胱经穴位。从上到下顺次叩击，叩击的力度应根据患儿的大小、体质、身体条件灵活掌握（图 6-39）。

E　拍脊法

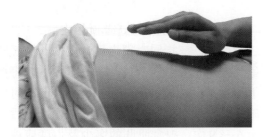

图 6-40　拍脊法

五指并拢微屈，掌心呈空虚状以形成虚掌或用拳背有节奏地拍击患儿背部，主要沿着督脉及膀胱经第一、二侧线由上向下进行拍击。操作时要求腕掌、掌指关节放松，应用腕力进行拍打，用力需平稳、轻巧而有弹性（图6-40）。

F　收脊法

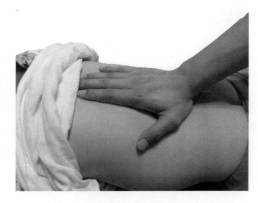

图 6-41　收脊法

在患儿背部有顺序地应用掌根擦法、掌根揉法、三指揉法等放松性手法，称为收脊法。主要作用于脊柱及两侧肌肉，一般多先擦后揉，手法衔接要协调，力度应适中（图6-41）。

六种手法顺次施为，由龟尾穴沿脊柱至大椎，亦可直至后发际。手法的刺激性遵循先轻后重再放松的原则，由推脊开始，至捏脊、点脊、叩脊到拍脊、收脊等放松性手法，几种手法依次作用于背腰部，协同增效，以达到刺激经络腧穴、激发经气、调整机体脏腑功能、降低背部肌张力、提高腰背部肌力的作用。

## 6.5　竖头障碍的推拿方法

竖头障碍，中医主要隶属于"五软——头项软"范畴，《杂病源流犀烛》亦称之为"天柱骨倒"，天柱骨指颈椎，"天柱骨倒"即指颈项软弱无力。中医认为，肾为先天之本，主骨生髓，且从经络循行来讲，肾通于督脉，而《灵枢·经脉》又云："督脉实则脊强，虚则头重……"。因此，竖头障碍其病位主要与肾及督脉有关，多见于胎禀不足，或病后阴虚及督脉空虚的患儿。主要选择通督补肾循经按摩法：术者从起始穴长强穴开始推督脉，重点按揉督脉十三穴，长强、腰俞、腰阳关、命门、悬枢、脊中、中枢、筋缩、至阳、灵台、神道、身柱、陶道、大椎、风府、百会等；循经推拿 5～7 次以和阴阳，补气血，培元气。指推补法点按肾俞穴 4～5 次。补肾经，用拇指离心性直推患儿小指螺纹面，有补肾益脑、温养下元之功。每次 5～10min，每日 1 次。通督补肾循经推拿对于竖头障碍的患儿，可起到益肾通督，强筋健骨，疏通气血的作用，同时可改善颈项部肌肉组织的营养，提高肌肉兴奋性的作用；此外还可缓解颈项部肌痉挛，抑制颈部过伸。

## 1. 通督点穴法

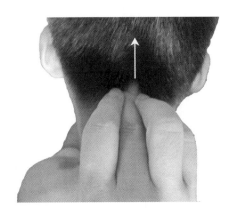

患儿取俯卧位或坐位。术者沿督脉循行路线，自长强穴至神庭穴依次循经点按，每穴点按 5～10 下，连续点按 3～5 遍。对于小婴儿，亦可采取按揉的方法（图 6-42）。

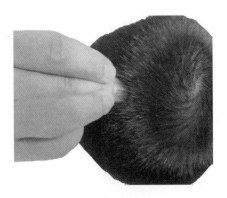

本法可通督强脊，适用于头项软弱无力的患儿。

图 6-42 通督点穴法

## 2. 颈项部膀胱经循经推揉法

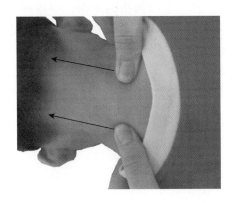

患儿取俯卧位。术者沿膀胱经循行路线，以两手拇指指腹端自大杼穴至天柱穴自下而上循经推揉，共推揉 5～10 遍（图 6-43）。

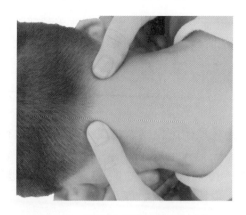

图 6-43　颈项部膀胱经循经推揉法

本法可疏通颈项部膀胱经经气，同时放松颈项部肌群，适于用颈项无力及局部肌肉紧张、颈过伸的患儿。

### 3. 推天柱骨

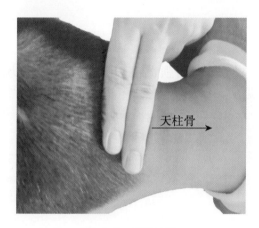

天柱骨→

图 6-44　推天柱骨

患儿坐位。术者以示指、中指指面自枕骨下向下推至大椎穴，操作 100 ~ 300 次。本手法逆督脉循行路线而推，主要针对督脉实证——"脊强反折"。可起到缓解颈项强直的作用。适用于颈项部肌张力高，颈过伸，影响竖头完成的患儿（图 6-44）。

### 4. 拿按风池穴

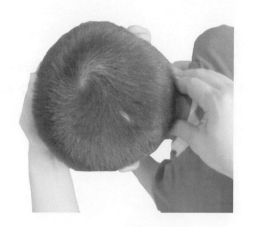

图 6-45　拿按风池穴

患儿取坐位或俯卧位。术者一手固定患儿前额，另一手以拇指与示指、中指相对，拿双侧风池穴，拿 3 ~ 5 次后按 1 次，反复操作 1 ~ 3min。本手法可疏通颈项部气血，兴奋肌肉，改善局部血液循环。颈项强直及无力的患儿均适用（图 6-45）。

## 5. 辨证及循经选穴点按

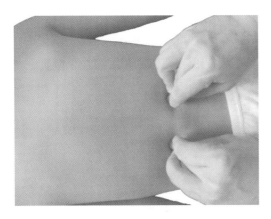

图 6-46　辨证及循经选穴点按

点按双侧肾俞、大杼、百劳、天柱，本法主要选肾的背俞穴，八会穴之骨会——大杼穴，及治疗颈椎局部疾病常用之百劳、天柱穴、以达补肾健骨，舒筋通络的目的（图 6-46）。

## 6. 颈部节段性按摩法（锯法）

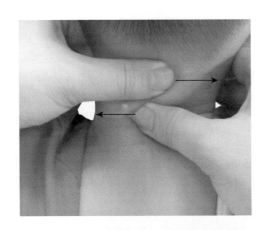

患儿取俯卧位。术者自下而上用双手拇指指端于颈椎每两棘突之间做交替横向推压，要注意节奏及用力均匀，力度适中，以免引起患儿疼痛不适（图 6-47）。

本法可反射性刺激颈项部肌肉、韧带，适用于颈项无力的患儿。

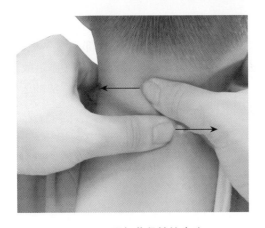

图 6-47　颈部节段性按摩法

### 7. 拿肩井

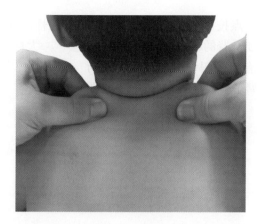

图 6-48　拿肩井

患儿取俯卧位或坐位。术者以双手拇示指相对，拿患儿肩井穴，共 3 ~ 5 遍。施术时手法要均匀、柔和，施术后患儿斜方肌应呈放松状态，可作为结束手法。本法主要适用于斜方肌紧张、颈部过度伸展的患儿（图 6-48）。

## 6.6　翻身障碍的推拿方法

翻身障碍，中医称为"腰脊转侧不利"，而"腰为肾之府"，膀胱经、督脉皆循经腰部，故从中医脏腑辨证及经络辨证来讲，儿童翻身障碍，与肾、膀胱经及督脉密切相关。现代康复认为，翻身的完成，除与躯干回旋运动有关外，尚与肩胛带及骨盆带的运动有关。针对以上原因，主要用通督补肾循经推拿法以补肾强腰，疏通督脉及膀胱经为主，同时配合捏脊疗法：术者双手示指紧贴皮肤向上推，拇指向下按压。沿督脉由下（长强穴）至上（大椎穴）缓慢推拿共 7 次，在推至脾俞、肾俞穴时进行点压数次，以健脾益肾。每次操作 3 ~ 5min，每日 1 ~ 2 次。节段性按摩法刺激脊柱及周围肌肉、韧带等节段性装置，通过被动活动改善肩胛带、骨盆带肌的运动功能，从而促通患儿翻身的完成。

### 1. 擦法

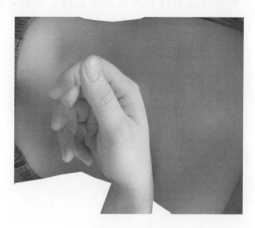

图 6-49　擦法

先以擦法施术于整个腰背部，约 3 ~ 5min。本法主要目的为疏通腰背部经络气血，放松肌肉，增强肌肉筋膜的活性，为其他手法的运用奠定基础（图 6-49）。

## 2. 膀胱经循经揉推法

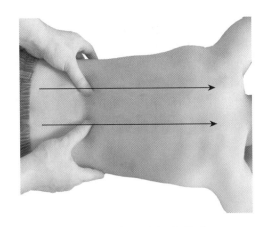

图 6-50  膀胱经循经揉推法

患儿取俯卧位。术者以拇指或中指指端沿背、腰部膀胱经第一侧线及第二侧线循经边揉边自下而上推,各 3 ~ 5 遍。揉推至双侧肾俞穴、气海俞、大肠俞时,各揉按该处 0.5 ~ 1min。本法主要目的为疏通整个腰背部膀胱经,同时可强腰补肾。适用于腰部无力的患儿。对年龄较大患儿,因背腰部面积较大,亦可采用掌根揉法(图 6-50)。

## 3. 通督点穴按摩法

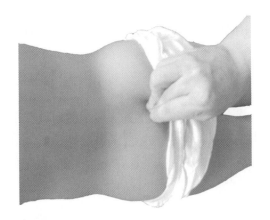

患儿取俯卧位或坐位。术者沿督脉循行路线,自长强穴至大椎穴依次循经点按,每穴点按 5 ~ 10 下,连续点按 3 ~ 5 遍,在点按至命门穴时,可适当延长点按时间以补肾强腰。对于小婴儿,亦可采取按揉的方法(图 6-51)。

本法可通督脉,强腰脊,适用于腰软无力的患儿。

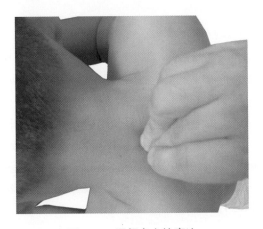

图 6-51  通督点穴按摩法

### 4. 捏脊法

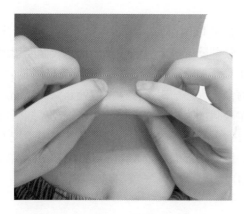

图 6-52　捏脊法

对于婴幼儿，可采取拇指在后，示指、中指在前的捏脊法，以适当减轻刺激量；对于年长儿，可采取拇指在前的捏脊法以适当增加刺激量。本法可连续操作 6 ～ 9 遍。可起到益气通督，调整脏腑的作用，适用于腰脊无力的患儿（图 6-52）。

### 5. 胸腰段节段性按摩

本法分为移动法、钻法、锯法、牵拉法、震颤法，每法各操作 3 ～ 5 遍。主要作用是反射性地刺激脊髓的节段性装置 ( 感受装置包括皮肤的一定区域，如肌肉、韧带、肌腱的感受器 )，使其和脊柱肌的营养和血供同时得到改善，同时亦能间接影响中枢神经系统活动。本法适用于脊柱伸展能力差、腰背部无力的患儿。

Ⓐ　移动法

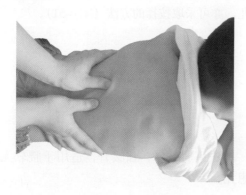

图 6-53　移动法

患儿取俯卧位。术者用拇指指面或中指指面上下移动。按摩一侧时，另一侧则起支持作用，按摩部位是脊柱棘突两侧，手指尽力触及椎间隙，并在此部位进行冲击运动（图 6-53）。

Ⓑ　钻法

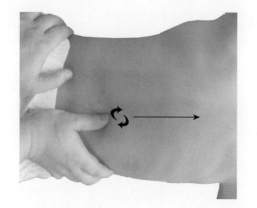

图 6-54　钻法

患儿取俯卧位。术者用一手固定患儿臀部，另一手以拇指指腹偏桡侧着力于脊柱旁约 1.5cm，从下而上做环转运动，从一个椎体移至另一椎体，依患儿耐受程度而运力渗透至深层（图 6-54）。

ⓒ 锯法

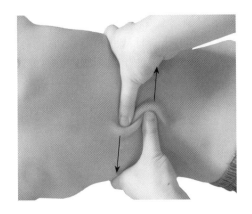

患儿取俯卧位。术者自下而上用双手拇指指端于每两棘突之间做交替横向推压，要注意节奏均匀，力度适中，以免引起患儿疼痛不适（图6-55）。

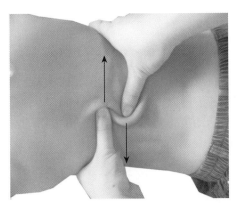

图 6-55 锯法

ⓓ 牵拉法

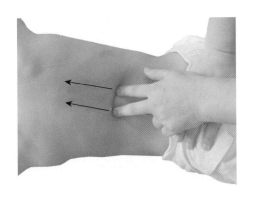

患儿取俯卧位。术者一手固定患儿臀部，一手以中指、食指两指于脊柱两侧自骶部向颈部做均匀等速牵引（图6-56）。

图 6-56 牵拉法

**5** 震颤法

患儿取俯卧位。术者一手固定患儿臀部，一手以掌根着力于脊柱或肋间隙，通过前臂及腕关节的摆动，使局部产生高频率震动。此法为节段性按摩的结束手法（图 6-57）。

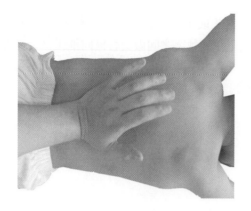

图 6-57　震颤法

## 6. 揉按肩三穴

患儿取坐位。以拇指末端依次揉按肩贞、肩髃穴、肩髎穴，每穴 0.5 ~ 1min。本法适用于肩关节活动障碍，影响上肢带动的翻身动作（图 6-58）。

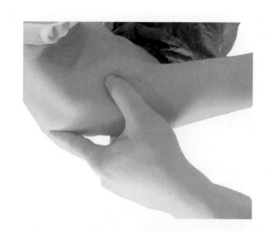

图 6-58　揉按肩三穴

## 7. 摇肩法

患儿取坐位。术者一手固定患儿颈肩部，另一手握持患儿肘关节，使肩关节做由前向后及由后向前的环转运动各 20 ~ 40 次。本方法可用于因肩关节活动障碍，影响肩胛带带动翻身的脑瘫患儿（图 6-59）。

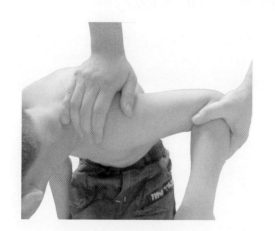

图 6-59　摇肩法

### 8. 拿肩井

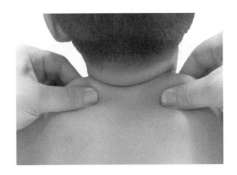

图 6-60　拿肩井

患儿取俯卧位或坐位。术者以双手拇示指相对，拿患儿肩井穴，共 3～5 遍。施术时手法要均匀、柔和，施术后患儿斜方肌应呈放松状态，可作为肩部结束手法。本法主要适用于肩胛带肌群紧张的患儿（图 6-60）。

### 9. 摇髋法

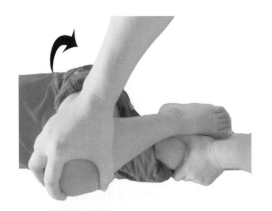

患儿仰卧位。双下肢伸直，术者一手固定其一侧下肢，另一手握持患儿另一侧膝关节并使该侧髋关节做由内向外的环转运动，如此反复操作 40 次。

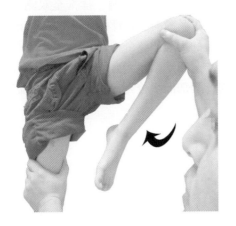

本法可抑制髋关节内收内旋及屈曲挛缩，适用于髋关节活动障碍，影响骨盆带带动翻身动作的患儿（图 6-61）。

图 6-61　摇髋法

## 6.7　坐位障碍的推拿方法

坐位障碍，中医属"腰软无力"，与翻身障碍一样，亦与肾、督脉及膀胱经关系密切。针对坐位障碍的患儿，选择通督补肾循经按摩法：术者从起始穴——长强穴开始推督脉，重点按揉督脉十三穴：长强、腰俞、腰阳关、命门、悬枢、脊中、中枢、筋缩、至阳、灵台、神道、身柱、陶道、大椎、风府、百会等；循经推拿 5～7 次以和阴阳，补气血，培元气。指推补法点按肾俞穴

4 ～ 5 次。补肾经，用拇指离心性直推患儿小指螺纹面，有补肾益脑、温养下元之功。推拿以补肾强腰、疏通督脉及膀胱经为主，同时配合节段性按摩刺激脊柱及周围肌肉、韧带等节段性装置，兴奋腰背部肌肉组织，改善肌肉的营养及代谢，促进脊柱的伸展，从而促通患儿坐位完成。另外，下肢严重痉挛的患儿，因髋、膝关节活动障碍，难以形成稳定的坐位支撑面，亦可影响坐位完成，对此类患儿可采取下肢痉挛肌松解及关节活动度按摩手法。

## 1. 擦法

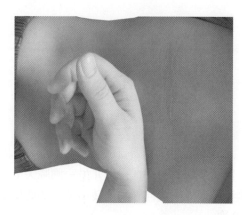

先以擦法施术于整个腰背部，约 3 ～ 5min。本法主要目的为疏通腰背部经络气血，放松肌肉，增强肌肉筋膜的活性，为其他手法的运用奠定基础（图 6-62）。

图 6-62　擦法

## 2. 膀胱经循经揉推法

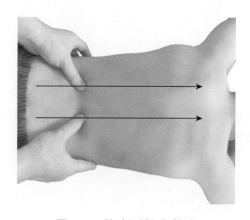

患儿取俯卧位。术者以拇指或中指指端沿背、腰部膀胱经第一侧线及第二侧线循经边揉边自下而上推，各 3 ～ 5 遍。揉推至双侧肾俞穴、气海俞、大肠俞时，各揉按该处 0.5 ～ 1min。本法主要目的为疏通整个腰背部膀胱经，同时可补肾强腰。适用于腰部无力的患儿。对年龄较大患儿，因背腰部面积较大，也可采用掌根揉法（图 6-63）。

图 6-63　膀胱经循经揉推法

## 3. 通督点穴法

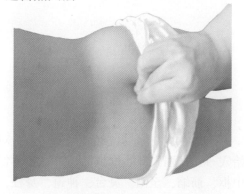

患儿取俯卧位或坐位。术者沿督脉循行路线，自长强穴至大椎穴依次循经点按，每穴点按 5 ～ 10 下，连续点按 3 ～ 5 遍，在点按至命门穴时，可适当延长点按时间以补肾强腰。对于小婴儿，亦可采取按揉的方法。本法可通督脉、强腰脊，适用于腰软无力的患儿（图 6-64）。

图 6-64　通督点穴法

### 4. 捏脊法

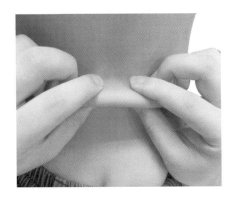

图 6-65    捏脊法

对于婴幼儿，可采取拇指在后，示、中指在前的捏脊法，以适当减轻刺激量；对于年长儿，可采取拇指在前的捏脊法以适当增加刺激量。本法可连续操作 6 ～ 9 遍（图 6-65）。

### 5. 胸腰段节段性按摩

本法分为移动法、钻法、锯法、牵拉法、震颤法，每法各操作 3 ～ 5 遍。主要作用是反射性地刺激脊髓的节段性装置（感受装置包括皮肤的一定区域，如肌肉、韧带、肌腱的感受器），使其和脊柱肌的营养和血供同时得到改善，同时也能间接地影响中枢神经系统活动。本法适用于脊柱伸展能力差、腰背部无力的患儿。

Ⓐ    移动法

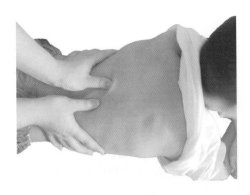

图 6-66    移动法

患儿取俯卧位。术者用拇指指面或中指指面上下移动。按摩一侧时，另一侧则起支持作用，按摩部位是脊柱棘突两侧，手指尽力触及椎间隙，并在此部位进行冲击运动（图 6-66）。

Ⓑ    钻法

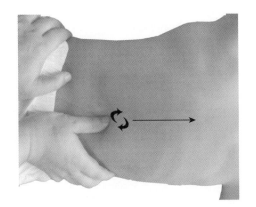

图 6-67    钻法

患儿取俯卧位。术者用一手固定患儿臀部，另一手以拇指指腹偏桡侧着力于脊柱旁约1.5cm，从下而上做环转运动，从一个椎体移至另一椎体，依患儿耐受程度而运力渗透至深层（图 6-67）。

**ⓒ 锯法**

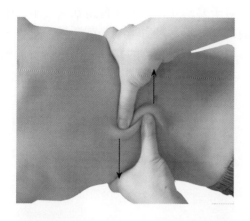

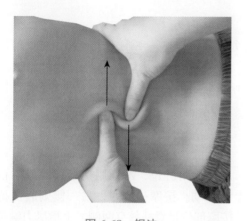

图 6-68　锯法

患儿取俯卧位。术者自下而上用双手拇指指端于每两棘突之间做交替横向推压，要注意节奏均匀，力度适中，以免引起患儿疼痛不适（图 6-68）。

**ⓓ 牵拉法**

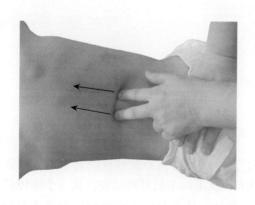

图 6-69　牵拉法

患儿取俯卧位。术者一手固定患儿臀部，一手以中指、示指两指于脊柱两侧自骶部向颈部做均匀等速牵引（图 6-69）。

**⑤ 震颤法**

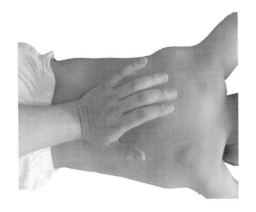

图 6-70　震颤法

患儿取俯卧位。术者一手固定患儿臀部，一手以掌根着力于脊柱或肋间隙，通过前臂及腕关节的摆动，使局部产生高频率震动。此法为节段性按摩的结束手法（图 6-70）。

## 6. 空心拳叩击法

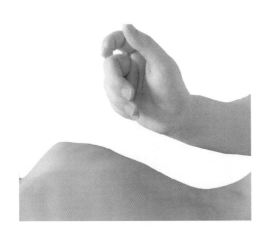

患儿取俯卧位。术者手握空心掌，以屈曲小指和小鱼际为着力点，以腕部自然屈伸摆动带动空心拳垂直着力于施治部位，均匀持续，沿脊柱两侧自下而上反复叩打，施术约 1 ~ 2min（图 6-71）。

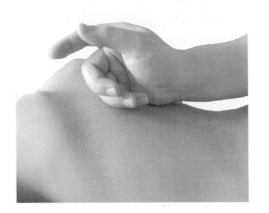

本法可兴奋腰背部肌肉，改善肌肉张力，适用于腰部肌张力低下，不能保持坐位的患儿。

图 6-71　空心拳叩击法

### 7. 空心掌拍法

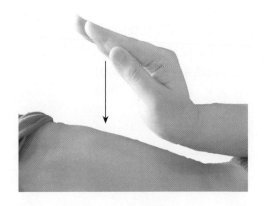

患儿取俯卧位。术者以空心拳有节奏拍击脊柱及脊柱两侧膀胱经，可单手或双手交替操作（图6-72）。

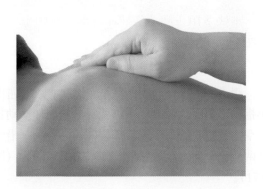

本法可作为腰背部结束性手法，有疏通气血、通经活络的作用。

图6-72 空心掌拍法

### 8. 分髋法

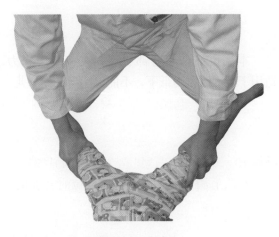

患儿取仰卧位，伸展髋膝关节，术者以双手握住双侧大腿，双手大拇指由上至下揉按双侧内收肌群5 min，以缓解髋关节内收肌群痉挛。然后术者双手固定大腿远端，缓慢将双侧大腿分开，使髋关节外展至一定程度，双侧大腿所形成夹角最大分离不超过150°，以患儿感到轻微疼痛为度。维持10～15 s左右，再放松30 s，如此反复10～20次。

此方法适用于髋关节内收肌群痉挛，影响坐位稳定的患儿（图6-73）。

图6-73 分髋法

### 9. 直腿抬高三指按摩法

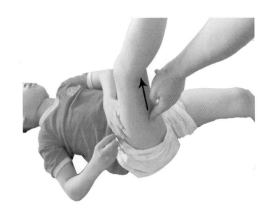

术者一手握患儿一侧下肢，使其伸展向上抬高，与身体约呈 90°，另一手示指、中指、环指并拢沿大腿后侧由近端向远端反复揉按痉挛肌肉 40 次（图 6-74）。

本法适用于膝关节屈曲痉挛，影响坐位稳定性的患儿。

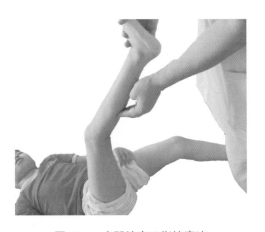

图 6-74　直腿抬高三指按摩法

### 10. 伸髋法

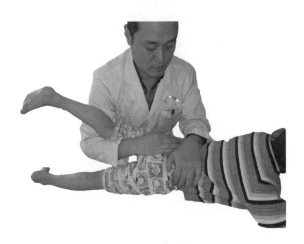

患儿俯卧位，术者一手固定下压患儿腰臀部，另一手前臂托起牵拉侧的大腿，双手配合适度用力后伸其髋关节，后伸达一定程度后维持 10 ～ 15 s，放松 20 ～ 30 s 后再后伸，如此反复操作 10 ～ 20 次，以达到牵拉髂腰肌的目的。

本法适用于髂腰肌紧张致坐位时骨盆前倾的患儿（图 6-75）。

图 6-75　伸髋法

## 11. 坐位腘绳肌牵拉法

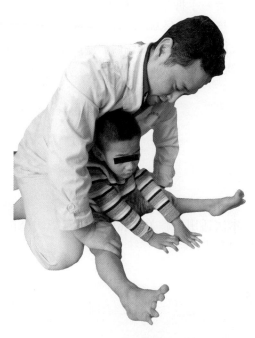

图 6-76　坐位腘绳肌牵拉法

患儿坐于软垫上，双膝关节伸直，髋关节适度外展；术者坐于患儿后方，双手固定并伸展患儿双膝关节，术者通过弯腰动作适度压迫患儿躯干前倾，以达到牵伸腘绳肌的作用。患儿躯干前倾不可过度，以其感到轻度疼痛为度，并维持 10～15 s，放松 20～30 s，如此反复 10～20 次。

本法可缓解腘绳肌及其肌腱的挛缩，适用于坐位下因腘绳肌痉挛导致膝关节难以伸展的患儿（图 6-76）。

## 12. 卧位腘绳肌牵拉法

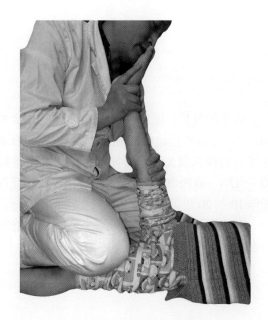

图 6-77　卧位腘绳肌牵拉法

患儿取仰卧位，牵拉侧的下肢髋关节屈曲 90°，术者坐或跪于患儿下肢侧，一手固定患儿牵拉侧下肢的膝盖，一手握住患儿踝关节并让牵拉侧的下肢尽可能伸膝，以患儿感到轻微疼痛为度，保持 10～15 s 后，放松 20～30 s，如此反复 10～20 次。为避免患儿另一侧的骨盆代偿性地抬起，术者可用一侧下肢压住以固定其该侧大腿。

本法可缓解腘绳肌及其肌腱的挛缩，适用于坐位下因腘绳肌痉挛导致膝关节难以伸展的患儿（图 6-77）。

### 7. 摇髋法

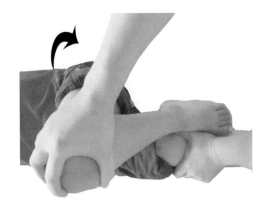

患儿仰卧位，双下肢伸直。术者一手固定其一侧下肢，另一手握持患儿另一侧膝关节并使该侧髋关节做由内向外的环转运动，如此反复操作 40 次（图 6-96）。

本法适用于内收肌群痉挛引起的髋关节活动障碍。

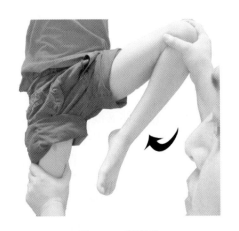

图 6-96　摇髋法

### 8. 髂胫束松解法

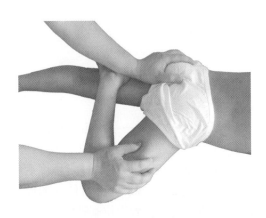

患儿取侧卧位，屈曲患儿上侧的髋、膝关节，使另侧下肢伸直。术者一手扶髂嵴固定，另一手沿挛缩的髂胫束由上向下按摩 20 ~ 30 次。此法主要矫治因髋关节屈曲挛缩，影响下肢伸展的患儿（图 6-97）。

图 6-97　髂胫束松解法

### 9. 压腰摆髋法

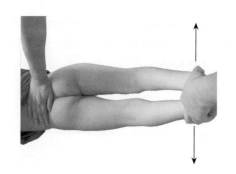

图 6-98 压腰摆髋法

患儿取俯卧位。术者右手握住患儿双小腿或踝关节，左手稍用力压其腰骶部 20 次，同时配合右手左右轻轻摆动患儿双下肢约 40 次。该法适用于因髋关节屈曲挛缩，影响下肢交互运动的患儿（图 6-98）。

### 10. 分髋法

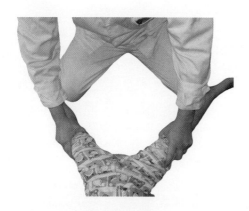

图 6-99 分髋法

患儿取仰卧位，伸展髋膝关节，术者以双手握住双侧大腿，双手大拇指由上至下揉按双侧内收肌群 5min，以缓解髋关节内收肌群痉挛。然后术者双手固定大腿远端，缓慢将双侧大腿分开，使髋关节外展至一定程度，双侧大腿所形成夹角最大分离不超过 150°，以患儿感到轻微疼痛为度。维持 10～15s 左右，再放松 30s，如此反复 10～20 次。

此法适用于髋关节内收肌群痉挛，导致交叉步态的患儿（图 6-99）。

### 11. 伸髋法

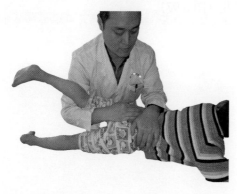

图 6-100 伸髋法

患儿俯卧位，术者一手固定下压患儿腰臀部，另一手前臂托起牵拉侧的大腿，双手配合适度用力后伸其髋关节，后伸达一定程度后维持 10～15s，放松 20～30s 后再后伸，如此反复操作 10～20 次，以达到牵拉髂腰肌的目的。

本法适用于髂腰肌紧张致站位时骨盆前倾的患儿（图 6-100）。

## 12. 坐位腘绳肌牵拉法

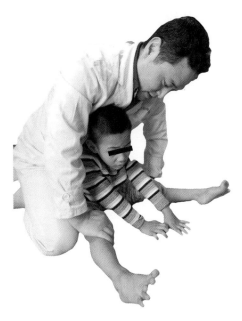

患儿坐于软垫上，双膝关节伸直，髋关节适度外展；术者坐于患儿后方，双手固定并伸展患儿双膝关节，术者通过弯腰动作适度压迫患儿躯干前倾，以达到牵伸腘绳肌的作用。患儿躯干前倾不可过度，以其感到轻度疼痛为度，并维持10～15s，放松20～30s，如此反复10～20次。

本法可缓解腘绳肌及其肌腱的挛缩，适用于站位下因腘绳肌痉挛导致膝关节难以伸展的患儿（图6-101）。

图 6-101　坐位腘绳肌牵拉法

## 13. 卧位腘绳肌牵拉法

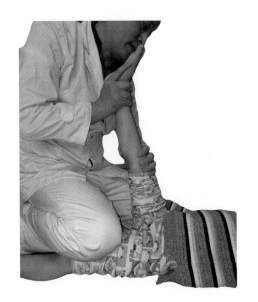

患儿取仰卧位，牵拉侧的下肢髋关节屈曲90°，术者坐或跪于患儿下肢侧，一手固定患儿牵拉侧下肢的膝盖，一手握住患儿踝关节并让牵拉侧的下肢尽可能伸膝，以患儿感到轻微疼痛为度，保持10～15s后，放松20～30s，如此反复10～20次。为避免患儿另一侧的骨盆代偿性地抬起，术者可用一侧下肢压住以固定其该侧大腿。

本法可缓解腘绳肌及其肌腱的挛缩，适用于站位下因腘绳肌痉挛导致膝关节难以伸展的患儿（图6-102）。

图 6-102　卧位腘绳肌牵拉法

### 14. 直腿抬高三指按摩法

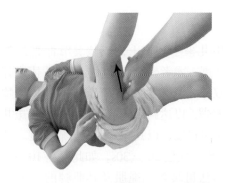

术者一手握患儿一侧下肢。使其伸展向上抬高，与身体约呈90°，另一手示指、中指、环指并拢沿大腿后侧由近端向远端反复揉按痉挛肌肉40次（图6-103）。

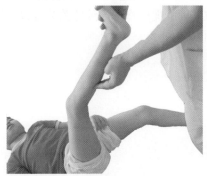

本法适用膝关节屈曲痉挛，影响站立及步行的患儿。

图6-103  直腿抬高三指按摩法

### 15. 摇膝法

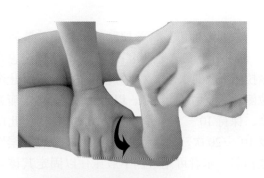

患儿俯卧位，患侧下肢屈膝。术者双手分别按于患肢大腿及小腿近踝关节处，做顺时针及逆时针环转运动。反复10～20次（图6-104）。

本法可缓解腘绳肌痉挛，改善膝关节活动功能。

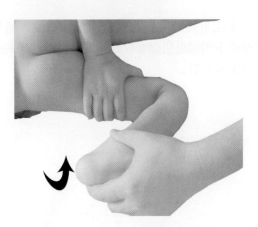

图6-104  摇膝法

### 16. 压足及小腿后三指按摩法

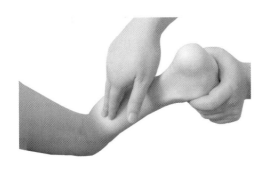

患儿取俯卧位，屈曲患肢膝关节约90°，另侧下肢伸直。术者左手按压患儿足掌前部向下，另一手的示指、中指、环指并拢沿小腿后面的腓肠肌自近端向远端按摩至跟腱，每侧操作20～30次。本法适用于站立及步行时出现尖足的患儿（图6-105）。

图 6-105　压足及小腿后三指按摩法

### 17. 压膝整足法

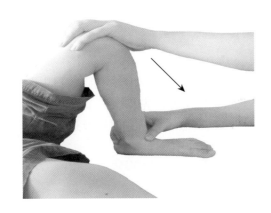

患儿取仰卧位。术者使患儿一侧下肢屈曲，右手使踝关节呈90°固定，拇指紧压解溪穴，左手固定膝部并向前下方按压，再恢复原状，如此反复操作40次（图6-106）。

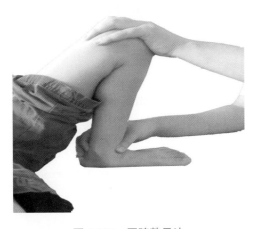

该法主要矫治髋关节屈曲挛缩及尖足。

图 6-106　压膝整足法

### 18. 搬足法

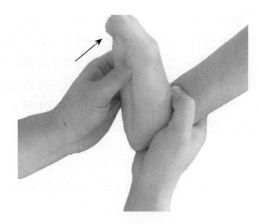

患儿取仰卧位。术者右手拇指按压解溪穴，并固定踝关节，左手握其足掌前部，拇指顶压涌泉穴，向前、外方向推按 30 次。本法主要矫正足内翻畸形（图 6-107）。

图 6-107　搬足法

### 19. 屈伸摇踝法

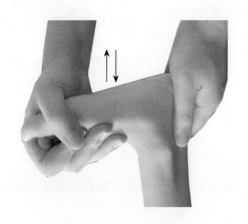

患儿取仰卧位。术者一手握其踝关节上端，另一手握足部，先将踝关节做被动屈伸运动 5 ～ 10 次，然后再行顺时针及逆时针摇动各 5 ～ 10 次（图 6-108）。

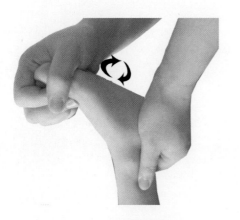

以上动作可连续做 3 ～ 5 遍。本法主要改善踝关节运动障碍。

图 6-108　屈伸摇踝法

**20. 跟腱牵拉法**

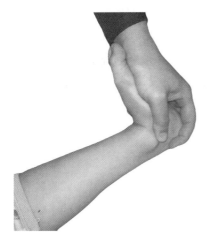

患儿取仰卧位，术者坐于其右侧，左手固定牵拉部位的下肢，右手用示、中二指或拇指、示指二指夹持固定其跟骨，向远端牵拉的同时用掌跟及前臂背屈患儿踝关节，牵拉跟腱至患儿感到轻微疼痛为度，维持 10～15s 后，放松 20～30s，如此反复 10～20 次。该手法要求固定住患儿跟骨，避免背屈踝关节时跟骨被痉挛的小腿三头肌牵拉上移。

本法适用于尖足及跟腱挛缩的患儿（图 6-109）。

图 6-109　跟腱牵拉法

## 6.10　上肢功能障碍的推拿方法

上肢功能障碍的患儿，主要表现为上肢无力或屈伸不利，中医认为主要为肌肉及经筋病变，因此与"脾、肝"关系密切；从经络辨证来讲，中医认为"治痿独取阳明"，上肢功能障碍与手阳明经关系密切。主要选择关节活动度按摩法和循经点穴按摩法，可起到柔肝健脾，舒筋通络，行气活血的作用，从而改善上肢肌肉痉挛及关节活动度，改善肌肉营养及代谢状况。

**1. 揉法**

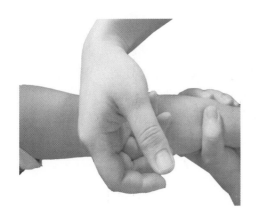

先以揉法作用于上肢肌群 3min，以局部通络活血，放松肌肉，为其他手法的运用奠定基础（图 6-110）。

图 6-110　揉法

## 2. 拿法

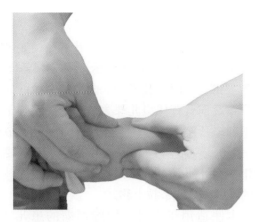

图 6-111　拿法

以拇指与其余四指相对，捏而提起相应肌群，上肢以肱二头肌、肱三头肌为主，反复操作 10 ～ 20 次（图 6-111）。

## 3. 上肢循经点穴

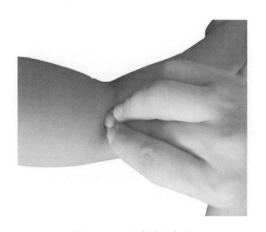

图 6-112　上肢循经点穴

患儿取仰卧位或坐位。术者以自远端向近端沿手阳明大肠经循经进行穴位点按，重点点按合谷、阳溪、手三里、曲池、臂臑、肩髃等穴，以及脾俞、胃俞、中脘、足三里；同时可配合点按阳池、外关、肩贞、肩髎等穴。共点按 3 ～ 5min。本法可健脾和胃，益气活血，舒筋通络，适用于上肢无力的患儿（图 6-112）。

## 4. 摇肩法

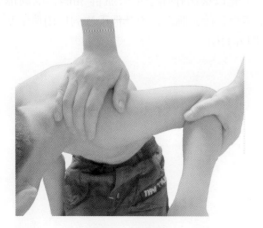

图 6-113　摇肩法

患儿取坐位。术者一手固定患儿颈肩部，另一手握持患儿肘关节，使肩关节做由前向后及由后向前的环转运动各 20 ～ 40 次。本方法可改善肩关节活动障碍（图 6-113）。

### 5. 双臂相交法

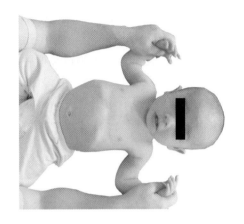

患儿取仰卧位，医生两手握住患儿双手，大拇指轻压患儿劳宫穴，示指压合谷穴，中指压大陵穴。使患儿双臂外展，手心向上，在胸前双臂缓慢交叉，使双肘关节相交后再缓慢恢复原状。

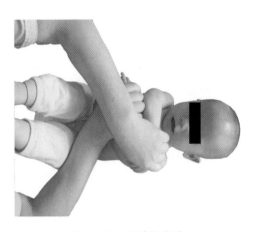

如此反复40～60次。该法适应上肢痉挛、肘关节屈曲、前臂旋前、双拳紧握的患儿（图6-114）。

图 6-114　双臂相交法

### 6. 双手叩肩法

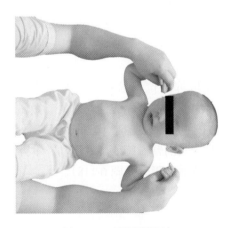

术者使患儿双臂平行于双肩，双手掌心向上。医生双手指压穴位（劳宫、合谷、大陵），使患儿双臂重叠，双手触及双肩，再缓慢恢复原位。如此反复40次。适用于肘关节活动障碍（图6-115）。

图 6-115　双手叩肩法

### 7. 松肩法

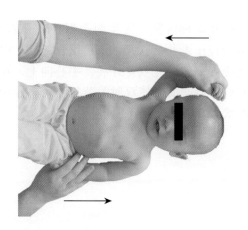

术者使患儿双手置身体两侧，术者大拇指压患儿劳宫穴，示指压合谷穴，固定一侧上肢，使对侧上肢尽量缓慢伸展，上举过头顶后，再缓慢恢复原位固定。双侧上肢交替进行。如此反复40 ~ 60次。本法主要适用于肩关节活动障碍的患儿（图6-116）。

图 6-116　松肩法

### 8. 抬肩屈肘法

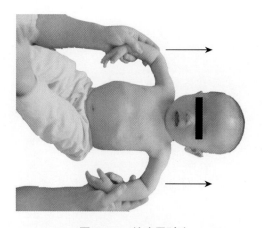

患儿仰卧，双臂垂放于体侧。术者握持患儿双前臂近肘关节处，使患儿肘关节屈曲上抬至与肩关节水平，然后再恢复原状。本法主要用于肩、肘关节活动障碍（图6-117）。

图 6-117　抬肩屈肘法

### 9. 摇肘法

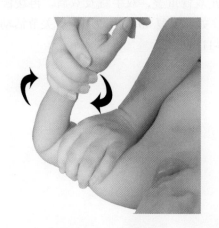

患儿取仰卧位。术者一手固定其上臂，另一手握持患儿腕关节，先使其肘关节做屈伸运动5次，再按顺时针及逆时针方向做环转运动各20次，同时令其前臂做旋前旋后运动。本方法主要用于肘关节活动障碍（图6-118）。

图 6-118　摇肘法

### 10. 前臂旋后障碍矫正法

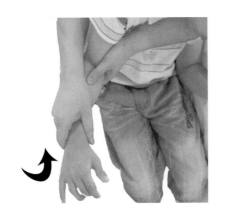

　　患儿坐位。术者坐于患儿后方，一手固定患肢肘关节，另一手握持患肢前臂远端，使其前臂做旋后动作，如此反复30次（图6-119）。

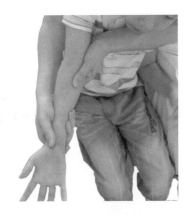

　　此法有改善前臂旋后障碍的作用，适用于因旋前圆肌痉挛，引起前臂旋前的患儿。

图6-119　前臂旋后障碍矫正法

### 11. 屈伸松腕法

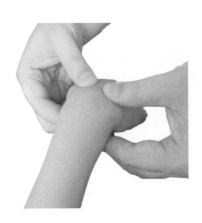

　　患儿掌心向下，术者双手以拇指与示指、中指相对捏其一侧腕关节，并使其做屈伸运动20～30次（图6-120）。

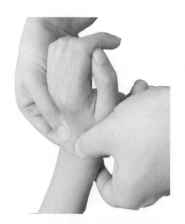

图 6-120　屈伸松腕法

本法可防治腕下垂及腕关节屈曲畸形。

## 12. 摇腕法

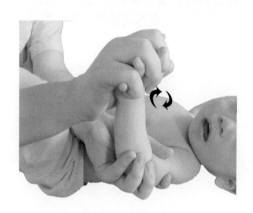

图 6-121　摇腕法

患儿仰卧位。术者一手固定其前臂，另一手与患儿手指交叉握持其手掌，使其腕关节沿顺时针及逆时针方向做环转运动各 20 ～ 40 次。本方法主要用于腕关节运动障碍（图 6-121）。

## 13. 捋抖十指法

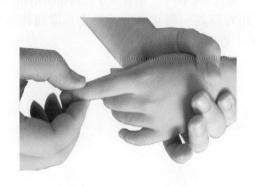

患儿仰卧位。术者一手固定患儿腕关节，另一手捏住患儿近端指间关节，边摇动边捋至远端指间关节，稍摇动掌指关节后再以拇、示指夹持远端指间关节捋抖至指端（图 6-122）。

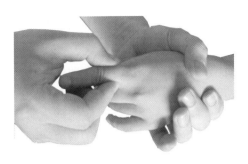

图 6-122　捋抖十指法

由大指至小指共做 3 ～ 5 遍。本方法可改善指间关节及掌指关节活动障碍。

### 14. 三线刺激推拿法

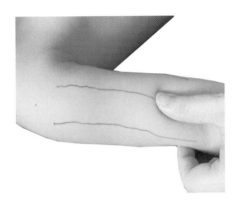

图 6-123　三线刺激推拿法

患儿取卧位。将被按摩肌群分为内侧、中间、外侧三线，术者大拇指沿着这三线运用揉、按、推复式手法，由下到上推拿，如此反复 30 次。此法主要作用于肱三头肌、肱二头肌等上肢近端肌群（图 6-123）。

### 15. 搓法

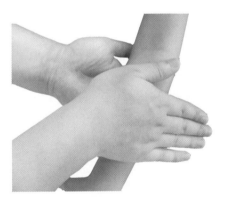

图 6-124　搓法

可作为上肢结束手法。自上臂近肩关节处，快速搓至腕关节，本法可起到疏通气血，放松肌肉的作用（图 6-124）。

## 6.11　偏瘫上肢按摩法

偏瘫患儿多数在 18 ～ 21 个月会走，开始走路后，患侧下肢可得到持续的训练，但许多偏瘫孩子拒绝使用患侧手，训练难以配合，使得患侧上肢功能的恢复成为偏瘫患儿的难点。在这种情况下，偏瘫上肢按摩成为必需的、重要的康复手段，采用偏瘫上肢按摩法，可改善关节活动度，缓解痉挛，预防肌肉萎缩及肌腱挛缩。

### 1. 松肩

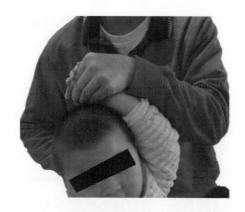

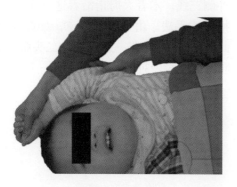

图 6-125　松肩

简单记作擦汗和摸耳两个动作。其家长与患儿同侧手固定其肘关节，对侧手固定其手掌，协调做擦额头汗、经颅后摸对侧耳朵动作，反复 20 次。目的是为改善肩关节各方向的活动度（图 6-125）。

### 2. 屈肘

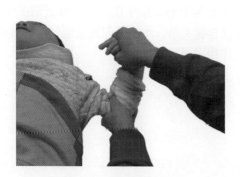

图 6-126　屈肘

先按揉肘关节和前臂肌群，然后一手托住患侧肘部，一手握腕部，令肘窝与掌心均向上，做肘关节的屈伸运动 50 次（图 6-126）。

### 3. 压掌

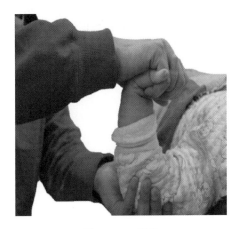

图 6-127　压掌

一手固定患儿患侧手腕，一手与患儿手掌交叉，垂直按压，持续 10 余秒后放松，反复 10 次（图 6-127）。

### 4. 松腕

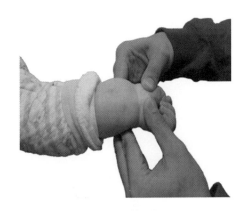

图 6-128　松腕

一手固定患儿患侧手腕，一手与患儿手掌交叉，做腕部掌屈、背伸、外旋，各反复 10 次（图 6-128）。

### 5. 分掌

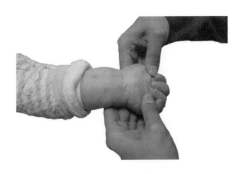

图 6-129　分掌

施术者四指并拢，固定患儿手背，用两拇指螺纹面由掌根分别自大小鱼际推向指尖，停留 5s，反复 30 次（图 6-129）。

### 6. 捋指

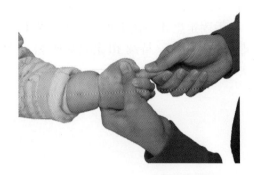

图 6-130　捋指

施术者左手固定患儿手腕，右手示指、中指并拢，与拇指相对捏住患儿手指，自指根捋向指尖，每个手指上下、左右都应刺激，反复操作 30 次（图 6-130）。

### 7. 点穴

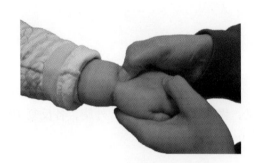

图 6-131　点穴

主要针对患儿握拳及拇指内收，点按八邪、三阳（阳溪、阳池、阳谷）、合谷、劳宫，每穴按揉 0.5min（图 6-131）。

### 8. 撑手

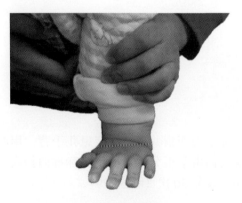

图 6-132　撑手

患儿俯卧位，帮助患儿固定肘关节，患儿双手打开做手支撑，至少 3min（图 6-132）。

## 6.12　智力、语言障碍的推拿方法

许多运动发育迟缓的儿童同时伴有智力、语言发育障碍。主要属于中医"五迟"之"语迟"及"痴呆"范畴。隋代巢元方《诸病源候论·憎塞候》中把病因责之先天禀赋不足，后天患病所致，

病机为阴阳不和或不足，致使心神语塞，神志不明。中医认为，脑为"元神之府"，"脑为髓海"，肾生骨髓；而心藏神，开窍于舌；因此，智力、语言发育障碍主要与心、肾、脑关系密切。主要选择健脑益智按摩法：通过对头面部及躯干、四肢部位穴位的按摩，达到疏通气血经络、调节五脏六腑、调畅任督二脉的的作用，从而达到健脑益智的目的。主要选取神庭、本神、四神聪、头维、上星、脑户、哑门、风池、神门、通里、内关、劳宫、廉泉、膻中、中脘、关元、气海等。每次3 ~ 5min，每日 1 次。通过推拿头部、心经、心包经、背俞穴以达醒神开窍，健脑益智、补养心血的作用。配合口面部按摩以促进语言构音恢复。

## 1. 开天门

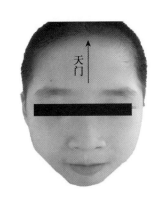

患儿取仰卧位或坐位，术者用两手大拇指指腹自眉心交互推至前发际，约 1min（图6-133）。

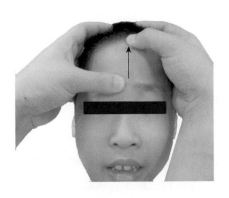

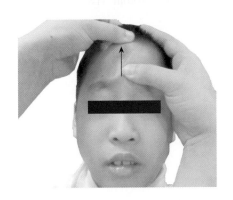

图 6-133　开天门

2. 推坎宫

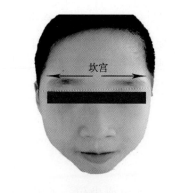

患儿取仰卧位或坐位。术者用两手大拇指指腹沿眉毛上缘由眉头向两侧分推至眉梢，约0.5min（图 6-134）。

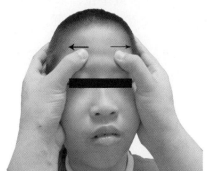

图 6-134　推坎宫

3. 头面部穴位点按

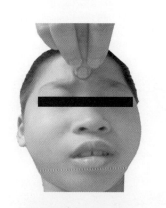

患儿取坐位。术者以中指指端点按头部诸穴，先予揉按 3 ~ 5 遍后再予点压。穴取印堂、神庭、本神、百会、四神聪、睛明、天柱、脑户、脑空、风府、风池、完骨等穴；言语不利或流涎者点按地仓、颊车、承浆、廉泉、哑门、翳风。时间约为 5 ~ 10min（图 6-135）。

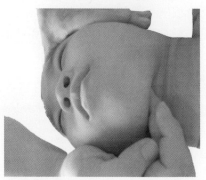

图 6-135　头面部穴位点按

煮调时必须"烂",不能太大、太粗、太硬。在摄入某些食物(水果、豆制品等)时要注意"细"。可将多种(3种)水果一起榨汁饮用,以使水果颗粒细小,易吸收、易消化。由于患儿咀嚼障碍,吞咽困难,食物还要"软"。如吃鸡蛋,最好蒸蛋羹。蔬菜最好切成菜末放入粥中一起煮食用。患儿每天食入食物还必须保持"新鲜",以保证营养要素的充足。以少量多餐,高蛋白、高能量、高维生素等饮食为主。

## 6.14.2 小儿健脾益气按摩法

### 1. 手部按摩法

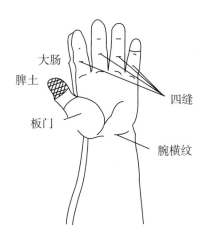

图 6-155 手部按摩法

①清大肠:大肠穴位于示指端桡侧边缘至虎口。术者可用一示指在此处自虎口向指端做单向直线推动按摩,每次推 200 次,每天 1 次,起到清大肠积滞的作用。②推脾土:脾土穴位于拇指螺纹面。术者可用一示指在此处推动按摩,每天 1 次,每次推 200 次,可治疗小儿呕吐、腹胀及食欲缺乏。③揉板门:板门穴位于大鱼际隆起处,术者可用一示指揉此处,每天 1 次,每次揉 50 ~ 100 次,可治疗小儿腹胀、食欲缺乏。④分推腕横纹:术者以双手拇指螺纹面着力,处小儿掌后横纹中间向两侧分推 100 ~ 300 次。⑤揉四缝:以拇指指甲依次掐示指、中指、环指、小指指间关节 3 ~ 5 遍,然后再以拇指指面横推,300 ~ 500 次。本法可以用于食欲缺乏、疳积的患儿,手部常用按摩穴位见图 6-155。

### 2. 腹部按摩法

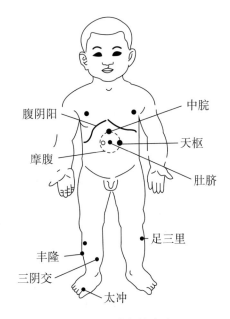

图 6-156 腹部按摩法

①小儿摩腹法:患儿仰卧位,术者用一手四指腹或全掌着力于腹壁,以脐部为中心顺时针摩腹 5min。②分推腹阴阳:患者仰卧位,术者用双手拇指自全剑突沿肋弓缘推 100 ~ 200 次。③揉中脘:家长用手掌根或示指、中指二指指腹旋转按揉 50 ~ 100 次,每日两次。腹部常用按摩部位见图 6-156。

### 3. 背部按摩法

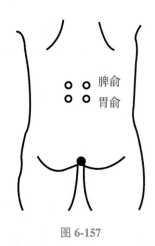

脾俞
胃俞

图 6-157

①捏脊 7 遍：见 6.3 捏法。如此反复 7 次，可治疗宝宝厌食、腹胀、腹泻。②按揉背部脾俞、胃俞穴：用拇指按揉脾俞、胃俞 50 ～ 100 次。背部常用按摩穴位见图 6-157。

### 4. 下肢按摩法

按揉足三里、三阴交、太冲：用拇指按揉 50 ～ 100 次。足三里和三阴交为保健之要穴，有健脾及提高免疫力的作用；太冲有泻肝火的作用，对脾胃不足及肝火盛而致的脾气大为首选。

## 6.14.3 食疗

按摩的同时配合中医药膳效果会更好。以下为几种常用药膳：

### 1. 健脾消积汤

材料为：炒山楂 12g，鸡内金 12g，炒麦芽 12g，炒谷芽 12g，炒莱菔子 12g，布渣叶 10g，炒二丑 5g，瘦肉 250g 或鸭胃（也叫鸭肫，鸭胗，鸭肾）1 ～ 2 个。将以上材料放入砂锅煲汤，煮好后加入调料即可。此方可用于脾胃不足而积滞较重的患儿，此方可用其煮汤 2 ～ 3 周（每周 2 ～ 3 次）后改成下面的药膳继续治疗。

### 2. 健脾除湿汤

[说明：蚕豆病（葡萄糖 -6- 磷酸脱氢酶缺乏症）患儿需去扁豆后方可煮服] 材料为：党参 12g，茯苓 12g，扁豆 10g，布渣叶 15g，薏苡仁 12g，陈皮 3g，淮山药 10g，五爪龙 10g，瘦肉（或本地鸡肉、鸡鸭肾）250g 将以上材料放入砂锅煲汤，煮好后加入调料即可。此方可用于脾胃不足而湿气较重的患儿，患儿可表现为身体消瘦，食欲缺乏，腹胀，粪便软烂等。此方每周服用 2 ～ 3 次。

### 3. 健脾开胃汤

材料为：麦芽 30g，谷芽 30g，炒莱菔子 10g，鸡内金 5g，陈皮 3g，红枣 2 个。将以上材料放入砂锅煲汤，煮好后加入调料即可。此方可用于脾胃虚弱积滞较重的患儿，患儿可表现为食欲缺乏，消瘦，经常感冒等。

### 4. 营养八宝粥

材料为：青豆（或黑豆）50g，桂圆肉 10g，核桃仁 6 个（去皮），薏苡仁 5g，花生 15g，芡实 10g，红枣 15 个（去皮，去核），淮山药 20g，粳米 100g。将以上材料煲粥，每天早晚可饮一小碗，可以连服 2 ～ 3 个月。适用于脾胃虚弱、瘦弱、出汗较多、不思饮食、四肢软弱无力的小儿。

### 6.14.4 艾灸

在按摩的同时也可以配合艾灸会提高效果：脾虚夹消化不良者，患儿可表现为食欲缺乏，肌肉消瘦，腹胀，可选用神阙、足三里、中脘、天枢、脾俞等穴位进行灸法治疗，每周 3 到 4 次。脾虚夹湿者，患儿可表现为食欲缺乏，粪便软烂，较容易感冒，可选用足三里、中脘、三阴交、丰隆等穴位进行灸法治疗。

### 6.14.5 小儿健脾益气按摩实例操作

#### 1. 补脾土

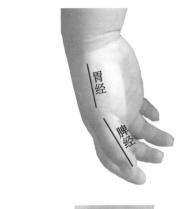

术者用拇指桡侧或示指、中指两指指面沿指尖至指根方向直推患儿拇指桡侧，共 300～500 次，取左手或右手均可（图 6-158）。

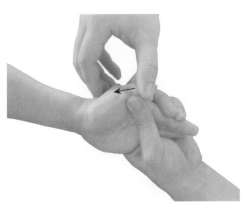

此法能健脾和胃，补益气血，用于脾胃虚弱，气血不足所致的消化不良，食欲缺乏，肌肉消瘦等。

图 6-158 补脾土

#### 2. 清胃经

胃气以降为顺，故小儿胃经宜清不宜补。术者用拇指桡侧面或中指指面着力，沿患儿手掌大鱼际外缘，自腕横纹推至拇指指根，300～500 次。本法有和胃消食作用（图 6-159）。

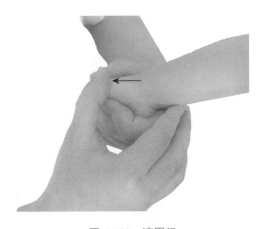

图 6-159 清胃经

### 3. 清大肠

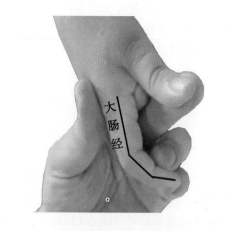

术者以拇指桡侧面着力，沿小儿示指桡侧缘，自指根直推至指尖 300 ～ 500 次。本法有消食导滞作用，适用于便秘、食积患儿（图 6-160）。

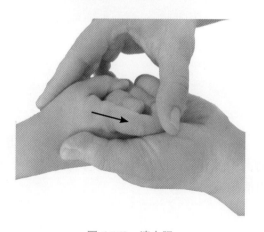

图 6-160　清大肠

### 4. 分推大横纹

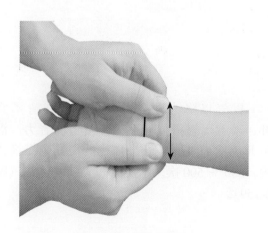

术者以两手拇指螺纹面或桡侧面着力，自小儿掌后横纹中间向两侧分推 100 ～ 300 次（图 6-161）。

图 6-161　分推大横纹

### 5. 掐推四横纹

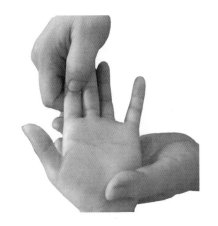

以拇指指甲依次掐示指、中指、环指、小指第一指间关节处3～5遍，然后再以拇指指面横推，300～500次。本法可消食开胃，调和气血。适用于食欲缺乏，疳积患儿（图6-162）。

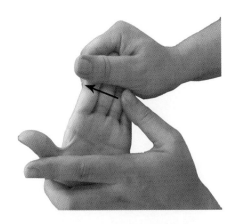

图 6-162　掐推四横纹

### 6. 揉外劳宫

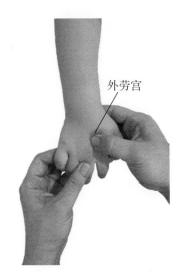

外劳宫

外劳宫位于掌背示指、环指掌骨中间凹陷处，操作时以拇指或中指端揉该穴，操作100～300次。本法适用于腹胀、腹痛、肠鸣、腹泻（图6-163）。

图 6-163　揉外劳宫

### 7. 分推腹阴阳

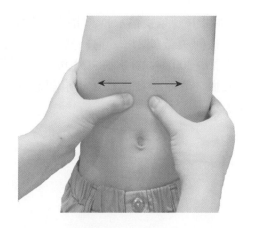

患儿仰卧位。术者用双手拇指自剑突下分沿肋弓下缘分推 100 ～ 200 次（图 6-164）。

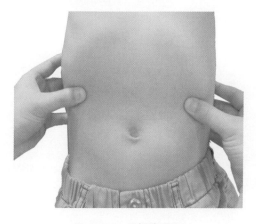

此法适用于消化不良、夜啼、腹胀等。

图 6-164　分推腹阴阳

### 8. 揉中脘

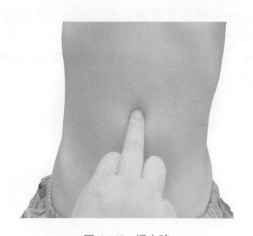

患儿仰卧位。术者用中指指端按揉中脘穴 100 ～ 300 次。此法能健脾和胃、消食和中，适用于小儿食欲缺乏、食积、嗳气等（图 6-165）。

图 6-165　揉中脘

### 9. 摩腹

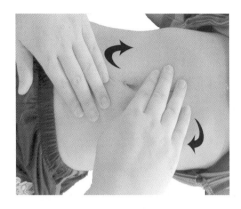

患儿仰卧位。术者用一手四指指腹或全掌着力于腹壁，以脐部为中心顺时针旋摩 5min。此法能健脾和胃，为小儿常用保健手法（图6-166）。

图 6-166　摩腹

### 10. 捏脊法

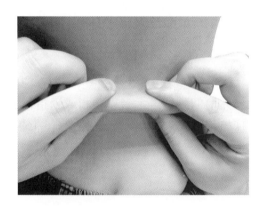

此法能消食导滞、健运脾胃、提高患儿免疫力，腹部胀满、不思饮食、易感冒的患儿适于本法（图6-167）。

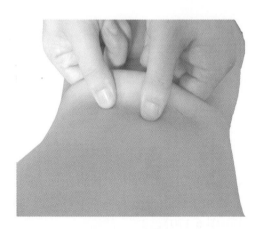

图 6-167　捏脊法

## 11. 穴位点按

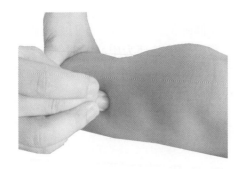

图 6-168　穴位点按

点按双侧足三里、三阴交、脾俞、胃俞，每穴约 1min。本法可健脾和胃（图 6-168）。

## 6.15　运动发育迟缓伴反复呼吸道感染的推拿方法

运动发育迟缓的患儿，许多免疫功能较差，尤其易反复呼吸道感染，影响正常康复疗程的进行。选择固表益气推拿法有补肺益气固表的作用，可提高患儿免疫功能，从而预防反复呼吸道感染。本法如同时配合 6.10 中健脾益气等手法，可增强益气固表作用。

## 1. 揉乳旁

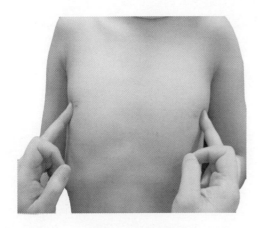

图 6-169　揉乳旁

患儿取仰卧位。术者以中指或示指指面着力，揉患儿乳头旁 100 ～ 300 次（图 6-169）。

## 2. 补肺经

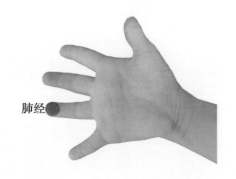

肺经

患儿取仰卧位。术者以拇指指面着力，自小儿环指指尖向指根方向推末节螺纹面 300 ～ 500 次（图 6-170）。

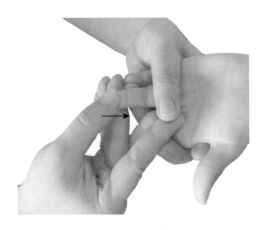

图 6-170  补肺经

## 3. 推天柱骨

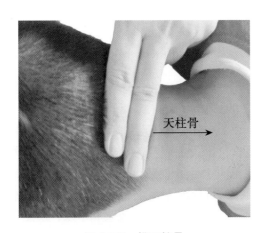

天柱骨

图 6-171  推天柱骨

患儿坐位。术者以示指、中指指面自枕骨下向下推至大椎穴，操作 300 ~ 500 次（6-171）。

## 4. 擦大椎

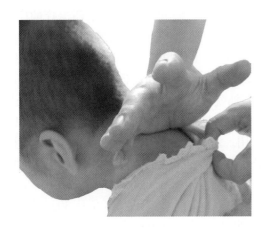

图 6-172  擦大椎

患儿取俯卧位或坐位，头向前倾。术者以小鱼际快速横擦患儿大椎穴 1min。本法可预防外感风寒（图 6-172）。

### 5. 穴位点按

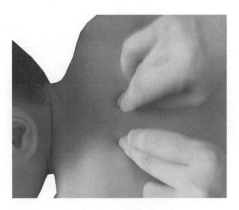

点按背部风门、肺俞、脾俞、膏肓。本法有培土生金，益气固表的作用（图 6-173）。

图 6-173　穴位点按

## 6.16　运动发育迟缓伴癫痫的推拿方法

全球大约有五千万癫痫患者。儿童脑瘫是癫痫的高发人群，癫痫的反复发作会影响大脑的正常发育，每次发作都会有大量的神经细胞死亡，脑发育高峰期的婴幼儿癫痫的防治非常重要。癫痫患儿如果接受规范、合理、长期的抗癫痫药物治疗，70% ~ 80% 患儿发作是可以控制的，其中60% ~ 70% 的患儿经 2 ~ 5 年的治疗可以停药。癫痫发作常因过度疲劳、发热、感染、脑部外伤刺激等诱发，使其反复发作难以治愈。家长应加强护理，预防感染、发热，帮助、护理好患儿，使其有一良好的生活环境、愉快的心情、良好的情绪，消除孩子的紧张、焦虑、恐惧等因素。平常饮食注意事项：应给予富含营养和容易消化的食物，多食清淡、含维生素高的蔬菜和水果，避免刺激性食物。避免癫痫诱发因素：患者生活应有规律，避免过度劳累、长时间看电视、玩游戏等。

### 6.16.1　癫痫治疗原则

①目前国内外对癫痫的治疗仍然以抗癫痫药物为主；②药物选择原则：根据发作类型和综合征分类选择药物是癫痫治疗的基本原则；③单药治疗的原则：癫痫治疗强调单药治疗的原则，70% ~ 80% 左右的癫痫患者可以通过单药治疗控制发作；④合理的多药治疗原则：尽管单药治疗有着明显的优势，但是约有 20% 的患者在两次单药治疗后仍然不能很好地控制发作，以及继发性癫痫应合理地多药联合治疗；⑤坚持长期服药原则：癫痫的治疗是长期的过程，日常生活中各位家长应该清醒地认识到癫痫药物的治疗不是"抽则服药，不抽就不用服药"，癫痫药物的服用是长期、规律的；家长随意地加药、减药、换药、停药都会导致癫痫的复发和加重。定期监测原则：定期到医院监测血药浓度与肝肾功能，跟踪治疗的效果与副作用。定期监测脑电图（重要），并在医生的监测下进行药物的调整。在家庭中监测发作的情况，家长可以把发作时的情况用手机拍下来，用作临床诊断治疗的重要资料。

癫痫患儿在推拿的基础上配合中医食疗效果也很明显。①定痫水鸭汤：生龙骨 30g（先煎），生牡蛎 30g（先煎），石菖蒲 10g，白芍 10g，珍珠粉 7g（冲服），水鸭 150g，煲汤服用。每周 2 ~ 3次，可以据患儿的病情用 4 ~ 8 周。②定痫化痰鸭肾（胃）汤：胆南星 10g，茯苓 10g，白术 10g，僵蚕 10g，炒二丑 10g，远志 10g，石菖蒲 10g，鸭肾 100g。每周服用 1 ~ 2 次，可以据患儿的病情用 4 ~ 6 周。③定痫健脾汤：白术 12g，党参 12g，麦芽 12g，山楂 12g，莱菔子 12g，鸡内金 10g（冲服），石菖蒲 10g，钩藤 15g（后下），红枣 8g，鸭肾 100g。每周 1 ~ 2 次，可以据患儿的病情用 4 周。④定痫化瘀汤：琥珀 10g（打粉冲入汤中），山楂 10g，丹参 10g，三七 6g（先煎 30min），地龙 10g，枸杞子 10g，乌鸡肉 250g。每周服用 1 ~ 2 次，可根据患儿的病情服用 4 ~ 8 周。⑤定痫平肝汤：天麻 12g，钩藤 15g（后下），石菖蒲 12g，佛手 10g，白芍 10g，煲鱼头 1 个或豆腐 200g，煲汤服用。每周 1 ~ 2 次，可以据患儿的病情用 4 周。以食疗配方在医生的指导下进行辨证实施。

### 6.16.2 癫痫患儿的中医按摩方法

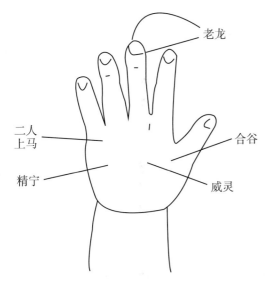
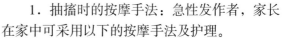

图 6-174 手部常用按摩穴位

1．抽搐时的按摩手法：急性发作者，家长在家中可采用以下的按摩手法及护理。

首先让孩子平卧→清除口中的异物→然后掐人中、老龙、二人上马、精宁、合谷穴（图 6-174）。以上穴位不用全部都做，可以选择以人中穴为主加上其他两个配合应用。

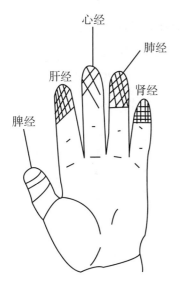

图 6-175 手部常用按摩经络

2．癫痫缓解期：癫痫痰火多者，可清心经，清肝经，清肺经（图 6-175），清天河水，点按丰隆，揉太冲、天柱、鸠尾穴，每穴50 ~ 100 次。

3．脾胃不足者：补脾土，清肝经，摩腹部，揉太冲、天柱、鸠尾，同时掐申脉和照海穴。

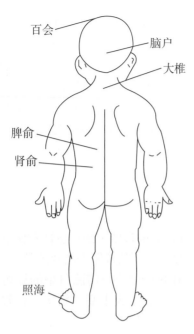

图 6-176　背部常用按摩穴位

脑瘫伴癫痫患儿在推拿基础上配合艾灸效果很好，艾灸选穴：神阙、关元、百会、内关、足三里、三阴交、涌泉。痰多者加丰隆、脾俞（图6-176）。肝火盛者，加肝俞、太冲。睡眠不好者，加神门、申脉、照海。脾气暴躁者加太冲、神门。

每周 2 ～ 3 次。推拿时最好有背景音乐可以舒缓患儿的情绪、改善紧张心理。

### 6.16.3　运动发育迟缓伴睡眠障碍的推拿方法

睡眠障碍是指在睡眠过程中出现的各种影响睡眠的异常表现，一般是由环境和身体某些系统生长发育相互作用产生的功能失调引起，也可由呼吸、神经、消化等各系统的疾病引起，直接影响儿童的睡眠结构、质量以及睡眠后复原程度。睡眠是人体重要的生理活动，儿童尤为重要，常见的儿童睡眠障碍包括入睡相关障碍、睡眠昼夜节律紊乱、异态睡眠（睡惊症、梦魇、睡行症、遗尿症、磨牙）等，睡眠障碍不仅影响儿童体格、心理、行为的发育，且与学习、注意力、执行力等认知功能密切相关，应引起家长的足够重视。

国外资料表明儿童睡眠障碍发生率为 10% ～ 45%。我国有学者研究表明我国儿童睡眠障碍合并报告率为 35.1%。运动发育迟缓儿童多由神经系统发育迟缓或发育障碍所致，伴有睡眠障碍的概率更高，睡眠障碍严重影响患儿神经系统损伤的修复以及机体正常的发育，改善孩子睡眠功能对运动发育迟缓儿童尤为重要。

儿童睡眠障碍在中医属"不寐""夜啼"等疾病的范畴，中医辨证与脾寒、心热、惊恐等病因病机有关，小儿推拿对儿童睡眠障碍有较好的临床疗效，且简单易学，家长应尽量掌握。除了下面罗列的方法外，如患儿表现为消化不良或营养欠佳，可配合小儿健脾益气按摩方法（见"6.14 运动发育迟缓伴脾胃虚弱的推拿方法"）。

## 1. 清肝经

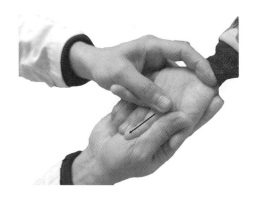

图 6-177 清肝经

术者一手持患儿示指以固定，另一手以拇指桡侧沿示指掌面自指根向指尖方向直推至示指端。本法可平肝泻火，息风镇惊，适用于睡眠不安伴烦躁易怒的患儿（图 6-177）。

## 2. 捣小天心

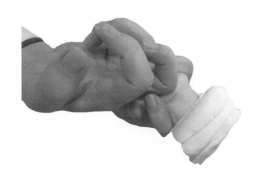

图 6-178 捣小天心

患儿取仰卧位或坐位，手掌向上，术者一手固定患儿手掌，另一手以中指尖或屈曲的中指近端指间关节捣 10 ~ 30 下。本法可镇惊安神，适用于睡眠易惊的患儿（图 6-178）。

## 3. 掐五指节

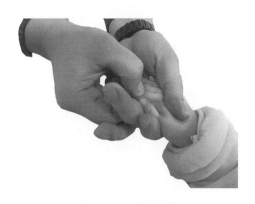

图 6-179 掐五指节

术者固定患儿手部，手背向上，另一手拇指指甲由患儿小指或拇指开始依次掐患儿近端的手背指间关节，各掐 3 ~ 5 次。本法可安神镇惊，适用于睡眠易惊，且容易有痰的患儿。（图 6-179）。

### 4. 摩囟门

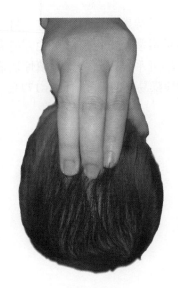

患儿仰卧位或坐位，术者用并拢的示指、中指、环指指腹轻轻旋摩患儿囟门3～5min，称为摩囟门。本法可安神除烦，适于用难以入睡或睡眠不安的患儿。本法一定要轻柔，不可用力下按。如患儿囟门已闭，可用百会穴代替（图6-180）。

图6-180　摩囟门

### 6.16.4　音乐疗法

音乐疗法有促进大脑发育的作用。音乐能增强人的记忆力。欣赏或演奏乐曲，能强化神经系统的功能，使视觉记忆、听觉记忆得到锻炼，并能加强情绪体验记忆。舒缓的音乐可调整儿童中枢神经的兴奋性。音乐能增强人的注意力。患儿可选佛经音乐、中医五行音乐。

## 6.17　足底按摩法

### 1. 足底按摩法的目的

足底按摩方法，能通过刺激足部相应脑部、脊柱、四肢反射区，调节人体内部的功能，协调其平衡，缓解足底屈肌痉挛，促使足底小肌群肌张力协调。为促通站位立直及平衡而创造条件。

### 2. 足底按摩法适应范围

可适用于上下肢功能障碍，颈、胸、腰骶无力等，也可用于伴有智力低下、语言障碍、视听障碍、行为障碍等。足底按摩的顺序，一般从左脚起，先按摩脑部、小脑、肾、肝、平衡、脾六个反射区。选区的原则是依照病症累及的部位和脏器，并结合整体观点和辨证施治来确定重点选区和配区，重点选区的部位是和脏器相对应的反射区，如患儿髋关节内收、内旋，膝关节屈曲，可取髋、膝的反应区，配区是根据患者具体情况选出辅助作用的对应区，如心开窍于口，即语言障碍需配心区。

### 3. 足底按摩法常用的手法

Ⓐ　按压法　用大拇指指端、指腹或指关节按压反射区，按压的力度可大可小（图6-181）。

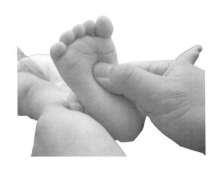

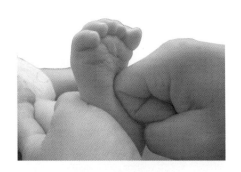

图 6-181　按压法

**B** 推法

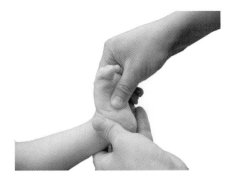

示指、中指弯曲，用指腹用力于足反射区的受力部位后，可做单方向直线或弧形推进，不宜做往返推动（图 6-182）。

图 6-182　推拿法

**C** 掐法

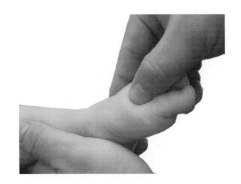

用手指在反射区掐捏。按摩时，由浅入深（图 6-183）。

图 6-183　掐法

**ᴰ 捻法**

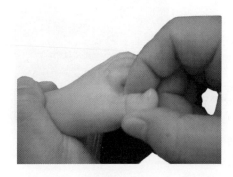

用拇指和示指指腹掐住一定的部位，对称捻动，动作要灵活。此类方法适用于趾关节部位（图 6-184）。

图 6-184　捻法

### 4. 足底按摩法的疗程

每日 1 ~ 2 次，每次 10 ~ 15min，1 ~ 3 个月为一个疗程。

### 5. 足底按摩法的注意事项

做足部按摩的室温要在 24 ~ 26℃之间；按摩结束后，患儿要饮用 250ml 温开水。体弱多病的患儿，要适当减量，治疗手法要轻、短、柔；饭前半小时及饭后 1h 内，尽量不做足部按摩；治疗后，患儿足部要注意保暖，防止足部着凉。

### 附：相关足底按摩区部位

头（大脑）：位于两足足底跗趾趾腹的下部，左、右侧大脑的反射区在足部呈交叉反射。
小脑（脑干）：位于大脑反射区的后外侧。左、右侧小脑在足底部呈交叉反射。
颈：位于两足跗趾根部，即小脑反射区下方。
斜方肌（颈、肩部）：位于两足底眼、耳反射区下方。
肾：位于两足底中央的深部。

## 6.18　耳穴按摩疗法

耳穴是耳郭皮肤与人体经络、脏腑、组织器官、四肢百骸相互沟通的部位，是脉气所发和转输之处（图 6-185）。人体各部分，包括内脏都与耳部有密切的关系。通过这种内在联系，耳穴既能在耳郭上反映机体生理功能和病理变化，借以诊断疾病，又能通过对它的良性刺激达到对人体相应患病部位的治疗。

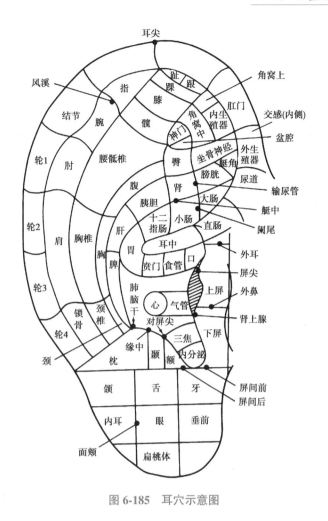

图 6-185 耳穴示意图

耳穴按摩疗法是耳穴疗法中最常用的方法，其他的方法还有耳穴压豆法、耳穴贴磁法等。

## 1. 耳穴按摩疗法

主要是取人体耳郭穴位为主穴，取人体其他部位穴位为配穴，用手或棒针按各种特定的压力、频率和技巧动作，在主穴和配穴进行手法操作。通过耳穴经络的感传联系，疏通气血，平衡阴阳，使脏腑及人体各部的功能保持相对的协调，提高人体组织功能。本法没有绝对的禁忌证，但施术部位如有溃疡、化脓或细菌感染而致的发炎，不宜进行。

## 2. 按摩方法

Ⓐ 全耳按摩 双手掌心予行按摩发热，然后按摩耳郭前后两面，至双耳发热为止。

Ⓑ 手摩耳轮 双手握空掌，以拇示二指，沿耳轮上下来回按摩，直至耳轮充血发热为度。

Ⓒ 提捏耳垂法 亦称双凤展翅法，即用双手提捏耳垂，手法由轻到重，每次3～5min，每日早晚各1次。

Ⓓ 探棒按摩法 用探棒在压痛点按摩，轻重以能忍受为度。每穴按摩1～3min，每天2～3次。

运动发育迟缓中医归属"五迟、五软"范畴，常辨证为"肝肾不足"或"脾肾两虚"，耳穴按摩可采用肾、肝、脾、皮质下、神门等主穴，配跟、踝、趾、膝、肘等穴。可采用按、揉、摩、点、叩、拍、拿、推等手法。

# 7 语言训练

语言是人和其他动物相区别的主要标志之一，是人类交往的工具，也是表达个体思想的工具。语言的发展在婴幼儿认知社会的过程中起着重要的作用。由于许多运动发育迟缓的患儿是由于大脑的损伤造成的，或多或少伴有语言障碍的存在，主要表现在发音功能障碍、语言表达功能障碍及语言发育迟滞。因此语言治疗在小儿运动发育迟缓的康复治疗中占有较重要的地位。

## 7.1 语言训练的目的与目标

### 1. 目的

语言训练的目的是为了提高患儿的语言表达能力和理解能力，恢复患儿的语言交际能力。语言治疗的原则是尽早开始，早期干预、早期治疗，为患儿提供丰富的语言环境。语言训练应坚持因材施教的原则，根据评估结果为每个患儿制订具体的康复目标和训练计划。定期开办家长培训班，家长的密切配合是患儿语言康复的重要保障，使患儿在任何时候、任何环境下，逐步确立语言表达的意识。通过综合、系统的语言训练，使患儿语言的各个方面都能得到改善和提高。

### 2. 目标

表7-1　语言障碍患儿的治疗目标

| 分度 | 远期目标 |
| --- | --- |
| 轻度 | 改善言语功能，力争恢复入学 |
| 中度 | 充分利用残存功能，在交流上做到自理 |
| 重度 | 利用残存功能和代偿方法，进行简单的日常交流 |

## 7.2 语言障碍患儿语言训练的基本方法

语言障碍患儿语言训练：主要有发音功能训练，包括舌功能训练、唇功能训练、构音肌群功能障碍的被动矫治训练；语言理解能力训练，包括言语性理解能力训练与非言语性理解能力训练；表达能力训练，包括言语性表达能力训练、认知训练、非言语性表达能力训练。

## 1. 训练方法

表7-2 语言训练方案简表

| 类别 | | 治疗方案 |
|---|---|---|
| 发音功能训练 | 舌功能训练 | 伸缩舌头，舔上下口唇<br>舌尖运动<br>舌及附属肌群运动 |
| | 舌体运动训练 | 吹气<br>唇运动 |
| 理解能力训练 | 言语性理解能力训练 | 听觉（如叫名字）<br>视觉（看图画、实物等） |
| | 非言语性理解能力训练 | 理解手势<br>辨别常听到的声音<br>跟着音乐节奏拍手 |
| 表达能力训练 | 言语性表达能力训练 | 模仿发音<br>发音训练<br>说出图画上物体名称<br>模仿动作练习说话<br>复述故事 |
| | 非言语性表达能力训练 | 表示需要<br>表示物品用途 |

## 7.3 语言发育迟缓患儿语言障碍的原因

### 1. 语言发育迟缓

在运动发育迟缓患儿中，语言发育迟缓的发病率较高，诸多因素影响着运动发育迟缓患儿的语言全面发育。特别是运动发育迟缓患儿由于语言环境及周围环境的限制，以及运动发育迟缓患儿运动阶段发展等因素所致；如语迟，词汇增加迟，抽象词及功能词获得迟，组句使用时期迟，使用词句范围受限，机会少，再进一步读、写能力均存在不同程度的问题。

### 2. 发音器官功能障碍

运动发育迟缓患儿由于神经支配或肌肉功能障碍，往往影响到发音器官的运动功能。运动的基本要素有运动的范围、运动的力度、运动的速度、运动的准确程度、运动的稳定性等。运动发育迟缓患儿的发音器官运动功能在基本要素上往往有程度不等的障碍，且发生率高，另外其障碍程度又受其障碍类型左右。

### 3. 听觉障碍

运动发育迟缓患儿中有一定的听觉障碍率，如手足徐动型脑瘫患儿大部分伴有高音区的感音性听力障碍。由于母亲在孕期受到风疹等病毒感染，使小儿听神经在宫体内受到损伤，出生后可出现在特殊频率上的听力障碍或听觉敏感性低下等听力问题。在临床上可以表现听力低下、吐字不清等。运动发育迟缓患儿的听力检查应作为临床常规检查。但由于运动发育迟缓患儿的运动发育、坐姿以及对听觉的反应程度等条件的影响，给检查带来一定的难度，因此，检查必须多次进行，以便确认检查结果的准确性。如有可能的话，还可以参考脑干听觉诱发电位检查结果。

**4. 交流意欲障碍**

运动发育迟缓患儿由于随意运动障碍，发音以及用上肢进行手势表达等功能均有一定障碍，还有一部分运动发育迟缓患儿不能将语言作为交流的手段，尤其是从出生以后在生活当中失败的经验连续不断，另外还要受养育人协助态度等一些条件的制约，因此运动发育迟缓患儿对周围的事物，对他人的关心程度及向他人表达自己意愿的能力低下，在与环境的相互作用中难以养成主动性，容易陷入无能为力的状态，从而阻碍了儿童本来具有的潜在能力的发育及主动交流意欲的形成。像这样因运动发育迟缓所致的继发性发音障碍是运动发育迟缓患儿一个很大的问题。

**5. 其他方面的障碍**

运动发育迟缓患儿对外界刺激的反应异常，特别是对口腔的刺激、听觉刺激、视觉刺激都容易诱发全身的过度紧张，过度紧张会出现异常姿势反射，从而又妨碍了对新的外界刺激的反应。

## 7.4 语言障碍的分类

运动发育迟缓患儿所表现的语言障碍比较复杂，但总起来说都是指组成语言行为的听、说、读、写四个方面的障碍。由于病因不同，症状也不同，运动发育迟缓引起的语言障碍可分为以下三种类型。

**1. 语言发育迟缓**

这种患儿的语言能力发育明显落后于同龄儿童。正常儿童出生后5个月能发出单个音节，7～8个月可发出爸爸妈妈的复音，12个月可叫出物品的名称，2岁会说2～3个字，3岁会说歌谣。而运动发育迟缓患儿因为脑组织在发育中受到损伤，使语言发育落后，与同龄儿相比表现出明显的延迟。

**2. 运动性构音障碍**

大脑损伤后引起的语言障碍——构音障碍，这是性质最复杂的语言障碍，也是运动发育迟缓患儿最多见的语言障碍，同时是语言治疗师最主要的治疗内容。运动性构音障碍许多是因神经系统损伤后造成发音器官的肌肉麻痹、肌力减弱等，肌张力改变或运动不协调，使语音的形成发生障碍。如音质、音量、音调异常所致的声音异常；由于构音器官运动功能障碍，动作协调障碍，口腔等发音器官运动发育迟缓引起发声、呼吸、共鸣、发音节律韵律障碍。

**3. 失语症**

语言的接受能力或表达能力障碍，使之在听、说、读、写等各方面都存在问题，不能进行语言交流，失去语言能力。这是最严重的语言障碍。

## 7.5　语言障碍的评估

对运动发育迟缓患儿进行语言训练前，语言治疗师必须对患儿进行语言障碍的检查及评价，找出病因，做出正确评价，对决定语言训练的方法、判定治疗效果及预后均有重要的作用。

**1. 构音器官的运动功能评估**

主要通过对产生语言发音的肌肉与器官进行详细的检查，注意有无结构异常和运动障碍，评估时要明确障碍的部位、形态、异常的程度，是中枢神经性的还是周围神经性的，是否对称，是否协调，相关肌肉的张力如何等都要一一准确记录，其具体评价范围主要包括以下几方面：

（1）发音和呼吸　注意发声的状态，是哭声、笑声还是咳嗽声；声音的模仿、拟声是持续发声还是突然中断；耳语、重复别人说的单词、短文，唱歌音调是否准确。此外要注意呼吸，注意安静时的胸部腹部状态，用口还是用鼻呼吸，能否深吸气，呼气持续的时间，能否吹气、吹蜡烛。

（2）检查构音器官的功能　下颌：注意下颌的开闭动作，计数每分钟的次数，安静时的状态，可否准确按指示做开闭动作。口唇：注意口唇的张开闭合动作，能否按指示作张口闭口，每分钟次数。平时安静时的状态，是张开、半张开、还是口唇紧闭。做露齿、叩齿、吹口哨动作。颊部：能否鼓起颊部。舌头：舌能否伸出口外，舌头能否上抬，舌能否抵到两侧口角。软腭左右是否对称，有无上腭裂，能否漱口，做咳嗽、清嗓动作。

（3）饮食动作　对咀嚼、吞咽、吸吮等的动作要仔细观察。

**2. 语言理解能力的评估**

（1）对动作的理解　如对实物的认识，用手摸，用眼看，看图片，看手势。

（2）对事物分类的理解　对动物、食物、各种车辆、日常用具、颜色、大小、形状都要认真地试验。

（3）对语言的理解　单个字水平还是多个字的水平，能否连续说话。

（4）对文字的理解　可用文字与图画对照，文字与语言对照进行检查，或有完全不能理解的情况。

**3. 语言表达能力的评估**

（1）判定某种程度的表达能力，完全不能说或单个字水平，或一句话以上水平，能否独自发音，还是重复别人的讲话。

（2）了解发声、构音、节律、声音的大小、清晰程度，别人能否听懂。

（3）声音的性质：有无嘶哑，声音过强过弱，过高过低，可否调节。

（4）注意说话的速度，说话是否流利，有无口吃，讲话是否自然。

（5）做构音试验，了解构音状态，用单音节双音节、单词的读音或重复别人的发音做发音分析，找出正确的和错误的发音是哪部分的音。

（6）关于构音的检查评价可参考中国康复研究中心构音障碍检查法，该法是以普通话为标准的语音结合构音运动对患儿语言构音进行具体评价的方法，利于系统分析、总结，制订语言训练计划，对治疗后的再评定有一定的指导意义。

**4. 听觉、视觉、触觉功能的评估**

听觉、视觉、触觉对语言功能的发育有重要的作用，尤其是听觉。因此在语言训练前必须评价这一部分的功能。

（1）听觉 注意对声音的反应，观察患儿对乐器、对声音的反应，对各种声音的区别，同时要进行听力检查，如新生儿听力检查，标准听力检查，语音听力检查，有条件时要做听觉诱发电位检查。

（2）视觉 通过辨别文字、图形、名字等，了解视觉功能。

（3）触觉 通过触摸了解患儿的触觉功能。

**5. 语言交流评估**

观察和患儿打招呼、说话时的反应，是理睬还是不理睬地背过脸去；和患儿对视时患儿的表现；是否与他人接触、模仿；对提问的反应；注意和周围人的关系，愿意和小朋友一起玩，还是独自一人不与别人接触。多选用克氏评分量表，CARS、ABC量表来评估患儿的语言交流障碍程度。

**6. 语言发育评估**

可应用日本的语言发育迟滞检查法进行检查，目前中国康复中心根据该法的模式，用汉语特点设计了一个系统的检查方法，称CRRC法，是利用文字符号，测试交流的状态和基础发育的检查方法，可早期发现语言障碍，可以参考。

## 7.6 语言训练的方法

语言训练方法很多，有的可以由家长完成，有的则要由专业的语言治疗师来进行。

**1. 构音障碍的训练**

构音障碍又称运动性构音障碍，指与发声有关的呼吸器官如喉头、口腔、下颌、舌、口唇等功能障碍，所以语言障碍的治疗首先是运动性构音障碍的训练，具体的训练方法如下：

（1）呼吸训练

因为运动发育迟缓患儿想要说话时，往往由于构音肌肉紧张而引起发音困难，手足徐动型的运动发育迟缓患儿表现得最明显，所以放松疗法的目的就是降低与发音有关肌肉的紧张性，消除全身的过度紧张状态，使不随意肌群松弛，利于呼吸与发音。

正确控制呼吸之间的气流量是发音的基础，而且控制呼吸又可减轻咽喉肌的紧张性，利于发声。正确的发声和构音，必须靠呼吸做动力，当形成一定的气流压力时，才可以发声，所以做语言训练前必须先进行呼吸训练，运动发育迟缓患儿不能只单独进行语言训练，必须与理学疗法师、作业疗法师共同进行综合训练治疗，患儿全身功能得到改善，呼吸功能也会相应得到改善。抗重力肌的发育对于呼吸功能有重要的作用。

（2）口唇与下颌的运动训练

运动发育迟缓患儿下颌运动发育障碍，口唇难以正常地开闭，因而也就无法构音，所以我们可以用以下方法刺激下颌及口唇周围的肌群，使之收缩而达到口唇闭合的目的。

对智力较好的患儿可以用语言指示做张口、闭口、撅嘴、露齿、咧嘴、圆唇、鼓腮、吮颊、微笑的动作，反复进行，直到熟练为止。

ⓐ 用压舌板刺激

当患儿张口不闭合时，可用压舌板伸入患儿口腔内稍加压力，当向外拉压舌板时，患儿则出现闭唇动作，防止压舌板被拉出。

ⓑ 冰块刺激法

可用冰块在口唇或口唇周围进行摩擦，用冷刺激促进口唇闭合、张开的连续动作。

ⓒ 毛刷法

用软毛刷在口唇及口唇周围快速地以每秒 5 次的速度刺激局部皮肤，也可以起到闭唇的作用。

ⓓ 拍打下颌法

用手拍打下颌及下颌关节附近的皮肤，可促进口唇闭合。训练人员一手放在患儿的头部上方，一手放在患儿下颌处，用力帮助患儿下颌做动作，促进下颌上抬，促进口唇闭合。

吸管回吸、奶嘴吸吮及在口中放上食物，都可促进口唇的闭合动作。利用吹气泡、吹羽毛，大的患儿照着镜子吹泡泡糖，都可以取得较好的效果。

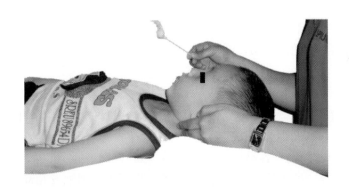

双唇的训练对发声十分重要，口唇与下颌的协调运动为发音打下了初步的基础。

（3）舌的训练

ⓐ 舌运动训练

包括舌的前伸和后缩、舌上举抵上腭、向后卷舌，以及舌向两侧运动。利用咀嚼运动、吸吮动作，使舌与口唇动作协调，增加舌的搅拌动作。

舌向前伸阶段，使患儿口张开，用食物或玩具或小勺放在口唇前方，使患儿出现舌伸出舔物的动作，并能自行控制。

舌向前、后、左、右动作阶段，用蜂蜜涂在口周，鼓励患儿出现伸舌舔糖的动作。

此外也可以用压舌板做被动抵抗训练。如用压舌板压舌尖，使患儿舌尖用力上抬等，对舌的运动都有促进作用。

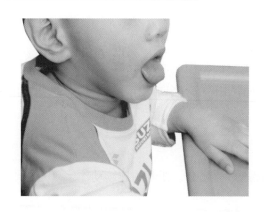
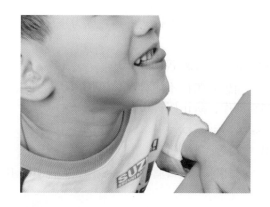

Ⓑ 改善口腔感觉

正常小儿常把物品放在口内，通过口腔能感觉物体的形状和特点，而运动发育迟缓患儿由于口腔的感觉功能障碍，不能辨别口内物体的形状，所以要改善口腔感觉，常用各种不同形状、不同硬度的物体放在口腔内进行刺激，使之获得感觉的经验。治疗师常用洗净的手指在患儿口腔内进行不同部位的按摩，这对于调动口唇、舌、软腭的动作十分有利，对口腔感知觉发育也会起到积极作用。

Ⓒ 对伴有不随意运动的训练

利用拮抗肌互相抵抗作用调节其相互间平衡，如调节舌的上下运动时，可让患儿伸舌，用压舌板向上抬舌和向下压舌，给舌肌以交替抵抗作用，使舌肌主动肌与拮抗肌平衡，使舌运动稳定。

轻触法：当令患儿作撅嘴和咧嘴的随意动作时，语言疗法师可用手指轻触口唇或用手指轻触患儿的两腮，这样可以抑制其不随意运动，缓解口唇口角的抽动，并逐渐达到自我控制的能力。

Ⓓ 发音训练

运动发育迟缓儿童的构音障碍个体差异很大，应具体情况具体分析，制订训练计划时既要有近期目标，又要有远期目标。构音训练要按照语言发育的规律，并与视觉、听觉、触觉等功能密切配合，利用患儿已能发出的音，先从容易构音的音开始，如唇音 b、p、m 等，然后再进行较难的发音训练，如软腭音 k、g 等，齿音及舌齿音 t、d、n 等。也可按先训练发元音，如 a、u 等，然后训练发辅音，如 b、p、m 等，再将已掌握的辅音与元音相结合，如 ba、pa、ma、fa 等。训练时要让患儿用眼睛看着训练师发音的口形，反复模仿，熟练掌握以后，就采用元音＋辅音＋元音的形式，如 ama、apa 等继续训练，最后过渡到单词和句子的练习。在训练发音清晰的同时，也要注意音量、语调和韵律的控制。

Ⓔ 发声训练

先发双唇音 p、b、m，发双唇音时，患儿可通过视觉、听觉作用，听着训练师发出的音，用眼睛看着训练师发音的口形，反复模仿，在训练中不断地鼓励练习口唇的张开闭合动作，每秒要求达到 3～4 次以上。如果达不到以上的要求时，语言训练师可用手指帮助患儿闭合口唇，帮助发音。

其次要进行软腭音 k、g 的训练，要求舌头不触及上腭，进行发音训练，患儿可采用仰卧位，两腿向胸部屈曲，稍后仰或者坐在有靠背的椅子上，头稍后仰，躯干稍后倾，治疗师可用指腹轻压舌根或用压舌板限制舌尖触及上腭或用手指轻压下颌处（相当舌根部），同时鼓励患儿发音，当手指或压舌板从舌根拿掉时则发出 k、g 音。

最后进行齿音、舌齿音 t、d、n 的训练，训练时患儿的姿势很重要，可以采用患儿仰卧位，四肢伸展，治疗师托起患儿的头部，略向前屈；或患儿取俯卧位，双肘支撑，使头部前屈或头与躯干呈一条直线；或患儿取坐位，两手支撑躯干，头略前屈。总之不论取哪种姿势，都必须使头前屈，头前屈时才能使下颌受到由下至上的压迫，使下颌被动地上推，训练师发音的同时令患儿模仿，或用手指固定舌，然后进行发音训练，当呼气经过鼻腔时发出 n 音。发音训练从双唇音开始，如 p、b、m，再与元音结合，形成　pa、ba、ma，最后是元音、辅音、元音结合形成 apa、aba、ama 等，逐渐过渡到单词与句子或短文。

Ⓕ　持续发音

构音训练时吸一口气，尽可能延长发音时间，由单个元音过渡到 2 ~ 3 个元音，逐渐增加，反复练习，持续发音。在训练时要求患儿做鼓腮、吹气、吸入、呼出的动作，对发音很有帮助。

Ⓖ　做克服鼻音化的训练

运动发育迟缓患儿由于软腭运动减弱，发音时咽腭部不能闭合，将非鼻音发成鼻音。这种鼻音化的构音明显影响语音的清晰度而难以被听清楚，影响语言的交流。所以对运动发育迟缓患儿进行语言训练时必须做克服鼻音化的训练。方法是引导气流通过口腔，如吹笛子、吹蜡烛、吹小喇叭，或者训练患儿用力发"啊"音或发"卡"音，这样可促进软腭肌收缩和上举，增强软腭肌张力及运动功能，促进咽腭部正常闭合，克服鼻音。

Ⓗ　训练患儿控制音量、音调与韵律

运动发育迟缓患儿由于运动性构音障碍，发音的音量小、音调低，没有重音变化，缺少抑扬顿挫的变化，所以要训练患儿控制音量，变换音量，如由小变大，由大变小，一大一小交替进行，扩大音调范围，从低、中、高三种不同的音调进行训练。同时可用声控玩具、电子琴、钢琴等配合训练，调节音量及音调。为培养一定的韵律感，可用节拍器配合调节发音的韵律。

## 2. 语言发育迟缓的训练

（1）语言发育迟缓的类型

Ⓐ　语言符号障碍

主要是未掌握语言符号，训练的目的是通过各种语言符号、手势、儿语使患儿掌握语言符号，建立人际交流的基础，然后再做理解符号的训练。

Ⓑ　语言表达障碍

患儿不能用语言表达意愿，这部分患儿训练的目的要以表达为目标，在训练时与语言的理解能力相配合，有手势语、语言的实地训练，使患儿获得语言表达能力。

Ⓒ　语言水平落后于同龄儿

这一部分患儿占运动发育迟缓患儿的大多数，表现语言水平落后，符号理解障碍，表达障碍，所以要加强训练，加强语言的理解与表达能力，促进语言发育。

Ⓓ　理解语言符号但不能表达

对这一部分患儿训练的目标是在加强语言理解的基础上，提高语言的表达能力，开始可采用手势语训练，然后再进行表达训练。

### Ⓔ 语言交流态度障碍

这部分患者可以理解语言符号，有一定的表达能力，但是有交流的态度障碍，性格孤僻，怕人，不能与人交流，训练时要重点从交流态度上下功夫。

语言发育迟缓的患儿，多数全身的运动功能也落后或有不同程度的障碍存在，因此在进行语言疗法的同时，要配合做理学疗法、作业疗法的训练，对语言发育迟缓的患儿会有更大的帮助。

（2）语言发育迟缓的训练

运动发育迟缓患儿语言发育迟缓的训练必须根据其所处的阶段制订具体的康复计划和训练方法。训练中要注意双向发展，即先横向扩展，再纵向提高。如学说名词"帽子""手套""裤子"等（横向发展），进一步增加词汇"黄帽子""红手套""蓝裤子"（纵向提高）。

### Ⓐ 游戏疗法

对于年龄较小的运动发育迟缓儿童，要注意在游戏的过程中学习语言，在不同的发育阶段加入不同的游戏内容，使患儿在游戏时应用自己学过的词汇和语句，促进交流行为的发展。

### Ⓑ 手势符号的训练

手势符号是利用本人的手势作为一定意义的示意符号，可通过手势符号来表达自己的意愿，与他人进行非语言的交流。对中、重度语言发育迟缓的儿童或语言符号未掌握的儿童以及表达困难的儿童均可将手势语作为表达训练的导入方式，逐步过渡到用幼儿语、口语进行表达的目标。

### Ⓒ 文字训练

正常儿童的文字学习是在全面掌握了语言的基础上再进行的学习。但对于语言发育迟缓的儿童语言学习困难时，如果将文字符号作为语言行为形成的媒介是一种非常有效的学习方法。另外还可以作为语言的暂时代替手段。文字训练适用于：语言理解与表达的发育均迟缓的儿童；语言理解好而表达困难的儿童；既有以上原因又伴有构音障碍；说话清晰度低下的儿童。文字训练的顺序为文字形状的辨别→文字符号与意义的结合→文字符号与声音的结合→文字符号与意义、声音的构造性对应的结合。

### Ⓓ 交流训练

交流训练不需要特殊教材，主要是根据儿童的发育水平选用合适的训练项目进行训练。交流训练不仅可以在训练室中进行，在家中、社会中应随时随地进行，应尽可能地帮助患儿参与家庭和社会的活动，鼓励患儿和其他小孩一起玩，鼓励他和其他小孩一样活动。增进其社会交往的能力。注意不要把表达的手段只限定在语言上，要充分利用手势语、表情等可能利用的随意运动，随着日常生活交流能力的提高，会大大地促进语言的发育，为将来儿童能进入社会做准备。

示信号如表 7-5 所示。如果发现儿童有类似的表现，应当引起高度重视，及时到专业的医疗机构进行完整的发育和语言能力评估。

表7-5　儿童语言发展障碍的警示信号

| 月龄 | 语言发展障碍警示信号 |
| --- | --- |
| 2 | 对很响的声音没有反应<br>不会发出咕咕声 |
| 4 | 不会对人笑<br>没有嘤嘤低语<br>物体移动时没有目光追视 |
| 6 | 对周围的声音没有反应<br>不会注视对话者的脸<br>除哭声以外，无法发出其他声音或只会发出元音（"啊""嗯""哦"） |
| 9 | 不会牙牙学语（"mama""baba""dada"）<br>不会玩重复的游戏<br>对照料者缺乏亲密回应<br>对自己的名字没有反应<br>不会朝别人手指的方向看 |
| 12 | 不会用手指人或指物<br>不会找出藏起来的东西<br>不会使用肢体语言沟通，例如摆手或摇头<br>不会说简单的词，例如"妈妈"或"爸爸"<br>除哭以外，不会用手势或声音来吸引注意和要求物品<br>失去以前掌握的技能 |
| 18 | 不会用手指东西给别人看<br>不了解常见物品的用途<br>不会模仿别人<br>不会学习新的词汇<br>未掌握至少 6 个单词<br>当照料者离开或回来时不注意或不在意<br>失去以前掌握的技能 |
| 24 | 不会模仿动作和词语<br>不会遵循简单的指示<br>口语表达少于 20 个单词<br>不会使用 2 个字的短语（例如"喝奶"）<br>难以理解成人在说什么，难以遵从成人的指令<br>尚未开始用玩具玩假想游戏，例如用奶瓶喂娃娃<br>失去以前掌握的技能 |
| 36 | 不会眼神交流<br>不理解简单的指令<br>不会说出完整的句子<br>不会玩虚构游戏或假扮游戏<br>不喜欢和其他儿童一起玩耍<br>不会玩简单的玩具（例如洞洞板、简单的游戏拼图、转动把手）<br>维持注意力的时间很短 |

| 月龄 | 语言发展障碍警示信号 |
|---|---|
| | 失去以前掌握的技能<br>说话的时候会口吃，且超过 3 个月仍无好转 |
| 48 | 不会说出自己的姓名<br>不能复述喜欢的故事<br>不能遵循 3 部分指令<br>不理解"相同"和"不同"<br>未正确使用"我"和"你"<br>对互动游戏或假扮游戏不感兴趣<br>只能说出简短句子，或常说出语法错误或语序颠倒的句子<br>常忽略其他小朋友或对陌生人无反应<br>难于理解简单的"谁、什么、哪里"等问句<br>流口水较多或讲话很不清楚，除照料者之外，别人较难理解<br>维持注意力的时间短<br>失去以前掌握的技能 |
| 60 | 孤僻、不活泼<br>不会表达各种情绪<br>不会谈论每天的活动或经历<br>不会区别什么是真的，什么是假扮的<br>容易分心，难以专注于一种活动超过 5min<br>经常出现偏激行为（极度恐惧、过于易怒好斗、过于羞怯）<br>失去以前掌握的技能 |

### 3. 儿童语言能力发展的观察与评量

准确观察与评量儿童的语言发展能力是发现儿童语言发展迟缓的基础工作，且是为语言发育障碍儿童提供针对性干预计划的重要参考依据。儿童语言能力的评量范畴主要包涵语前沟通能力、语言理解能力、语言表达能力以及社交语用能力。社交语用能力主要指儿童基于对语言的良好运用，以及思维和心智能力的正常发展，从而具备良好的社会交往能力，牵涉较多儿童心理发展的范畴。本节主要讨论儿童语前沟通能力、语言理解能力和语言表达能力的观察与评量。

（1）语前沟通能力

语前沟通能力即是儿童的非口语沟通能力。儿童在具备使用语言进行表达的能力前，需要掌握一些非语言的方法进行沟通，这些方法将为日后的语言学习提供基础。研究显示幼儿的语前沟通技能与其后期的语言发展密切相关（Watt，Wetherby，& Shumway，2006)。幼儿在语言发展的萌芽预备期（0～1岁）发展语前沟通技能，表现为可循着熟悉的人说话的声音转动他们的视线，会用咿咿呀呀的声音与成人互动，进而逐渐模仿大人的动作、声音和说话。大部分儿童无需特别教导即可具备语前沟通技能。Rossetti(1996) 曾指出，语前沟通技能不足与语言发展迟缓有直接的关系，尤其是患有自闭症谱系障碍 (ASD) 的儿童，通常是因为语前技能存在明显的缺失，导致其迟迟不能掌握沟通技巧，亦不会使用口语。因此，语前技能是语言发展的重要基础，观察儿童语前沟通技能的发展情况是评定儿童语言能力的重要项目。

儿童的语前技能主要包括六个方面的内容，具体的条目及含义如表 7-6 所示。

表7-6 儿童语前沟通技能范畴及含义

| 项目 | 范畴及含义 |
|---|---|
| 沟通动机 | 即儿童有需求时向别人传递信息的意图<br>沟通动机有多种，包括要求物件、要求动作、要求信息、拒绝、意见、评语、指挥、展示、通知、注意力索求、回答、回应、炫耀、情感流露<br>例如"要求物件"，指儿童想得到某种物件时采用声音、手势或语言告知他人；"要求动作"，如儿童要妈妈抱他 |
| 目光接触/视线追踪 | 儿童使用自己的眼睛收集沟通信息的能力<br>如果儿童因为不能顺利使用自己的视觉学习，他们的目光接触及视线追踪能力就会有所缺失，直接影响儿童整体沟通能力的发展<br>重点观察儿童有需求时，是否会望向成人；与他人说话时，是否可以望向说话者；是否可以观察到周围人所关注的特定事物等 |
| 轮流能力 | 即回合式的沟通方式<br>重点在于观察儿童是否有"等待—回应—等待"的意识 |
| 专注能力 | 儿童注视一个或多个对象并完成手中活动的能力<br>儿童需要具备安坐能力，让自己有时间观察和聆听；需要有能力望向他人或对象，了解别人在说什么，进而猜测别人的想法；需要有维持短暂时间以完成一个活动的能力，专注力可以帮助幼儿建立因果关系并顺利思考 |
| 模仿能力<br>（动作/声音/口语） | 跟随别人完成活动的能力<br>是儿童学习的基本模式。儿童多数技能是通过观察、模仿的方式习得，模仿的内容包括动作、声音以及口语。模仿他人身体活动、姿势、面部表情和言语，有利于理解别人的感受、促进有效社交沟通 |
| 游戏能力 | 游戏是一些可以带来愉快和乐趣的自发性以及自我满足的活动，是儿童学习、探索以及参与互动的主要手段<br>儿童早期的游戏技能发展可分为以下阶段：<br>1. 感官探索游戏，即发声发光和运动的玩具游戏，对应0～1岁的游戏能力<br>2. 功能性游戏，即需要操弄的玩具游戏，对应1～2岁的游戏能力<br>3. 建构性游戏，即需要搭建组合的玩具和游戏，对应2～3岁的游戏能力 |

（2）语言理解能力

语言理解能力指儿童明白语言符号所代表的事物及概念，从而做出反应的能力。例如把听到的声音（语音）与具体事物联系，进而明白声音的意思。在语言理解能力的发展中，一般儿童会强记或背诵在日常环境和生活习惯中经常接触的话语或某些字词的意思，然后随着认知能力的发展，逐步了解较长的语句，明白内容更为复杂的句子。儿童通常都是先懂得"听"，之后才懂得"说"。语言理解能力是语言表达能力的发展基础（Mesibov, et al. 2005），两者在语言发展过程中有着相辅相成的关系。儿童语言理解能力的观察与评量内容见表7-4。

表7-7 儿童语言理解能力观察与评量

| 项目 | 观察内容与评量指标 |
|---|---|
| 环境性理解 | 观察幼儿是否可根据成人说话的语调、语气、节奏及一些实时情境的提示，对日常生活中比较熟悉、具有常规性且有熟悉的环境提示的口头指令做出恰当的反应<br>大约8个月以上的幼儿会理解如"拜拜、开门、给妈妈"等常见场景 |

| 项目 | 观察内容与评量指标 | |
| --- | --- | --- |
| 词汇（概念）理解 | 使用实物或图片测试儿童的词汇掌握水平<br>词汇包括名词、形容词、动词、数量词和代词，重要的是儿童应当理解词汇的意义（概念）而不是背诵词汇本身 | |
| 元素指令的理解 | 观察儿童是否可以聆听指令，并根据指令中的元素做出恰当的回应<br>注意：元素指令增加，必须要增加相对应干扰选项元素 | 一元素指令<br>例如"把碗给妈妈"<br>二元素指令<br>例如"把牙刷给兔子""把大的杯子给兔子"<br>三元素指令<br>例如"把碗放在小狗前面"<br>四元素指令<br>例如"把大杯给兔子，把小勺子给小狗" |
| 疑问句理解 | 可以通过日常沟通、阅读绘本或讲故事的方式测试儿童对疑问词的理解 | 观察儿童是否理解以下问句类型：是不是？什么？谁？哪里？什么时候？怎样？ |
| 故事理解<br>（直接理解/逻辑推理理解） | 可以通过讲故事、提问题的方式测试儿童理解故事的能力<br>故事理解题分为直接理解题和逻辑推理题，直接理解题是指儿童可以直接在故事中找到答案的题目，逻辑推理题是指在故事中并未直接阐述，需要儿童做出简单的推理方能得到答案的题目 | |

（3）语言表达能力观察与评量

良好的语言表达能力是儿童适应社会、开展学习和社交的基础。语言表达障碍是语言发育障碍的儿童最核心的症状。语言表达能力指儿童的语音能力、词汇量以及丰富程度、语句形态记录、语法使用能力、叙事能力等。语义主要指概念建立、符号 - 概念连配、记忆储存、语意组织、知识建构。句法研究的是句子的内部结构，以词为基本单位，包括句子成分和句子类型等问题，比如主语、谓语、宾语、表语、定语、状语、同位语，它们都统一纳入句子成分范畴，可以由单词来担任，也可以由词组、句子来担任；句子类型包括陈述句、疑问句、祈使句、感叹句、简单句、并列句、复合句等。对于儿童语言表达能力的观察与评量详见表 7-8。

表7-8  儿童语言表达能力的观察与评量

| 项目 | 观察内容与评量指标 |
| --- | --- |
| 词汇 | 词汇类型<br>观察儿童能否掌握名词、动词、形容词、方位词、数词、代词、量词、疑问词、副词、助词、连词、叹词。儿童对动词的掌握程度是重要指标 |
| | 词汇运用水平<br>观察儿童能否掌握上位词与下位词的运用。如水果是上位词，苹果、香蕉、西瓜是下位词 |
| 句法 | 句子长度<br>观察儿童使用句子包含单词（不是字数）的个数。例如宝宝要吃麦当劳。（字数是 7 个，而单词数是 4 个） |

续表 7-8

| 项目 | 观察内容与评量指标 |
|------|------------------|
| | 句子类型<br>观察儿童能否运用陈述句、疑问句、感叹句、否定句、祈使句等不同类型的句子 |
| | 词序运用<br>观察儿童句子当中的词汇顺序排列是否正确。例如妈妈吃（正确）；吃妈妈（错误） |
| 叙事能力 | 观察儿童对事件的表达能力或故事复述能力，是否包含时间、地点、人物、引发事件、行动、结果<br>观察指标包括平均句长、故事内容、参照体运用、连接词运用、句法复杂性 |

## 4. 儿童语言能力训练

从维果茨基（Vygotsky）的理论观点来看，成年人或能力较高的同辈可以通过社交互动的过程，帮助儿童掌握一些重要的文化工具（例如语言），并使他们逐渐减少对外界辅助的依赖，慢慢懂得独立思考和解决问题。儿童原本具备自己的发展潜能与水平，但如果有成人可以有效协助他们，儿童的能力就会得到提高。儿童在成人协助后能提高水平的区域，就是儿童的"近侧发展区"（zone of proximal development，ZPD）。语言发育迟缓儿童的语言能力各有不同程度的差异，应按照儿童现有的沟通和语言能力制定相应的训练目标、选择适当的训练内容和方式。基本原则是根据儿童的语言近侧发展区（儿童现有语言能力相邻的下一个发展阶段），按照从简单到复杂分层次推进。基本顺序是从基本沟通能力到语言理解能力，再到语言表达能力，循序渐进地开展训练。

（1）基本沟通能力训练方法

基本沟通技能训练的目的主要是诱发和强化幼儿运用非语言、声音以及基本语言能力，引发或者回应他人的沟通信息，达成双向互动，以完成信息交流的目的。对于尚未出现口语的儿童，应在语言前技能［如沟通动机、目光接触/视线追踪轮流能力、专注能力、模仿能力（动作/声音/口语）、游戏能力］方面加强训练。从手势、眼神、动作沟通逐步引导至语言表达。在沟通能力训练上，建议选用儿童感兴趣的物品，短时间内重复、多次地练习。基本沟通能力的训练方法详见表7-9。

表7-9  基本沟通能力训练方法

| 准备物品 | 训练方法 | 训练目标 | 阶段目标 |
|---------|---------|---------|---------|
| 儿童感兴趣的食物 | 1. 把食物分为数份（如一根长条饼干分成若干小截）<br>2. 把食物放在孩子没有办法打开的透明盒子里<br>3. 让孩子尝试一次<br>4. 成人把盒子盖上，把盒子放在桌子上<br>注：食物是幼儿感兴趣的，盒子是幼儿打不开的 | 诱发儿童表达"要求动作""寻求帮忙"的动机，如"帮我打开" | 1. 学习等待<br>2. 学习安坐<br>3. 学习使用眼神与成人交流<br>4. 学习使用动作表示需求<br>5. 学习使用声音表示需求 |

续表 7-9

| 准备物品 | 训练方法 | 训练目标 | 阶段目标 |
|---|---|---|---|
| 儿童感兴趣的玩具 | 1. 需准备多数量的、重复性高的玩具（如钓鱼、滑翔车、积木、上发条的玩具等）<br>2. 成人示范玩法吸引儿童<br>3. 儿童要表现出"要求物品"的意图后（如：用动作或语言表示我要玩），方可满足孩子<br>*注意：家长要把控玩具（即把玩具放在幼儿拿不到的地方，如家长的手里、怀里） | 诱发儿童表达"要求物品"的动机，如"我要车" | |
| | 1. 成人 A 拿着儿童感兴趣的物品，故意不看向儿童<br>2. 成人 B 在旁辅助，鼓励儿童用眼神、手势或声音、语言引起成人 B 的注意 | 诱发儿童表达"注意力索求"的动机，如"看我" | 1. 学习用手势以引起他人注意<br>2. 学习引发他人注意并有眼神交流<br>3. 学习用手指向关注的物品<br>4. 可以说出"给我"<br>5. 可以说出"把积木给我" |
| | 1. 成人 A 故意推倒或破坏儿童的玩具<br>2. 成人 B 在旁辅助，帮助儿童表示不满 | 诱发儿童表达"抗议""意见 / 评语"/ 的动机，如"不要碰我的东西" | 1. 学习用摇头或摇手表示拒绝<br>2. 学习用手势表示抗议<br>3. 可以发出"不"的声音<br>4. 可以说出"不要"<br>5. 可以说出"我不要 xx" |
| 儿童不喜欢的食物 | 成人故意把儿童不喜欢的食物塞给儿童 | 诱发儿童表达"拒绝"的动机如不要 | |
| 可二选一的玩具 | 当儿童选择 A 的时候，故意递给他 B | 诱发儿童表达"拒绝"、"意见 / 评语"，如"不对、错了" | |
| 儿童完成的作品或值得分享和炫耀的物品（如搭高的积木，一幅画，捏好的橡皮泥，甚至是新买的衣服） | 成人帮助儿童主动分享或炫耀给他人 | 诱发儿童表达"情感流露""注意力索求"或"炫耀"的动机，如"我很高兴，我很棒" | 1. 学习使用眼神、动作或语言引起他人关注自己的情感<br>2. 学习表达情感和分享关注 |

注：1. 数量多的玩具或食物，是为了可重复练习该沟通动机，幼儿的学习常需要通过大量的重复，尽量在短时间内，大量重复某个沟通行为会更有效。

2. 条件许可的情况下尽量有两位家长同时在场，一位家长做幼儿的沟通对象，一位家长在幼儿后面做"影子"，辅助幼儿完成适当的沟通行为。

3. 沟通功能的练习不仅限于有语言的幼儿，对于能力较低的幼儿，可练习简单的眼神、动作、手势沟通；对于仅有少量语言的幼儿，可教导使用较简单的短句来表达；对于已经有长句能力的幼儿，成人可以在沟通功能训练中练习不同的语法、语用，让其更灵活地使用语言沟通。

（2）语言理解与表达能力训练方法

对于已经掌握一定口语能力的儿童，在语言训练方向上应提出更高的要求。在语言理解中，需注重基本概念元素（如颜色概念、数字/数量概念、大小概念以及位置概念等）的扩展训练，强化词汇类别（名词、动词、形容词、数词等）、功能及特征的掌握，及对不同句子类型（陈述句、疑问句、祈使句等）的理解；在语言表达中，也当注重儿童语言表达的平均语句长度，词序、语法及不同情境下对语言的使用。

随着儿童口语的出现，认知能力的提高，成人可选用图卡或绘本作为主要工具对儿童进行语言理解与表达能力的训练，要点是针对儿童语言能力的弱项进行专项训练。应用图卡与绘本进行语言能力训练的方法与操作范例分别参见表7-10和表7-11。

表7-10　应用图卡训练儿童语言能力范例

| 图卡 | 类别 | 训练方向 | 训练目标 | 范例 | 提示 |
|---|---|---|---|---|---|
| 图卡 | 物品图卡 | 理解能力 | 理解问句"哪个是xx？" | 问："哪个是勺子？" | 成人可使用动作提示或语言提示引导儿童理解或诱发表达；应遵循从简单到复杂的原则制定训练目标，如某阶段无法进行，应退回上一阶段进行训练。 |
|  |  |  | 理解问句"用来做什么？" | 问："纸巾用来做什么？"<br>"铅笔用来做什么？" |  |
|  |  |  | 理解问句<br>"什么时候要用xx？" | 问："什么时候用纸巾？"<br>"什么时候用勺子？" |  |
|  |  |  | 让儿童纠错 | 问："站在凳子上跳舞。"<br>"用剪刀剪衣服。" |  |
|  |  | 表达能力 | 学会命名 | 问："这是什么？"<br>答："纸巾、勺子。" |  |
|  |  |  | 使用"xx用来做xx"句式 | 答："纸巾用来擦鼻涕，<br>勺子用来吃饭。" |  |
|  |  |  | 使用"xx时候用xx"句式 | 答："擦鼻涕的时候用纸巾，<br>吃饭的时候用勺子。" |  |
|  |  |  | 描述特征 | 答："这是苹果，红红的，甜甜的。" |  |
|  | 人物职业图卡 | 理解能力 | 理解问句"这是谁" | 问："这是谁？" |  |
|  |  |  | 理解问句"xx是做什么的" | 问："医生是做什么的？"<br>"司机是做什么的？" |  |
|  |  |  | 理解问句"做xx的是谁" | 问："给人看病的是谁？"<br>"开车的是谁？" |  |
|  |  | 表达能力 | 使用"xx是做xx的"句式 | 答："医生是给人看病的。"<br>"司机是开车的。" |  |
|  |  |  | 会xx的叫xx | 答："会看病的叫医生。"<br>"会开车的叫司机。" |  |
|  | 动作图卡 | 理解能力 | 理解问句"做什么" | 问："做什么？" |  |
|  |  |  | 理解问句"为什么" | 问："为什么打雨伞？为什么穿衣服？" |  |
|  |  |  | 理解问句"怎么办" | 问："下雨了怎么办？冷了怎么办？" |  |
|  |  |  | 理解问句<br>"如果不……会怎么样" | 问："如果不扫地，会怎么样？<br>如果不吃饭，会怎么样？" |  |

续表 7-10

| 图卡 | 类别 | 训练方向 | 训练目标 | 范例 | 提示 |
|---|---|---|---|---|---|
| | | 表达能力 | 使用"xx 在做什么"句式 | 答："阿姨在洗衣服；姐姐在吃饭。" | |
| | | | 使用"把"字句 | 答："阿姨把衣服洗干净了；姐姐把饭吃完了。" | |
| | | | 使用"因为……所以"句式 | 答："因为肚子饿了，所以要吃饭。" | |
| | | | 使用"被"字句 | 答："衣服被阿姨洗干净了；饭被姐姐吃完了。" | |
| | | | 使用含有形容词的句子 | 答："短头发的女孩在画画。" | |
| 地点图卡 | | 理解能力 | 理解问句"这是哪里？" | 问："这是哪里？" | |
| | | | 理解地点名词及功能 | 问："医院是做什么的？超市是做什么的？" | |
| | | 表达能力 | 使用动词 + 名词 | 答："我要坐车；我要开飞机。" | |
| | | | | 答："我要去医院；我要去超市。" | |
| | | | 理解地点名词及功能 | 答："超市可以买东西；游乐园可以玩滑梯。" | |
| | | | | 答："我要坐船去公园玩；我要坐车去游乐园玩滑梯。" | |

表7-11　应用绘本训练儿童语言能力范例

| 绘本 | 范例 | 训练方向 | 训练目标 | 范例 | 提示 |
|---|---|---|---|---|---|
| 绘本 | 好饿的毛毛虫 | 理解能力 | 这是什么 | 问："这是什么？"<br>答："太阳。" | 成人可使用动作提示、语言提示引导儿童理解或诱发表达；<br>应遵循从简单到复杂的原则制定训练目标，如某阶段无法进行，应退回上一阶段进行训练 |
| | | | 这是谁 | 问："这个是谁？"<br>答："是毛毛虫。" | |
| | | | 做什么 | 问："它在做什么？"<br>答："它在爬啊、爬啊。" | |
| | | | 为什么 | 问："为什么它要找东西吃？"<br>答："因为它的肚子饿了。" | |
| | | | 怎么办 | 问："饿了怎么办？"<br>答："饿了吃东西。" | |
| | | | 分类 | 问："哪一些是水果？"<br>答："苹果、梨、李子、草莓、橘子。" | |
| | | | 先后顺序 | 问："毛毛虫先吃了什么？再吃了什么？"<br>答："毛毛虫先吃了一个苹果，然后吃了两个梨。" | |
| | | 表达能力 | 命名词汇 | 问："这是什么？"<br>答："这是鸡蛋。" | |
| | | | 进行句子填空 | 问："谁从洞里爬了出来？"<br>答："毛毛虫从洞里爬了出来。" | |

续表 7-11

| 绘本 | 范例 | 训练方向 | 训练目标 | 范例 | 提示 |
|---|---|---|---|---|---|
| | | | 完整描述句子 | 问："毛毛虫做了些什么？"<br>答："毛毛虫吃了一个苹果。" | |
| | | | 在连词提示下描述连续图画 | 问："星期一，毛毛虫……可是……星期二，毛毛虫……可是……"<br>答："星期一毛毛虫吃了一个苹果，可是肚子还是好饿；星期二毛毛虫吃了两个梨，可是肚子还是好饿。" | |
| | | | 看图说故事 | 让儿童自己看图说出完整的故事 | |
| | | | 提示下背诵故事 | 给予儿童连接词/首字提示，让儿童自行背诵故事内容 | |
| | | | 背诵故事 | 让儿童在不需要提示下将故事完整背诵下来 | |
| | | | 拓展故事 | 回答开放式问题如"如果你是毛毛虫，你会到哪里找东西吃呢？" | |

## 小结

　　本节主要介绍儿童语言发展的阶段以及里程碑、常见的儿童语言发展障碍的警示信号、儿童语言能力发展的观察与评量指标，以及相应的干预和训练方法，以期促进读者对儿童语言发展规律的了解，并为相关专业人员开展临床诊疗和家长推进家庭干预提供参考。

## 7.8　家庭语言训练方案

　　家庭语言训练方案如表 7-12 所示。

表7-12　家庭语言训练简表

| 项目 | | | 训练方法 |
|---|---|---|---|
| 发音功能训练 | 舌功能训练 | 舌体运动 | 伸缩舌头：尽力往外伸，说一些形象生动的儿歌，示范伸舌头，并且诱使儿童往外伸舌头 |
| | | | 舔上下口唇：将白糖涂抹在其唇周，鼓励他伸舌舔 |
| | | 舌尖运动 | 打舌尖音：发"嗒"音，舌尖顶住上腭，向前打出一个"嗒"音。<br>发"啦"音：利用歌曲 |
| | | 舌及附属肌群运动 | 咀嚼固体食物，锻炼舌的运动能力，增强口腔肌群的协调作用 |
| | 唇功能训练 | 吹气 | 吹蜡烛、纸、泡泡，用细塑料管吹纸团运动。 |
| | | 鼓气 | 紧闭口唇，用口中气流将颊部鼓起，可将口中气团向两侧移动。 |
| | | 唇运动 | 撅嘴、抿嘴、吧嗒嘴发出声响。 |

| 项目 | | | 训练方法 |
|---|---|---|---|
| 理解能力训练 | 言语性理解能力训练 | 听觉 | 叫名字有反应：反复叫，由远到近 |
| | | 视觉 | 指身体部位：用手抚摸儿童身体部位大声地、重复地告诉他名称 |
| | | | 找回指定物品：要求儿童能按要求走到所说的物品前，并拿到交给训练者 |
| | | | 指出书中的图画：准备几本图画书，反复教以后，熟悉了，要求儿童指出书中图画 |
| | | | 实物与图片匹配：将实物与图片联系在一起 |
| | | | 辨别图片中动作名称：准备一些有人物的动作图片，如吃饭、睡觉、看书、扫地等，首先教儿童，然后训练他准备说出动作名称 |
| | | | 听懂成人的简单问题：多向儿童提出一些简单问题，如"妈妈在哪里？""这双鞋是谁的？""这是什么？"等 |
| | | 其他 | 同时指出两三件物体：锻炼儿童注意力、记忆力。拿五六件物体先让他按要求拿出两件，如不会，就示范给他，逐渐、反复训练 |
| | | | 理解抽象概念：在掌握较多物体名称基础上，教一些抽象概念，如动物、水果、蔬菜等或教一些时间概念，"如今天""一会儿" |
| | 非语言性理解能力训练 | 理解成人手势 辨别常听到的声音 跟音乐节拍 | 抬手表示让走，摆手表示不行等； 儿童转过身或蒙上眼睛，训练者发出一些声音，如"咳嗽""倒水声"等，让儿童辨别听到了什么声音； 跟着音乐节奏拍手 |

注释：1. 言语性理解能力训练。利用儿童听觉和视觉系统，培养儿童语言能力。

2. 非语言性理解能力训练，儿童对成人的表情以及周围环境中的各种声音的接受与理解

| | | | |
|---|---|---|---|
| 表达能力训练 | 言语性理解能力训练 | 互相模仿发音 | 训练者模仿儿童曾经发出的声音，如"啊、喔、哒哒"音，等待几秒钟后再重复给发一次，如儿童模仿着发出声音，再向他重复第二次，形成"对话"，经常互相模仿发音 |
| | | 发音训练 | 看口形，用手放在嘴、鼻子上来体会感觉 |
| | | 说出图画上物体名称 | 教儿童说出图画上物体名称时，先从指开始，然后再教说 |
| | | 模仿动作练习说话 | 做动作，并同时说出动作名称 |
| | | 会两个字的句子 | 开始训练把名词和动词分开来教，然后再用情景或动作指导他联合说出如"妈妈抱"，先教"妈妈"，下一步在他想让妈妈抱时教他说"抱"，最后再教他说"妈妈抱"全句 |
| | | 复述故事 | 和儿童一起看着图画书来讲故事，情节要简单、生动，可讲一遍、两遍、三遍，然后适当提问故事情节，最后让他试着复述 |
| | 语言表达能力训练 | 表示需要 | 用手或手指，指所想要的物品。看指或拉着成人的同时，嘴里发出"嗯嗯"声 |
| | | 表示物品用途 | 对尚不会说话的儿童，训练者可事先准备一些家庭用品，反复训练儿童能迅速表示家庭常用物品用途，如"帽子、钥匙、牙刷、梳子、鞋"等用途是什么。 |

续表 7-12

| 项目 | | 训练方法 |
|---|---|---|
| | 注意事项 | 儿童学说话需要有一个良好的语言环境，除特殊训练外，家里人还要多跟他说话；<br>通过游戏尽量使儿童情绪愉快而发音、说话；<br>训练时，充分利用反馈技巧，比如儿童模仿教师说出所教的词就给吃的，不说出来就不给吃的，以此诱导，强迫儿童说出话来；<br>训练时用的食品奖最好是一放到嘴里就能溶化的小食品，以免影响儿童口语训练过程 |
| | 注释 | 言语性表达能力训练，首先通过听觉，接受人的言语信号以及模仿人说话时的口形，当有一定理解能力时配合声带、舌、唇等各种发音器官协调运动，说出单字、句子；非言语性表达能力训练，注意儿童的手势、声音、表情、动作等 |